Guide de santé sexuelle pour tous

De l'aversion à la perversion

Psycho - logiques

Collection fondée par Philippe Brenot
et dirigée par Joël Bernat

Sans exclusives ni frontières, les logiques président au fonctionnement psychique comme à la vie relationnelle. Toutes les pratiques, toutes les écoles ont leur place dans Psycho - logiques.

Dernières parutions

Geneviève MANOIS, *Puissance de l'envie*, 2026.
Rubia INFANTI, *Chacun peut devenir parent (même avec une histoire cabossée)*, 2025.
Gaëtane GRANGE-KNOPP, *La maison, ce grand corps vivant, Habiter son intérieur, habiter sa vie*, 2025.
Michel CLAES, *L'adolescence prolongée. Un temps d'accomplissements*, 2025.
Patrick VINCELET, *TDAH, HPI, HPE, zèbre ou enfant ludion. Leurs formes et leur complexité*, 2025.
Patrice CUYNET, Fatma DERBAL, *Le trauma familial face au cambriolage, Le « Chez-Soi » violé*, 2025.
Daniel SCHURMANS, *La folie, sens et souffrance, Essai d'interprétation anthropologique*, 2025.
Christian PELLOIS, M*odéliser en sciences humaines, Conceptions, mesures, analyses statistiques et sens possibles*, 2025.
Alexandra DE TROZ, *Le burn-out sexuel. Du désir épuisé au lien retissé*, 2025.
Aurima DILIENE, *Le mal fait du bien. Contes thérapeutiques pour les adultes*, 2025.
Jean-Yves DE LA CAFFINIERE, *Maîtrise de soi et transcendance sans Dieu*, 2025.
Marie-France BLÈS, *A coups d'éclats : la violence verbale et ses expressions. L'adulte, le bébé et la clinique*, 2025.
Patrick TRAUBE, *La demande à l'autre, Comment la formuler ?*, 2025.
Anna CURIR, *Femmes et métaphores dans l'astronomie. « Être à la place de »*, 2025.

Abderrazak Moussaid

Guide de santé sexuelle pour tous

De l'aversion à la perversion

Préface de Philippe Brenot

L'Harmattan

DU MÊME AUTEUR

« SEXUALITÉ DES MAROCAINS ». Chapitre publié dans *The International Encyclopedia of Sexuality* (USA, 1999), en collaboration avec le Pr N. Kadiri (psychiatre), le Dr A. Tirraf (andrologue) et le Dr A. Jadid (médecin diabétologue), pp. 329-350.

ÉDUCATION À LA SEXUALITÉ POUR LES FILLES EN SITUATION DE HANDICAP (2017). Programme de santé sexuelle et reproductive du **Centre Nour – Casablanca**. Livre de poche publié par l'Association Marocaine des Handicapés (AMH), en collaboration avec le Pr Rachid Aboutaieb, professeur d'urologie au CHU Ibnou Rochd, Casablanca.

« LES DIFFÉRENTES PHASES DU DÉVELOPPEMENT PSYCHOSEXUEL DE L'ENFANT ». Article publié dans *« santé sexuelle et l'éducation à la sexualité »*, sous la direction du Pr Rachid Aboutaieb, directeur du Laboratoire de santé sexuelle de la Faculté de médecine et de pharmacie, Université Hassan II, Casablanca, pp. 72, 90, avril 2019.

5-7, rue de l'École Polytechnique - 75005 Paris
www.editions-harmattan.fr
ISBN : 978-2-336-58547-5
EAN : 9782336585475
Dépôt légal : janvier 2026

DÉDICACES DE L'AUTEUR

À la mémoire de mes parents,
À mon père, qui n'a jamais ménagé ses efforts pour ma formation malgré les limites de moyens de l'époque.
À ma mère, qui a su forger en moi une personnalité courageuse et avide de savoir.
Qu'ils reposent en paix.

À mon amour,
Compagne de tous mes pas, soutien de toutes mes exigences.
Je t'aimerai jusqu'au dernier souffle.

À mes enfants, ***Sanaa, Aniss, et Moncef***
Puissent ces pages, « de l'aversion à la perversion *», être pour vous une source d'inspiration, un élan vers toujours plus de lumière, de réussite et d'épanouissement.*
Je vous aime profondément.

À mon frère et à mes sœurs,
Avec tout mon respect et mon affection fraternelle.

REMERCIEMENTS

Je tiens à exprimer ma profonde gratitude au Dr Philippe Brenot, dont l'engagement a profondément marqué l'histoire de la sexologie au Maroc. Depuis la création de l'Association Marocaine de Sexologie en 1994, il a accompagné son développement en favorisant la collaboration avec les laboratoires français et en soutenant l'organisation des congrès annuels de sexologie, de la première édition jusqu'à aujourd'hui.

En 2004, j'ai eu l'honneur de collaborer avec le Dr Brenot et le Dr Nadia Kadiri, professeure de psychiatrie au CHU Ibn Rochd, pour initier et structurer l'enseignement de la sexologie à la faculté de médecine de Casablanca, posant les fondations académiques de cette discipline.

Je lui adresse également mes sincères remerciements pour ses conseils éclairés, sa disponibilité constante et son soutien empreint de bienveillance.

Je souhaite exprimer ma profonde gratitude l'équipe de l'UFR Santé Médecine Biologie Humaine de Paris XIII – Bobigny, qui, durant ma formation, a su éveiller et nourrir mon intérêt pour la sexologie. Leur enseignement, leur ouverture et leur accompagnement ont été déterminants dans mon parcours et ont contribué à faire naître en moi une véritable passion pour cette discipline.

Je tiens à exprimer ma reconnaissance à tous les membres de l'Association Marocaine de Sexologie qui, au fil de plus de vingt-cinq années de travail associatif, ont contribué par leur engagement, leur persévérance et leur solidarité au développement et à la pérennité de la sexologie au Maroc. Leur succession d'efforts et de dévouement a permis de bâtir une dynamique collective au service de la recherche, de la formation et de la promotion de la santé sexuelle.

Je remercie chaleureusement tous les membres de l'Association inter hospitalo-universitaire de sexologie (AIHUS), devenue aujourd'hui l'AIUS (Association interdisciplinaire et post-universitaire de sexologie), pour leur engagement constant dans la diffusion et la transmission du savoir sexologique. Leur travail a contribué de manière déterminante à faire évoluer et rayonner cette discipline.

Je remercie mon ami, le Dr **Rachid Aboutaieb**, professeur d'urologie au CHU Ibn Rochd, qui a accepté en 2016 de prendre les rênes de l'Association Marocaine de Sexologie. Grâce à son engagement, la recherche en sexologie et en santé sexuelle a pu se poursuivre et s'enraciner davantage dans le domaine universitaire et académique au Maroc.

PRÉFACE

La sexualité est la grande énigme des civilisations. De tous temps, elle a été interdite, contrôlée puis parfois libérée. La sexualité est aujourd'hui une intimité mieux comprise, grâce à nos connaissances en biologie, psychologie, socio-anthropologie... dans le respect des valeurs de chaque culture. Un ouvrage sur la sexualité ne peut s'envisager qu'à travers toutes ces dimensions.

Depuis plus de 30 ans, Abderrazak Moussaid creuse le sillon de la sexologie au Maroc, à la fois comme clinicien, mais aussi comme enseignant de sexologie à l'université de Casablanca et que fédérateur d'une sexologie multiculturelle, président, fondateur de l'Association, Marocaine de Sexologie (AMS) qui a organisé depuis 1997, un congrès annuel réunissant, praticiens et enseignants marocains, français, ainsi que d'autres nationalités, pour échanger les expériences cliniques.

De l'Aversion à la Perversion est un manuel pratique pour tous les cliniciens, médecins, paramédicaux, psychologues... confrontés à la sexualité et aux troubles de la sexualité de leurs patients, afin d'accompagner au mieux leur équilibre intime. La sexologie est aujourd'hui une discipline riche de ses nombreux acquis cliniques qui permettent de diagnostiquer et de résoudre la plupart des difficultés intimes. Ce manuel a la qualité d'être clair, simple et direct avec de nombreux exemples, cliniques, pédagogiques. C'est un ouvrage utile et essentiel.

Philippe Brenot
Psychiatre et anthropologue
Directeur des enseignements de sexologie à l'université Paris-Cité

AVANT-PROPOS

La sexualité, bien qu'élément central de l'expérience humaine, demeure un sujet souvent entouré de tabous et de représentations culturelles qui influencent profondément les individus et leurs relations. De l'Aversion à la Perversion est un ouvrage destiné à initier les professionnels de la santé sexuelle et les universitaires à l'étude de la sexualité et de ses problématiques, en s'appuyant sur plus de trente ans d'expérience clinique en sexologie au Maroc.

S'inspirant d'une approche scientifique et clinique, ce livre aborde la sexualité dans toute sa complexité, en tenant compte des facteurs biologiques, psychologiques et socioculturels qui façonnent le désir et les comportements sexuels. Loin des jugements moraux, il vise à offrir une compréhension approfondie et nuancée des différentes manifestations de la sexualité humaine et des troubles qui peuvent y être associés.

Première partie : Les origines de l'intimité

Cette première section explore la sexualité avant la vie de couple, en abordant des thématiques telles que l'aversion sexuelle, la masturbation, les fantasmes, les pratiques bucco-génitales et les rapports anaux, avant de s'ouvrir à la question de l'union. Elle met en lumière les conflits psychologiques et socioculturels qui influencent les pratiques et les représentations sexuelles.

Deuxième partie : Les dysfonctions sexuelles

La deuxième partie se concentre sur la clinique des dysfonctions sexuelles masculines et féminines, incluant les troubles du désir, la dysfonction érectile, l'éjaculation précoce, les troubles de l'excitation et de l'orgasme féminin, ainsi que le vaginisme et la dyspareunie. Elle propose des perspectives thérapeutiques permettant de mieux comprendre et traiter ces problématiques.

Troisième partie : Orientation sexuelle et identité de genre

La troisième partie est consacrée à l'orientation sexuelle et à l'identité de genre, en abordant des questions telles que l'homosexualité, la transidentité et les troubles de l'identité de genre. Elle apporte un éclairage clinique et sociologique sur ces réalités.

Quatrième partie : Paraphilies et personnalités perverses

Enfin, la quatrième partie regroupe l'étude des paraphilies, anciennement appelées perversions, et des personnalités perverses. Elle analyse leurs origines développementales, leurs mécanismes psychiques et leurs manifestations, tout en examinant leurs implications psychosociales et légales ainsi que les approches thérapeutiques recommandées.

À travers ces thématiques, De l'Aversion à la Perversion offre une lecture approfondie et scientifique de la sexualité, en mettant en évidence la diversité des expériences sexuelles et les enjeux qu'elles soulèvent. Ce livre s'adresse à tous ceux qui souhaitent mieux comprendre la sexualité humaine, qu'il s'agisse de professionnels de santé, de chercheurs ou de toute personne désireuse d'enrichir ses connaissances sur ce sujet essentiel. Que cet ouvrage puisse servir de référence et de guide, contribuant à une approche plus éclairée, bienveillante et clinique de la sexualité, tout en aidant à lever les tabous et les incompréhensions qui persistent encore aujourd'hui.

INTRODUCTION GÉNÉRALE

Au commencement de toute existence se trouve un acte de sexualité : un geste, une rencontre, un élan vital qui inscrit chaque être dans la continuité du vivant. Mais si la sexualité est une donnée biologique universelle, elle dépasse infiniment la fonction reproductive à laquelle on la réduit souvent. Elle est, avant tout, une expérience de sens, un langage du corps et de l'esprit, un espace où s'entremêlent la pulsion, le lien et la symbolisation. C'est à cette intersection du biologique, du psychique et du culturel que se déploie toute la complexité de la sexualité humaine.

Source de plaisir, de création et de rencontre, elle est aussi un lieu de conflits, de tabous et de souffrances. Elle révèle les tensions les plus profondes entre l'inné et l'acquis, entre l'intime et le social, entre l'individu et les normes collectives. L'étude de la sexualité, loin d'être une curiosité marginale, devient dès lors une voie privilégiée pour comprendre la condition humaine elle-même, dans ce qu'elle a de plus fragile et de plus mystérieux. C'est dans cette tension féconde, entre la lumière du désir et l'ombre de la peur, que s'inscrit le présent ouvrage.

1. La nécessité d'un manuel de réflexion et de clinique

Ce livre est né d'un double constat : celui du fossé persistant entre la connaissance scientifique du sexuel et les représentations sociales qui l'enserrent encore dans le silence, la honte et le jugement moral. Malgré les progrès des sciences biologiques, psychologiques et sociales, la sexualité demeure, dans de nombreux contextes culturels, un champ d'incompréhension et de souffrance. En pratique clinique, ce décalage se traduit par des troubles vécus dans la solitude ; des hommes et des femmes prisonniers d'une anxiété du désir, d'une inhibition du plaisir ou d'une culpabilité héritée de leur éducation.

De cette réalité est née la volonté d'écrire un manuel à la fois rigoureux et accessible, capable de servir les praticiens, les chercheurs et les étudiants, mais aussi d'éclairer un public cultivé en quête de compréhension.

Il s'agit d'un outil de réflexion et de soin, fondé sur plus de trois décennies d'expérience clinique en sexologie au Maroc, dans un contexte où la sexualité s'inscrit au carrefour du sacré, de la morale et du vécu intime. Ce livre se veut ainsi un pont entre la science et la culture, entre le savoir universel et les spécificités de notre société.

2. Une approche intégrative et humaniste

L'orientation méthodologique de cet ouvrage repose sur une approche holistique et profondément humaniste. Holistique, car la sexualité y est envisagée comme un système global où le corps, la psyché et la culture s'articulent en permanence. Humaniste, car l'étude du sexuel ne peut s'exercer qu'à travers une posture clinique empreinte de bienveillance, de respect et d'absence de jugement. Comprendre, c'est déjà soigner. Décrire la sexualité, ce n'est pas en définir les normes, mais en éclairer les variations, les blessures et les possibles.

C'est dans cet esprit que le titre « de l'aversion à la perversion » prend tout son sens. Il ne s'agit pas d'une ligne de progression entre deux pôles opposés, mais d'une cartographie du sexuel humain dans sa totalité. L'aversion symbolise la peur ou le refus du sexuel, souvent empreints de douleur et de repli ; la perversion, au sens clinique, désigne les formes détournées ou extrêmes du désir, où la jouissance naît de la transgression. Entre ces deux extrêmes se déploie toute la richesse de l'expérience érotique : ses zones d'ombre, ses tensions, mais aussi sa créativité et son pouvoir de transformation.

3. Comment lire cet ouvrage ?

Le livre peut être lu de manière linéaire ou consulté comme un manuel de référence. Chaque partie forme un ensemble autonome : la première explore la sexualité avant la vie de couple ; la deuxième analyse les dysfonctions sexuelles ; la troisième s'attache à l'orientation et à l'identité de genre ; la quatrième examine les paraphilies et les structures perverses. Cette construction modulaire vise à rendre la lecture à la fois libre et utile.

Le clinicien, le chercheur ou l'étudiant y trouvera des repères précis, tandis que le lecteur curieux pourra y cheminer selon ses questionnements.

Au-delà de sa fonction didactique, cet ouvrage se veut une invitation à penser. Penser la sexualité non comme un simple comportement, mais comme un lieu de vérité, où se révèlent nos angoisses, nos désirs et notre rapport à l'altérité. Penser le sexuel, c'est penser le vivant en nous, dans sa puissance créatrice comme dans sa vulnérabilité.

Que ce livre puisse ainsi ouvrir un espace de parole et de réflexion, libéré du poids des préjugés, où le sexuel retrouve sa dignité humaine. Puisse-t-il contribuer à une approche plus consciente, plus respectueuse et plus éclairée du désir, rappelant que comprendre la sexualité, c'est finalement apprendre à mieux comprendre l'homme tout entier — son corps, son esprit et son besoin d'aimer.

PREMIÈRE PARTIE

LES ORIGINES DE L'INTIMITÉ

INTRODUCTION À LA PREMIÈRE PARTIE

Avant de s'aventurer sur les territoires complexes de la dysfonction, de la souffrance ou des variations infinies du désir, il est essentiel de revenir à la source même de l'expérience sexuelle. Car pour comprendre l'architecture d'un édifice, et a fortiori ses fissures, il faut d'abord en examiner les fondations. Cette première partie est conçue comme un voyage aux origines de notre intimité, un parcours qui ne commence pas avec la rencontre de l'autre, mais bien plus tôt, au plus profond de l'individu, là où le corps, l'esprit et la culture s'entremêlent pour façonner notre rapport au monde érotique.

Notre parcours débute au seuil du désir : entre aversion et attirance. C'est là que tout commence, dans cette réaction primale qui oriente notre rapport futur à la sexualité. Explorer le refus, la peur ou le dégoût, c'est déjà questionner ce qui nous attire, ce qui nous repousse et, en somme, ce qui nous met en mouvement.

Cette interrogation fondamentale, nous glisserons vers le premier acte d'appropriation de son propre corps : la masturbation. Loin d'être un simple exutoire, elle représente le premier dialogue avec soi-même, un acte fondateur de souveraineté et de connaissance de son propre plaisir, une étape cruciale dans la construction de l'autonomie sexuelle.

Cette exploration solitaire se prolonge naturellement dans le laboratoire secret de l'esprit : les fantasmes. Ce théâtre intérieur, infini et personnel, est le lieu où se forge la grammaire de nos désirs. C'est là que nous testons les limites, que nous mettons en scène nos aspirations et nos peurs, que nous donnons un sens et une direction à nos pulsions.

Mais la sexualité est, par essence, une expérience qui tend vers l'autre. Nous aborderons ainsi la manière dont ce monde intérieur s'incarne dans l'interaction. À travers l'étude des relations bucco-génitales et anales, nous analyserons non pas de simples pratiques, mais des expressions de confiance, de vulnérabilité et parfois de transgression, qui redéfinissent les frontières de l'intimité.

Enfin, ce parcours nous mènera au cadre où l'intimité se confronte à la société : le couple, avec ses formes diverses, ses attentes et ses enjeux culturels et psychologiques.

Ainsi, de l'aversion au lien conjugal, cette première partie dresse la cartographie du développement sexuel. En explorant ces fondations, le rapport à soi, l'imaginaire érotique, l'interaction avec l'autre et l'inscription dans un cadre social – nous nous donnons les outils indispensables pour comprendre ce qui se joue dans les dynamiques plus complexes. Ce n'est qu'une fois ce socle solidement établi que nous pourrons, dans les sections suivantes, aborder avec la justesse requise les fragilités, les ruptures et les horizons de l'expérience sexuelle humaine

CHAPITRE 1
AVERSION SEXUELLE

INTRODUCTION

L'aversion sexuelle est une problématique complexe qui mêle facteurs psychologiques, biologiques, socioculturels et relationnels. Ce phénomène dépasse la simple baisse de libido et se manifeste par une répulsion intense, une peur ou un dégoût à l'égard de toute activité sexuelle ou du contact intime. Cette aversion peut entraîner des conséquences profondes sur la qualité de vie des individus et de leurs relations.

Cet article explore en profondeur les mécanismes, les causes et les approches thérapeutiques adaptées pour les professionnels de la santé sexuelle.

I. DÉFINITION ET MANIFESTATIONS

A. QU'EST-CE QUE L'AVERSION ?

L'aversion sexuelle se réfère à une forte répulsion ou un rejet des interactions sexuelles, et elle peut se manifester par une peur, une anxiété ou un dégoût à l'idée d'avoir un rapport sexuel.

Cette aversion peut être généralisée, lorsque toutes les formes de contact sexuel sont perçues comme désagréables ou menaçantes, ou spécifique, lorsque le rejet est dirigé contre certaines pratiques sexuelles comme le sexe oral, contre les fluides corporels ou contre des situations particulières.

B. SYMPTÔMES

Les principaux symptômes incluent des sentiments de panique, de dégoût ou de peur face à des stimuli érotiques, un évitement actif des situations sexuelles, des réactions somatiques comme des nausées, des sueurs, des palpitations ou même des attaques de panique au moment d'une activité sexuelle, ainsi qu'une perception négative de la sexualité ou de son propre corps.

C. FORMES TEMPORAIRES OU CHRONIQUES

L'aversion peut être temporaire lorsqu'elle est liée à des circonstances spécifiques comme une mauvaise expérience sexuelle ou des conflits relationnels, mais elle peut aussi être chronique lorsqu'elle est associée à des traumatismes ou à des schémas de pensée profondément ancrés et qu'elle persiste alors sur le long terme.

II. LES FACTEURS DÉCLENCHEURS

L'aversion sexuelle trouve son origine dans un mélange de facteurs biologiques, psychologiques, relationnels et socioculturels.

A. FACTEURS PSYCHOLOGIQUES

Les traumatismes sexuels, tels que des antécédents d'abus ou d'agressions, sont fréquemment associés à une aversion sexuelle.

Par exemple, une femme ayant subi des abus dans l'enfance peut développer une association négative entre sexualité et danger, ce qui peut mener à un vaginisme puis à une aversion généralisée.

Les phobies spécifiques, comme la sensation de douleur dans la dyspareunie, la peur de la pénétration dans le vaginisme ou encore la peur d'être rejeté, jouent également un rôle important.

Une estime de soi faible, fondée sur une mauvaise image corporelle ou sur un sentiment d'indignité, peut accentuer l'évitement sexuel.

De plus, les croyances irrationnelles et les conditionnements négatifs, notamment des messages culpabilisants sur la sexualité souvent inculqués durant l'enfance, renforcent les sentiments de honte ou de dégoût.

B. FACTEURS RELATIONNELS

Les conflits dans le couple, comme une communication défaillante ou un manque de confiance, peuvent altérer l'intimité sexuelle.

Une dynamique de pouvoir déséquilibrée fait de la sexualité un terrain de tension où l'un des partenaires impose ses attentes, accentuant ainsi l'évitement de l'autre.

Par exemple, un homme dominateur qui insiste pour avoir des rapports fréquents malgré les réticences de sa partenaire peut aggraver l'aversion de celle-ci.

C. FACTEURS BIOLOGIQUES ET MÉDICAUX

Les douleurs sexuelles, liées à des conditions comme la vulvodynie, l'endométriose ou des infections chroniques, peuvent conditionner une peur anticipatoire de la sexualité.

Les déséquilibres hormonaux, comme une carence en œstrogènes après la ménopause ou une hyperthyroïdie, peuvent aussi altérer la réponse sexuelle et amplifier l'évitement.

III. FACTEURS SOCIOCULTURELS

Les conditionnements religieux ou culturels jouent un rôle majeur, et certaines cultures valorisant la chasteté ou présentant la sexualité comme honteuse.

Par exemple, une patiente issue d'un milieu conservateur est incapable de dissocier sexualité et culpabilité, même après le mariage.

Les tabous sociaux, et notamment le manque d'éducation sexuelle, renforcent la méconnaissance et les appréhensions envers la sexualité.

IV. LA VIE INTIME ET RELATIONNELLE

A. SUR LE PLAN PERSONNEL

L'isolement émotionnel et social peut apparaître lorsque l'évitement des relations intimes mène à une solitude affective.

Les individus souffrant d'aversion sexuelle développent fréquemment des troubles psychologiques associés, tels que des troubles dépressifs ou anxieux.

B. SUR LE PLAN RELATIONNEL

La frustration du partenaire devient un élément central, car le rejet répété est souvent perçu comme un désintérêt ou comme un manque d'amour.

L'absence d'intimité altère la dynamique de couple en érodant la complicité, ce qui crée des tensions et accroît le risque de rupture.

V. PRISES EN CHARGE THÉRAPEUTIQUE

A. THÉRAPIE INDIVIDUELLE

La thérapie cognitivo-comportementale vise à identifier et restructurer les croyances négatives liées à la sexualité et utilise des techniques d'exposition progressive pour réduire l'anxiété. La thérapie EMDR est également employée afin de traiter les traumatismes sous-jacents.

B. THÉRAPIE COGNITIVE ET SEXUELLE

Cette approche s'appuie sur la déconstruction des tabous en informant sur le fonctionnement du corps et sur la normalité des variations sexuelles, et elle utilise aussi des techniques de pleine conscience destinées à aider les patients à se reconnecter à leurs sensations corporelles.

C. THÉRAPIE DE COUPLE

La thérapie de couple cherche à améliorer la communication en encourageant l'écoute et la validation des ressentis du partenaire, et elle intègre des exercices d'intimité progressive comme le sensate focus afin de rétablir la confiance par des gestes non sexuels tels que des massages ou des câlins.

D. INTERVENTIONS MÉDICALES

Elles consistent à traiter les douleurs en prenant en charge des conditions sous-jacentes comme la vulvodynie ou les infections, et à recourir à des thérapies hormonales pour réguler les déséquilibres susceptibles d'altérer la libido.

VI. EXEMPLES CLINIQUES

Cas 1 : Une jeune secrétaire traumatisée

Victime d'abus sexuels durant son enfance, elle présente un vaginisme qui évolue vers une anorgasmie puis une aversion généralisée. L'approche thérapeutique repose sur une thérapie EMDR, c'est-à-dire l'eye movement desensitization and reprocessing, afin de traiter le traumatisme initial, puis sur une thérapie cognitivo-comportementale centrée sur la réduction des comportements d'évitement.

Cas 2 : Un mari influencé par un complexe d'Œdipe

Un homme nourrit des fantasmes concernant sa mère, ce qui perturbe sa relation conjugale et explique son manque d'intérêt pour sa partenaire.

L'approche thérapeutique consiste en une analyse psychodynamique destinée à explorer les conflits inconscients et à résoudre les dynamiques liées à un complexe d'Œdipe non résolu, et cette intervention est complétée par une thérapie de couple visant à restaurer la connexion émotionnelle et à renforcer l'intimité dans la relation.

CONCLUSION

L'aversion sexuelle est une problématique multidimensionnelle nécessitant une prise en charge globale et personnalisée. En comprenant les facteurs déclencheurs et les impacts relationnels, les professionnels de la santé sexuelle peuvent aider les patients à surmonter leurs blocages.

Une approche intégrative combinant thérapie, éducation sexuelle et interventions médicales offre les meilleures chances de succès pour restaurer une vie sexuelle épanouie et réciproque.

CHAPITRE 2

LA MASTURBATION

INTRODUCTION

La masturbation est une pratique sexuelle universelle qui consiste à stimuler ses organes génitaux, souvent dans le but de ressentir du plaisir ou d'atteindre l'orgasme. Elle est pratiquée par des individus de tous âges, sexes et orientations sexuelles, et revêt des dimensions physiologiques, psychologiques et socioculturelles. Pourtant, malgré sa prévalence, la masturbation reste entourée de tabous et de perceptions variées, influencées par des croyances religieuses, culturelles ou sociales.

Cet article propose une exploration approfondie de la masturbation destinée aux professionnels de santé sexuelle et aux lecteurs avertis en abordant ses caractéristiques, ses bienfaits, ses impacts potentiels sur la santé et ses implications cliniques.

I. CARACTÉRISTIQUES DE LA MASTURBATION

La masturbation peut prendre plusieurs formes et intégrer divers outils ou accessoires érotiques, et elle peut être pratiquée en solitaire ou avec un partenaire, dans un contexte ludique ou thérapeutique.

Les méthodes incluent l'utilisation des mains, le frottement contre des surfaces ou le recours à des objets tels que les sex-toys comme les vibromasseurs, les stimulateurs clitoridiens ou les masturbateurs.

Les contextes varient également, puisque la masturbation peut être une activité solitaire ou s'intégrer dans la dynamique d'un couple afin de renforcer l'intimité et de diversifier les expériences sexuelles.

Le début précoce est un autre aspect notable, car des signes de stimulations génitales similaires à la masturbation sont observés dès la période fœtale, ce qui suggère une base physiologique innée.

II. AVANTAGES PSYCHO-PHYSIOLOGIQUES

La masturbation est considérée comme une pratique bénéfique pour la santé globale, à condition qu'elle soit pratiquée dans un cadre respectueux de soi et de ses valeurs.

A. LES BIENFAITS PHYSIOLOGIQUES

Parmi les effets positifs, on retrouve la relaxation musculaire grâce à l'orgasme qui déclenche une libération d'endorphines et de prolactine favorisant une sensation de détente, la santé cardiovasculaire avec l'augmentation des niveaux d'œstrogènes réduisant les risques de maladies cardiaques, l'amélioration du sommeil grâce à l'apaisement postorgasmique qui facilite l'endormissement, ainsi qu'un effet analgésique puisque la masturbation atténue temporairement certaines douleurs, notamment les maux de tête et les douleurs menstruelles.

B. LES BIENFAITS PSYCHOLOGIQUES

Les bienfaits psychologiques incluent la réduction du stress par la libération de dopamine et d'endorphines qui induisent un état de bien-être immédiat, la connaissance de soi puisqu'elle permet d'explorer son propre corps et ses préférences tout en renforçant l'estime de soi, ainsi que la santé mentale car elle diminue les tensions sexuelles et réduit l'anxiété liée aux interactions sexuelles.

III. PERCEPTIONS ET TABOUS SOCIOCULTURELS

Les attitudes envers la masturbation varient considérablement selon les époques, les cultures et les contextes religieux, et dans certaines sociétés elle est perçue comme une activité honteuse ou immorale tandis que dans d'autres elle est reconnue comme une pratique normale et saine.

Les influences religieuses jouent un rôle important, car dans certaines traditions la masturbation est considérée comme un acte peccamineux renforçant la culpabilité chez les pratiquants.

Les normes sociales exercent aussi une influence notable puisque les attentes liées au rôle sexuel, comme la performance masculine, ou les mythes, tels que la perte d'énergie vitale, modèlent les perceptions individuelles.

IV. ASPECTS CLINIQUES

Les professionnels de santé sexuelle doivent être capables de différencier une pratique masturbatoire normale d'une pratique problématique.

A. MASTURBATION COMPULSIVE

La masturbation devient pathologique lorsqu'elle interfère avec les activités quotidiennes, provoque une détresse psychologique ou remplace les relations sexuelles avec un partenaire.

Dans certains cas, elle s'apparente à une addiction sexuelle, car certains patients rapportent un besoin compulsif de se masturber, souvent lié à des troubles anxieux ou dépressifs.

Un **exemple clinique** illustre cette situation avec BJ, un homme de 42 ans, qui consulte pour savoir si sa masturbation fréquente est normale, et après une dédramatisation et des explications sur la variabilité individuelle, il quitte la consultation en étant soulagé.

B. PROBLÈMES RELATIONNELS

La masturbation peut aussi engendrer des tensions dans les couples lorsque les attentes ou croyances diffèrent.

Le **cas clinique** de J.C., âgé de 39 ans, montre que sa partenaire rejette sa pratique masturbatoire, et après un travail de communication et de clarification, il choisit de mettre fin à une relation qu'il considère comme castratrice.

C. CONTEXTE RELIGIEUX ET CULTUREL

Les croyances influencent fortement la perception de la masturbation.

Un **exemple clinique** est celui de D.A., un homme de 29 ans, qui refuse de se masturber pour un spermogramme en raison de convictions religieuses associant la main à un symbole divin.

V. MASTURBATION EN PSYCHANALYTIQUE

Selon Freud, la masturbation représente une expression de narcissisme primaire, où le moi devient objet de désir. Elle symbolise la première satisfaction sexuelle liée au plaisir et non à un besoin physiologique.

Cette dimension permet de comprendre la complexité des émotions et conflits internes que peut susciter la masturbation.

VI. IMPLICATIONS THÉRAPEUTIQUES

Les approches éducatives insistent sur la nécessité d'informer les patients que la masturbation est une pratique normale et saine, dépourvue de dangers lorsqu'elle est exercée avec modération.

Les sexothérapies constituent une solution adaptée pour les cas de masturbation compulsive ou problématique, et une thérapie cognitivo-comportementale peut être mise en place afin d'explorer les déclencheurs et les mécanismes sous-jacents.

La thérapie cognitive comprend également une déconstruction des mythes et des tabous culturels ou religieux, tout en mettant l'accent sur les bienfaits que la masturbation peut apporter à la santé mentale et sexuelle.

VII. EXEMPLES CLINIQUES

M.F., âgée de 46 ans, explique comment la masturbation joue un rôle central dans la gestion de certains symptômes liés à sa ménopause, notamment les troubles du sommeil et les bouffées de chaleur, tout en soulignant l'importance de cette pratique dans son bien-être émotionnel et son épanouissement sexuel.

A. TÉMOIGNAGE

« La masturbation a pour moi plusieurs vertus, elle me permet de me détendre après une journée stressante et de m'endormir quand je souffre d'insomnie. Ces derniers temps, avec l'arrivée de ma ménopause, je rencontre souvent des difficultés à dormir et des bouffées de chaleur, et je ne sais pas si cela a un lien direct, mais j'ai remarqué que ces symptômes diminuent lorsque je me masturbe plus régulièrement.

Adolescente, je me sentais coupable de pratiquer la masturbation, puis un jour, j'ai rencontré un homme qui m'a ouvert la voie du plaisir et avec lui tout était possible.

Grâce à cette relation, je me suis épanouie sexuellement et j'ai appris que je pouvais me faire plaisir sans nuire à ma réputation. Bien sûr, mon éducation et les croyances inculquées avaient laissé leur empreinte sur moi, mais avec les années j'ai réussi à déconstruire ces préjugés et à mieux m'accepter.

Aujourd'hui, je me sens bien dans ma peau, je me sens belle, et je tiens à dire que la masturbation est bénéfique pour la santé, tant physique que mentale. »

B. ANALYSE CLINIQUE

Ce témoignage illustre plusieurs aspects fondamentaux de la santé sexuelle.

La gestion des symptômes de la ménopause est mise en avant puisque M.F. attribue une diminution de ses bouffées de chaleur et une amélioration de son sommeil à sa pratique régulière de la masturbation, ce lien pouvant être expliqué par les effets physiologiques de l'orgasme, notamment la libération d'endorphines et de prolactine qui favorisent la relaxation et réduisent le stress.

La déconstruction des tabous apparaît également, car son parcours met en lumière l'impact des croyances culturelles et éducatives sur la perception de la sexualité, et en surmontant la culpabilité associée à la masturbation elle a pu développer une relation plus saine avec son corps et avec sa sexualité.

L'autonomisation sexuelle constitue enfin un axe central, puisque son expérience reflète l'importance de la masturbation dans l'exploration et la connaissance de soi, et cette pratique a contribué à son épanouissement sexuel et à une meilleure gestion des défis physiques et émotionnels liés à sa ménopause.

C. RECOMMANDATIONS

Les recommandations qui se dégagent de ce cas soulignent la nécessité d'encourager les patients à considérer la masturbation comme un outil d'autogestion des symptômes physiques et émotionnels liés aux phases de transition hormonale comme la ménopause, de proposer des séances éducatives destinées à déconstruire les mythes et tabous persistants entourant la masturbation, et de mettre en évidence ses bénéfices physiologiques et psychologiques tels que l'amélioration du sommeil, la réduction du stress et la promotion d'un sentiment général de bien-être. Ce cas illustre ainsi comment une approche déculpabilisante et ouverte à la sexualité peut aider les patients à mieux comprendre et utiliser leur sexualité comme un levier de santé globale.

CONCLUSION

La masturbation, bien que naturelle et bénéfique, reste une pratique enveloppée de tabous et de croyances erronées. Ces idées reçues, souvent alimentées par les réseaux sociaux ou par des charlatans, contribuent à la propagation de fausses informations, comme l'idée que la masturbation causerait la cécité, l'éjaculation précoce, la dysfonction érectile ou une diminution des performances physiques et intellectuelles.

Ces messages, basés sur des mythes infondés, alimentent une culpabilité injustifiée et une peur irrationnelle chez de nombreuses personnes.

Les professionnels de santé sexuelle ont un rôle clé à jouer pour éduquer, accompagner et dédramatiser ce comportement, en s'appuyant sur des faits scientifiques et une approche bienveillante.

Il est essentiel de contrer ces discours manipulateurs en fournissant des informations fiables et en encourageant une compréhension saine de la sexualité.

Une prise en charge adaptée et un travail éducatif peuvent permettre aux individus de surmonter les conflits internes ou relationnels liés à cette pratique.

Promouvoir une sexualité épanouie passe par la lutte contre la désinformation et par la reconnaissance des bienfaits psychologiques et physiologiques de la masturbation, tout en soulignant son caractère normal et universel.

Ainsi, en aidant les individus à mieux se comprendre et à se respecter, on peut contribuer à une meilleure santé sexuelle et mentale, tout en réduisant l'impact négatif des croyances infondées véhiculées par des sources non crédibles.

CHAPITRE 3
LES FANTASMES ÉROGÈNES

INTRODUCTION

Les fantasmes érogènes occupent une place centrale dans l'imaginaire sexuel des individus, jouant un rôle clé dans la stimulation du désir, la créativité sexuelle et l'épanouissement intime. Pour les professionnels de la santé sexuelle, la compréhension approfondie des fantasmes permet un accompagnement bienveillant, éclairé et sans jugement des patients.

Cet article vise à explorer en détail la nature, les fonctions et les implications thérapeutiques des fantasmes érogènes, tout en intégrant des exemples cliniques pour illustrer les dynamiques individuelles et relationnelles.

I. DÉFINITION ET NATURE DES FANTASMES

Les fantasmes érogènes se définissent comme l'ensemble de représentations imagées qui mettent en scène le sujet et traduisent ses désirs conscients ou inconscients. Ils se présentent sous forme de pensées, d'images ou de scénarios mentaux à caractère sexuel qui éveillent l'excitation ou le plaisir. Ces productions, véritable reflet de l'imaginaire érotique, peuvent apparaître de multiples manières, allant d'images fugitives à des récits complexes et élaborés, et elles permettent à l'individu d'explorer ses désirs dans un espace intime, sécurisé et personnel.

A. THÈMES FRÉQUENTS DES FANTASMES

Les fantasmes de pouvoir impliquent souvent des scénarios de domination ou de soumission explorant les dynamiques de contrôle ou d'abandon, et ils se retrouvent fréquemment dans le cadre du BDSM, c'est-à-dire bondage et discipline, domination et soumission, ainsi que sadisme et masochisme.

Par exemple, un homme peut imaginer être dominé par sa partenaire dans un cadre sécurisé où il peut lâcher prise. Les fantasmes de voyeurisme ou d'exhibitionnisme s'articulent autour de l'idée d'observer ou d'être observé dans un contexte sexuel, exploitant le plaisir associé à l'interdit et à l'excitation visuelle, comme dans le cas d'une femme qui fantasme sur le fait d'être enregistrée dans une cabine d'essayage, ce qui lui permet d'explorer le frisson de l'interdit.

Les fantasmes de romantisme et d'intimité mettent en scène des rencontres empreintes de tendresse, de gestes affectueux et de connexion émotionnelle avec un partenaire idéalisé, comme chez un patient qui évoque un fantasme récurrent où il partage une nuit passionnée avec un ancien amour dans un cadre idyllique.

Les fantasmes d'aventure et de nouveauté explorent quant à eux des situations inhabituelles, comme des rapports sexuels dans des lieux publics ou inédits, ou avec des partenaires inconnus, permettant de briser la routine et de vivre des expériences sexuelles exaltantes, à l'image d'un homme qui fantasme sur un rapport spontané dans un lieu insolite, symbole de liberté et d'excitation.

Ces différents fantasmes varient en fonction de facteurs culturels, psychologiques et personnels, révélant ainsi la richesse et la diversité de l'imaginaire érotique humain.

II. LES FONCTIONS DES FANTASMES ÉROGÈNES

Les fantasmes remplissent des rôles essentiels dans la sexualité humaine et contribuent au bien-être émotionnel, psychologique et sexuel.

Ils agissent comme stimulateurs du désir et de l'excitation, puisqu'ils enrichissent l'expérience sexuelle et fonctionnent comme un aphrodisiaque naturel, que ce soit lors de la masturbation ou dans le cadre des rapports sexuels avec un partenaire, en ajoutant une dimension créative et stimulante.

Une patiente souffrant de baisse de désir illustre cette fonction en utilisant ses fantasmes érotiques pour raviver son excitation lors des rapports, retrouvant ainsi une connexion physique et émotionnelle avec son partenaire.

Les fantasmes jouent aussi un rôle d'exploration de soi et de ses désirs, puisqu'ils offrent un espace sécurisé pour examiner des envies que l'individu ne souhaite pas forcément réaliser dans la réalité, ce qui permet une meilleure compréhension de ses limites et de ses préférences personnelles, et comme on le dit souvent, le fantasme fait l'économie de la réalité.

Un exemple de cette dynamique est celui d'un homme qui fantasme sur une relation sexuelle à trois sans vouloir la concrétiser, et qui trouve dans ces pensées une manière d'explorer sa curiosité tout en respectant ses valeurs.

Les fantasmes permettent également une réduction de l'anxiété et des tensions, car en fournissant un environnement mental contrôlé, ils diminuent les appréhensions liées aux performances sexuelles et autorisent une approche plus détendue de l'intimité, en évitant les situations anxiogènes qui peuvent survenir pendant la relation sexuelle.

Le cas d'un patient souffrant de dysfonction érectile montre comment les fantasmes peuvent lui offrir un moyen de se détendre mentalement et de retrouver une érection satisfaisante.

Enfin, les fantasmes facilitent la communication sexuelle, car le fait de les partager avec un partenaire dans un cadre de confiance et de consentement mutuel peut enrichir la complicité au sein du couple et ouvrir le dialogue sur les attentes, les désirs et les limites de chacun, même si le plus souvent ils restent le jardin secret de chacun.

Une illustration clinique est celle d'une patiente et de son conjoint qui décident d'introduire les fantasmes de jeu de rôle dans leur vie intime, dynamisant ainsi leur sexualité.

III. FANTASMES ET ENJEUX PSYCHOLOGIQUES

Les fantasmes érogènes constituent une fenêtre unique sur l'univers psychique de l'individu, car ils peuvent refléter des conflits internes, des désirs refoulés ou des mécanismes d'adaptation à des situations émotionnellement complexes. Pour les professionnels de la santé sexuelle, leur analyse offre une opportunité précieuse de mieux comprendre les dimensions inconscientes.

A. FANTASMES ET CONFLITS PSYCHOLOGIQUES

Les fantasmes de soumission sont souvent liés à un besoin de lâcher prise dans un environnement sécurisé, en contraste avec un contrôle rigide exercé dans d'autres aspects de la vie, et ils permettent une exploration des limites personnelles tout en offrant un espace de détente psychologique.

Un exemple clinique illustre ce mécanisme avec une magistrate de 38 ans, habituée à gérer une charge de travail importante et à maintenir un haut niveau de contrôle dans sa vie professionnelle, qui fantasme sur des scénarios de domination où elle est soumise.

En thérapie, elle explique que ces fantasmes lui permettent d'échapper à la pression constante d'être aux commandes et qu'ils lui offrent un moment d'abandon émotionnel et physique.

Les fantasmes d'infidélité, quant à eux, peuvent révéler une insatisfaction latente dans une relation ou un besoin inconscient de renouveau et d'excitation. Ils ne traduisent pas nécessairement un désir de passage à l'acte réel, mais mettent en lumière des frustrations ou des désirs inassouvis.

Le cas d'un homme de 47 ans, en couple depuis quinze ans, illustre ce fonctionnement, puisqu'il fantasme régulièrement sur une liaison avec sa secrétaire.

En thérapie, il décrit une certaine monotonie dans sa vie conjugale et reconnaît ressentir un manque de spontanéité, et dans ce contexte ses fantasmes servent de mécanisme compensatoire pour pallier l'absence de nouveauté et raviver son excitation.

IV. ÉTHIQUE ET GESTION DES FANTASMES

Le respect des frontières éthiques et légales est essentiel, et il convient de rappeler aux patients que les fantasmes, aussi excitants soient-ils, doivent rester dans des limites clairement définies lorsqu'ils sont exprimés ou réalisés.

Les professionnels insistent sur l'importance du consentement et de la sécurité, en particulier lorsque les pratiques s'inspirent de scénarios de domination ou de soumission.

Un exemple concret illustre cette dimension avec une patiente qui partage un fantasme de domination extrême dans un cadre BDSM, et son thérapeute l'encourage à explorer ce désir uniquement dans des contextes encadrés par des principes de consentement mutuel, comme l'usage de mots de sécurité et l'établissement de règles préalables.

Le consentement et la communication représentent également un pilier fondamental, car le fait de parler de ses fantasmes avec un partenaire peut enrichir la vie sexuelle en renforçant la complicité et la compréhension mutuelle, mais cela doit s'inscrire dans un cadre respectueux où chacun se sent libre d'exprimer ses désirs sans crainte de rejet ou de jugement.

Un exemple clinique met en lumière ce processus avec un couple qui consulte pour un manque de désir mutuel, et durant la thérapie l'un des partenaires exprime un fantasme qu'il n'avait jamais osé partager par peur d'être jugé.

Grâce à une guidance appropriée, le couple commence à intégrer cet élément dans leur intimité et parvient à redécouvrir une complicité sexuelle.

V. FANTASMES ET TECHNOLOGIES

Les nouvelles technologies, notamment la réalité virtuelle et les plateformes érotiques interactives, ont transformé la manière dont les individus explorent leurs fantasmes en offrant des expériences immersives et interactives. Ces innovations, bien que riches en possibilités, présentent cependant des défis éthiques et relationnels pour les professionnels de la santé sexuelle.

A. IMPACT DES NOUVELLES TECHNOLOGIES

L'exploration sécurisée des fantasmes est désormais possible grâce à la réalité virtuelle, qui permet d'expérimenter des scénarios érotiques complexes dans un environnement contrôlé et sans risque réel, tandis que les sex-toys connectés élargissent les horizons des sensations sexuelles en permettant des expériences synchronisées ou à distance, souvent en lien avec des plateformes interactives.

Un exemple clinique illustre cette dimension avec une patiente de 34 ans qui a recours à la réalité virtuelle pour explorer ses fantasmes de domination sans avoir besoin de les réaliser dans la vie réelle, ce qui lui permet d'intégrer ses désirs dans sa vie psychique tout en respectant ses valeurs personnelles et les limites de ses relations.

B. RISQUES POTENTIELS

Les attentes irréalistes constituent un premier risque, car les environnements virtuels peuvent générer des attentes disproportionnées concernant les performances ou les relations sexuelles dans la vie réelle, et les scénarios hautement idéalisés risquent de frustrer l'individu lorsqu'ils sont confrontés aux dynamiques réelles.

L'isolement sexuel est un autre danger, puisqu'une surconsommation de contenu érotique ou virtuel peut réduire l'investissement émotionnel dans les relations humaines et favoriser une préférence croissante pour des expériences solitaires, limitant ainsi les interactions intimes et affectives avec des partenaires réels.

À long terme, cette tendance peut entraîner une diminution de la satisfaction relationnelle, un détachement émotionnel et des difficultés à établir ou maintenir des connexions authentiques, affectant la qualité et la stabilité des relations amoureuses et sexuelles.

C. RÔLE DES PROFESSIONNELS DE SANTÉ

L'accompagnement et la sensibilisation sont nécessaires, car les professionnels doivent encourager une utilisation équilibrée des technologies érotiques en valorisant leurs avantages, tels que l'exploration sécurisée des fantasmes, tout en prévenant leurs dérives potentielles.

L'éducation sexuelle et éthique joue aussi un rôle central, puisqu'il est essentiel de rappeler que les fantasmes explorés via la technologie ne doivent pas nécessairement chercher une traduction dans le réel, et la distinction entre imaginaire et actions concrètes demeure une pierre angulaire d'une sexualité saine et éthique.

D. DIMENSION DU FANTASME ET SEXUALITÉ

Le fantasme reste une forme de pensée ou d'imagination sexuelle intégrant des scénarios, des images ou des situations érotiques, stimulantes ou excitantes, traduisant souvent les désirs conscients et inconscients de l'individu et constituant un puissant aphrodisiaque.

La diversité et l'individualité marquent également les fantasmes, qui varient largement d'une personne à l'autre et englobent des thématiques telles que le pouvoir, la soumission, le voyeurisme, le romantisme ou encore l'aventure, reflétant ainsi les multiples facettes de l'imaginaire érotique humain.

Le consentement demeure un principe incontournable, car même si les fantasmes sont généralement privés et personnels, leur partage avec un partenaire exige un respect et un accord mutuel, et il est crucial de distinguer les fantasmes des actes réels dont certains peuvent avoir des implications légales ou éthiques.

Les fantasmes érotiques, enrichis par les apports des nouvelles technologies, représentent donc un espace unique d'exploration et de créativité dans la sexualité humaine.

Les professionnels de la santé sexuelle ont pour mission d'aider les patients à intégrer leurs fantasmes de manière éthique et consensuelle, en soulignant les bénéfices de ces explorations tout en prévenant leurs risques.

En reconnaissant les fantasmes comme une composante normale et essentielle de la sexualité, ils contribuent à guider les individus et les couples vers un épanouissement sexuel harmonieux, où plaisir et respect coexistent.

VI. LES FANTASMES EN SEXOTHÉRAPIE

Les fantasmes érotiques représentent des éléments essentiels de la sexualité humaine, car ils jouent un rôle significatif dans la stimulation du désir, l'exploration de soi et la gestion des émotions.

En thérapie sexuelle, ils constituent un outil puissant pour aborder les dysfonctions sexuelles, lever certaines inhibitions ou travailler sur des conflits internes.

La ***pauvreté fantasmatique*** concerne certaines personnes souffrant de troubles sexuels et se caractérise par une difficulté à générer des scénarios érotiques. Ce déficit peut fortement inhiber le désir sexuel et affecter la capacité à entretenir une vie intime épanouie.

Un *exemple clinique* illustre ce phénomène avec une femme souffrant d'inhibition primaire du désir qui consulte pour une absence persistante de libido, et qui révèle lors des séances une incapacité à visualiser des images érotiques ou à imaginer des scénarios excitants.

Grâce à un travail progressif en thérapie, centré sur la stimulation de son imagination et la réappropriation de son corps, elle commence à développer des fantasmes qui réactivent son désir sexuel.

Les ***inhibitions éthiques*** ou ***morales*** constituent un autre obstacle, car des croyances culturelles ou religieuses peuvent engendrer une culpabilité intense face aux fantasmes perçus comme immoraux ou honteux.

Ces inhibitions, souvent profondément ancrées, freinent l'épanouissement sexuel et peuvent même provoquer des blocages dans les relations intimes.

L'***approche thérapeutique*** met alors en lumière le rôle du thérapeute, qui consiste à aider le patient à normaliser et à dédramatiser ces pensées en insistant sur le fait que les fantasmes appartiennent à la sphère privée et ne doivent pas nécessairement être réalisés pour être légitimes, ce qui favorise une acceptation plus sereine des désirs.

Un *exemple clinique* illustre ce processus avec un homme élevé dans un environnement religieux strict qui ressent une profonde culpabilité liée à ses fantasmes érotiques, et qui apprend, grâce à des séances d'éducation sexuelle et de travail sur ses croyances, à dissocier ses pensées imaginaires de la réalité et à les intégrer comme une composante saine de sa vie sexuelle.

VII. APPROCHES THÉRAPEUTIQUES

En thérapie sexuelle, les fantasmes représentent une fenêtre ouverte sur les dynamiques psychiques et relationnelles du patient, car ils permettent d'explorer des désirs inconscients, des conflits refoulés ou des aspirations émotionnelles non exprimées. Une approche thérapeutique bienveillante est donc essentielle pour aider les patients à intégrer ces éléments dans leur sexualité d'une manière saine et éthique.

*L'**identification des besoins sous-jacents*** révèle que les fantasmes traduisent souvent des besoins émotionnels profonds, comme un besoin de lâcher prise, par exemple lorsque les fantasmes de soumission indiquent une volonté de relâcher le contrôle dans un environnement sécurisé, ou un besoin de renouveau, lorsque des scénarios impliquant des partenaires inconnus ou des lieux exotiques reflètent une envie de sortir de la routine.

*L'**éducation sur les fantasmes*** constitue un autre volet important, car beaucoup de patients considèrent leurs pensées comme anormales ou problématiques, et le rôle du thérapeute est de démystifier ces croyances en rappelant que les fantasmes sont une *composante normale* de la sexualité humaine, un moyen d'explorer des désirs sans risque ou conséquence réelle et une ressource capable d'enrichir la vie sexuelle même lorsqu'ils ne sont pas réalisés.

Un *exemple clinique* illustre cette dynamique avec un couple qui consulte pour un manque de désir, et chez qui l'on découvre que l'un des partenaires nourrit des fantasmes d'aventure sexuelle mais n'ose pas en parler par peur du jugement. Après un travail thérapeutique qui banalise ces pensées, le couple parvient à les intégrer dans leur intimité et ravive ainsi leur vie sexuelle.

*L'**encouragement à une communication*** ouverte constitue une autre étape clé, puisque partager ses fantasmes avec un partenaire peut renforcer la complicité et améliorer l'intimité, à condition que cela s'inscrive dans un cadre sécurisé et respectueux.

Les stratégies thérapeutiques consistent à aider les patients à exprimer leurs fantasmes de manière non *gênante*, à établir des règles de *consentement* et de respect mutuel pour éviter tout jugement ou malaise et à recourir à des exercices de couple permettant d'explorer les désirs dans un contexte ludique et créatif.

Un autre *exemple clinique* illustre ce processus avec un couple en crise qui découvre lors des séances que l'un fantasme sur des scénarios de domination et l'autre sur des gestes de tendresse accentués. En travaillant ensemble sur leurs désirs respectifs, ils trouvent un terrain d'entente qui revitalise leur connexion émotionnelle et sexuelle.

Fantasmes et dysfonctions sexuelles. Les fantasmes peuvent être mobilisés dans le traitement des dysfonctions sexuelles telles que la dysfonction érectile, les anorgasmies aussi bien féminines que masculines ou l'inhibition du désir, car ils permettent de détourner l'attention des facteurs anxiogènes, de réactiver le désir sexuel en stimulant l'imaginaire et d'aider le patient à construire une sexualité plus riche et plus épanouissante.

Un cas clinique illustre cette approche avec un homme souffrant de dysfonction érectile qui utilise ses fantasmes pour se concentrer sur des images apaisantes, ce qui lui permet de réduire son anxiété et d'améliorer la qualité de son érection.

Fantasmes, culture et éthique. Les professionnels de la santé sexuelle doivent aussi aborder les fantasmes dans un cadre éthique et culturel approprié, en respectant la diversité culturelle des patients et en tenant compte des tabous ou des normes qui peuvent influencer leurs pensées, et en veillant à ce que les fantasmes partagés ou explorés respectent toujours les limites légales ainsi que le consentement mutuel.

Un exemple clinique met en lumière cette problématique avec une patiente d'origine musulmane qui partage son fantasme d'exhibitionnisme mais craint de le verbaliser, et qui apprend en thérapie à le reconnaître comme une pensée personnelle sans culpabilité et à en parler dans un cadre sécurisé avec son partenaire.

CONCLUSION

Les fantasmes érogènes constituent une dimension fondamentale de la sexualité humaine, à la croisée du désir, de la créativité et des besoins psychologiques. Ils offrent un espace sécurisé où les individus peuvent explorer leurs désirs, contourner leurs inhibitions et enrichir leurs expériences intimes. Pour les professionnels de la santé sexuelle, les fantasmes représentent un outil thérapeutique précieux permettant d'accompagner les patients dans la compréhension de leurs aspirations, la résolution de conflits internes et l'amélioration de leurs relations.

En thérapie, aborder les fantasmes avec bienveillance et sans jugement favorise un cadre où les individus et les couples peuvent intégrer ces scénarios de manière éthique, consensuelle et respectueuse. Cela permet de réduire le stress, de stimuler le désir et de renforcer l'intimité relationnelle. Une prise en charge éclairée aide à promouvoir une sexualité harmonieuse et épanouie, où plaisir, communication et sécurité coexistent.

Les fantasmes, qu'ils soient partagés ou gardés privés, ne sont pas seulement des pensées fugaces, mais constituant une ressource psychologique et émotionnelle précieuse, contribuant de manière significative à enrichir la qualité de vie sexuelle et relationnelle des patients.

CHAPITRE 4

RELATIONS BUCCO-GÉNITALES

INTRODUCTION

Les relations bucco-génitales, également appelées sexe oral, représentent une composante essentielle de la vie sexuelle pour de nombreuses personnes, puisqu'elles contribuent à l'intimité, à la stimulation sexuelle et à l'épanouissement des relations de couple. Cependant, leur perception et leur pratique varient selon les cultures, les contextes individuels et les sensibilités. Cet article explore en détail les aspects physiologiques, psychologiques, culturels et préventifs liés à cette pratique en offrant des exemples cliniques ainsi que des recommandations destinées aux professionnels de la santé sexuelle.

I. DÉFINITION ET TERMINOLOGIE

Les relations bucco-génitales désignent la stimulation des organes génitaux à l'aide de la bouche, des lèvres et de la langue.

On distingue principalement le cunnilingus, qui correspond à la stimulation orale de la vulve et du clitoris, et la fellation, qui correspond à la stimulation orale du pénis.

Ces pratiques peuvent être intégrées aux préliminaires ou constituer une activité principale, et elles visent à enrichir l'expérience sexuelle tout en pouvant, dans certains cas, conduire à l'orgasme.

II. HISTOIRE ET CULTURE

Les relations bucco-génitales, aussi désignées par le terme de sexe oral, occupent une place complexe et évolutive dans les pratiques sexuelles à travers l'histoire, et leur perception comme leur acceptation varient selon les époques et les cultures, oscillant entre valorisation, tolérance et stigmatisation.

A. UNE PRATIQUE ANCRÉE DANS L'HISTOIRE

Des témoignages historiques sur les relations bucco-génitales remontent à l'Antiquité, puisque fresques, sculptures et textes anciens de civilisations comme la Grèce, Rome et l'Égypte démontrent que ces pratiques étaient reconnues et parfois célébrées comme une expression de plaisir et d'intimité.

Dans certaines sociétés, le sexe oral était considéré comme un moyen de manifester la dévotion amoureuse ou de diversifier les formes de plaisir sexuel en complément des rapports pénétrants.

Toutefois, sa perception a souvent été influencée par les normes religieuses, sociales et culturelles, et dans certaines périodes historiques il a été stigmatisé comme une pratique honteuse ou immorale, notamment dans les sociétés où la sexualité était strictement encadrée par des dogmes religieux ou des normes conservatrices.

B. VARIATIONS CULTURELLES ET MODERNITÉ

Dans le monde contemporain, les relations bucco-génitales suscitent toujours des attitudes divergentes selon les contextes culturels, religieux et sociaux. Dans certaines cultures valorisant la virginité, le sexe oral peut être perçu comme une alternative acceptable à la pénétration vaginale et utilisé comme un moyen de préserver l'intégrité de l'hymen tout en explorant l'intimité sexuelle.

Par exemple, une patiente de vingt-cinq ans explique qu'elle pratique le sexe oral afin de préserver son hymen tout en satisfaisant son partenaire, mais qu'elle ressent une forte anxiété liée aux jugements sociaux et à la perception de cette pratique dans son entourage.

Dans d'autres cultures, les relations bucco-génitales sont envisagées comme une expression ultime de connexion et de confiance entre partenaires, car elles symbolisent une forme de dévotion amoureuse dépassant le cadre purement physique pour inclure une dimension émotionnelle et affective.

À l'inverse, dans certaines sociétés conservatrices, le sexe oral demeure entouré de tabous, de stigmatisation et de jugements moraux, et il peut être perçu comme une pratique dégradante ou contre-nature, ce qui amène certains individus à éviter ou à refouler leur désir d'y recourir.

C. ENJEUX POUR LES PROFESSIONNELS DE SANTÉ

Pour les professionnels de la santé sexuelle, il est indispensable de comprendre ces variations culturelles et les enjeux individuels qu'elles impliquent.

Les attitudes envers le sexe oral ne sont pas universelles et dépendent largement des normes sociales et religieuses propres à chaque patient, d'où l'importance d'adopter une approche respectueuse et bienveillante.

Le rôle des cliniciens consiste d'abord à dédramatiser les pratiques sexuelles, en aidant leurs patients à reconnaître la diversité du désir humain et à comprendre que la sexualité, lorsqu'elle s'inscrit dans un cadre consensuel et respectueux, relève de la normalité. Cette démarche permet de lever la culpabilité ou la honte souvent associées à certaines pratiques ou fantasmes, tout en favorisant une communication plus ouverte au sein du couple.

Parallèlement, les professionnels doivent explorer les motivations, les peurs et les influences culturelles, psychologiques ou relationnelles qui sous-tendent les comportements sexuels.

Leur mission inclut également la promotion active de la santé sexuelle, à travers la prévention des infections sexuellement transmissibles, la sensibilisation aux comportements à risque et l'éducation aux bonnes pratiques d'hygiène et de respect mutuel.

D. ÉVOLUTION ET MÉDIAS MODERNES

La médiatisation de la sexualité par les films, les séries ou les plateformes numériques exerce également une influence importante sur la perception des relations bucco-génitales. Dans certaines cultures, ces médias ont contribué à une acceptation croissante de ces pratiques en les présentant comme une composante normale et enrichissante de la vie sexuelle, mais cette exposition peut aussi générer des attentes irréalistes ou des tensions pour les individus dont les valeurs ou croyances diffèrent.

E. INTÉGRATION EN THÉRAPIE

Pour les patients suivis en thérapie sexuelle, aborder la question des relations bucco-génitales peut offrir une occasion précieuse de comprendre et de surmonter des blocages relationnels ou psychologiques.

Un exemple clinique illustre ce point avec un couple qui consulte pour des problèmes de communication sexuelle, l'un souhaitant intégrer le sexe oral dans leur intimité tandis que l'autre exprime des réticences liées à ses croyances culturelles. Le travail thérapeutique permet l'instauration d'un dialogue constructif et aboutit à la recherche d'un terrain d'entente respectueux des limites de chacun.

Les relations bucco-génitales constituent ainsi une pratique sexuelle riche en significations, façonnée par des siècles d'histoire et des variations culturelles complexes.

Pour les professionnels de la santé sexuelle, il est crucial de reconnaître ces nuances et d'adopter une approche adaptée afin d'accompagner les patients vers une sexualité épanouissante, respectueuse et sécurisée.

En tenant compte des dimensions historiques, culturelles et personnelles, il devient possible de promouvoir un dialogue ouvert sur cette pratique, contribuant ainsi à un bien-être sexuel global.

III. DIMENSIONS PSYCHOLOGIQUES

Les relations bucco-génitales s'inscrivent dans des dynamiques complexes qui impliquent des sentiments d'intimité, de vulnérabilité et de consentement. Ces dimensions psychologiques et émotionnelles jouent un rôle essentiel dans la perception et l'expérience de cette pratique, influençant à la fois les relations interpersonnelles et la satisfaction sexuelle.

A. IMPLICATIONS RELATIONNELLES ET AFFECTIVES

Les relations bucco-génitales sont souvent perçues comme un geste de concentration et de confiance qui contribue à renforcer le lien émotionnel entre partenaires, et elles sont décrites comme une manière d'exprimer des sentiments profonds puisqu'elles engagent simultanément le corps et l'esprit dans un acte de partage et de proximité.

Un exemple clinique illustre ce point avec une patiente qui explique que la pratique du sexe oral constitue pour elle une manière de manifester son amour et sa confiance envers son partenaire, ce qui lui permet de dépasser certaines inhibitions émotionnelles et de renforcer leur intimité conjugale.

B. SENTIMENT DE VULNÉRABILITÉ

La participation aux relations bucco-génitales peut également susciter un sentiment de vulnérabilité, en particulier en raison de l'exposition des parties génitales et de l'intimité de l'acte, et certaines personnes ressentent une gêne ou une honte liée à l'apparence de leur corps ou à des expériences antérieures négatives.

Pour certaines, la dynamique du pouvoir et de la soumission peut aussi entrer en jeu, le sexe oral représentant une forme de contrôle ou de soumission selon la relation de couple, et ces aspects peuvent enrichir l'expérience sexuelle à condition qu'ils s'inscrivent dans un cadre émotionnel sécurisé afin d'éviter qu'ils ne deviennent une source de malaise ou de déséquilibre relationnel.

Un exemple clinique illustre ce point avec une femme qui consulte pour une difficulté à recevoir du sexe oral, car elle se sent jugée sur l'apparence de ses organes génitaux, et une thérapie centrée sur l'acceptation de soi et l'amélioration de la communication avec son partenaire l'aide à dépasser cette barrière psychologique.

C. COMMUNICATION ET CONSENTEMENT

Comme toute pratique sexuelle, les relations bucco-génitales nécessitent une communication claire et un consentement mutuel pour garantir une expérience positive et enrichissante, et le dialogue autour des préférences, des limites et des attentes est essentiel pour instaurer un climat de confiance.

L'importance du consentement réside dans le fait qu'il est crucial que chaque partenaire soit libre de dire « non » ou d'exprimer ses besoins sans pression, et le respect des limites personnelles contribue à une expérience émotionnellement et physiquement satisfaisante.

Un exemple clinique illustre cette dynamique avec un couple qui consulte pour une incompatibilité sexuelle, car l'un des partenaires préfère éviter le sexe oral en raison d'un traumatisme antérieur tandis que l'autre le perçoit comme une composante essentielle de leur intimité, et la thérapie les aide à établir un dialogue respectueux et à explorer des alternatives qui répondent aux besoins des deux parties.

D. GESTION DES EXPÉRIENCES NÉGATIVES

Certaines personnes associent les relations bucco-génitales à des souvenirs négatifs tels que des relations passées toxiques ou des épisodes de non-consentement, et ces expériences peuvent influencer leur capacité à s'engager pleinement dans l'acte et parfois nécessiter un accompagnement thérapeutique pour surmonter ces blocages.

Un exemple clinique illustre ce cas avec un homme exprimant des réticences à recevoir du sexe oral, car sa partenaire précédente le critiquait pendant l'acte, ce qui affectait sa confiance en lui, et une thérapie axée sur l'estime de soi ainsi que le renforcement de la communication avec sa nouvelle partenaire l'aide à retrouver une perception positive de cette pratique.

E. FACTEURS CULTURELS ET PSYCHOLOGIQUES

Les perceptions et pratiques des relations bucco-génitales sont souvent influencées par les normes culturelles et les croyances personnelles, et certaines personnes peuvent internaliser des tabous ou des jugements sociaux qui freinent leur capacité à explorer cette forme d'intimité.

Un exemple clinique illustre ce point avec une patiente élevée dans un contexte religieux conservateur qui associe les relations bucco-génitales à un acte honteux et immoral, et une éducation sexuelle adaptée ainsi qu'une exploration progressive de ses désirs dans un cadre thérapeutique lui permettent de redéfinir sa vision de la sexualité et d'améliorer sa relation de couple.

Les relations bucco-génitales ne sont pas seulement un acte physique mais aussi un échange émotionnel et psychologique complexe qui reflète les dynamiques d'intimité, de consentement et de confiance dans une relation au sein du couple.

Les professionnels de la santé sexuelle ont un rôle crucial à jouer dans la déconstruction des barrières psychologiques et culturelles en aidant les individus et les couples à naviguer dans ces pratiques avec respect et bienveillance, et une prise en charge adaptée favorise une expérience sexuelle plus épanouissante et enrichissante, ajustée aux besoins spécifiques de chaque patient.

IV. PHYSIOLOGIE DES RELATIONS BUCCO-GÉNITALES

Les relations bucco-génitales sollicitent une stimulation directe de zones érogènes hautement innervées, engendrant des réponses physiologiques et sensorielles complexes, et comprendre ces mécanismes est essentiel pour les professionnels de la santé sexuelle afin de répondre aux questions des patients et de proposer des conseils éclairés.

A. STIMULATIONS DES ZONES ÉROGÈNES

Les organes génitaux externes sont particulièrement sensibles en raison de leur richesse en terminaisons nerveuses, rendant les relations bucco-génitales intensément stimulantes.

Chez la femme, le clitoris, qui contient environ 8 000 terminaisons nerveuses, est la zone la plus sensible, et sa stimulation orale peut entraîner une excitation rapide et, dans de nombreux cas, un orgasme, tandis que les lèvres vulvaires et l'entrée du vagin sont également des zones érogènes importantes.

Chez l'homme, la glande pénienne, c'est-à-dire le gland, et le frein du prépuce sont les principales zones sensibles, et leur stimulation orale peut provoquer une excitation rapide, souvent associée à une éjaculation lorsque la stimulation est intense.

Un exemple clinique illustre cette dynamique avec une patiente qui rapporte une difficulté à atteindre l'orgasme pendant les rapports pénétrants mais décrit des orgasmes intenses grâce à une stimulation clitoridienne orale.

La thérapie se concentre sur l'intégration de ces pratiques dans sa sexualité avec son partenaire pour améliorer leur satisfaction mutuelle.

B. RÔLE DE LA SALIVE

La salive joue un rôle crucial dans les relations bucco-génitales, agissant à la fois comme un facilitateur et un facteur de risque potentiel.

En tant qu'avantage, elle agit comme lubrifiant naturel, réduisant la friction, rendant les mouvements plus fluides et agréables tout en améliorant le confort pour les deux partenaires.

Elle peut également amplifier le plaisir, car sa texture et sa température intensifient les sensations perçues et contribuent à une expérience sensorielle plus riche.

Cependant, des précautions sont nécessaires, car la salive peut transmettre des infections sexuellement transmissibles ou des germes en cas de lésions buccales ou génitales, et une hygiène bucco-dentaire inadéquate augmente ces risques. De plus, une salive trop acide ou la présence de bactéries pathogènes peuvent entraîner des irritations des muqueuses génitales.

Un exemple clinique rapporte le cas d'un homme consultant pour des irritations récurrentes après des rapports oraux, et une enquête révèle que son partenaire souffre de gingivite non traitée, entraînant une prolifération bactérienne, ce qui conduit le couple à recevoir des conseils d'hygiène buccale et des recommandations sur l'utilisation de barrières protectrices comme les digues dentaires.

C. RÉPONSES PHYSIOLOGIQUES

Les relations bucco-génitales engendrent des réactions corporelles spécifiques, liées à l'excitation et à la stimulation directe des zones érogènes.

La stimulation orale provoque une vasocongestion, soit une augmentation du flux sanguin dans les organes génitaux, entraînant une érection chez l'homme et un gonflement des tissus clitoridiens et vulvaires chez la femme.

Elle déclenche également une lubrification naturelle, car chez la femme, la stimulation orale peut provoquer une sécrétion vaginale facilitant les rapports sexuels ultérieurs.

Enfin, elle active un réflexe, puisque la stimulation des zones génitales riches en récepteurs sensoriels mobilise les circuits neuronaux de l'excitation, souvent associée à une montée rapide du plaisir et, dans certains cas, à un orgasme.

Un exemple clinique décrit une femme qui consulte pour une absence de lubrification naturelle pendant les rapports sexuels pénétrants, mais qui rapporte une lubrification abondante pendant le cunnilingus, et cette différence est explorée en thérapie pour mieux comprendre son excitation et son désir.

D. PRÉVENTION ET CONSEILS PRATIQUES

Les professionnels de la santé sexuelle doivent sensibiliser les patients aux bonnes pratiques pour garantir une expérience agréable et sans risque.

Une hygiène bucco-dentaire rigoureuse réduit les risques d'irritations ou de transmission d'infections, et les patients doivent être encouragés à éviter les relations bucco-génitales en cas de blessures ou d'infections buccales.

L'utilisation de barrières protectrices comme les digues dentaires pour le cunnilingus et les préservatifs pour la fellation constitue un outil efficace pour prévenir les IST, en particulier avec des partenaires multiples ou inconnus.

Une hydratation régulière et l'utilisation de produits non irritants pour l'hygiène intime peuvent également réduire les risques de sécheresse ou de microfissures.

Les relations bucco-génitales sont ainsi non seulement une source importante de plaisir mais également un domaine complexe sur le plan physiologique, et une compréhension approfondie de leurs mécanismes et de leurs précautions permet aux professionnels de la santé sexuelle d'accompagner leurs patients avec bienveillance et expertise.

En sensibilisant sur les avantages, les risques et les moyens d'optimiser cette pratique, il est possible d'aider les individus et les couples à vivre une sexualité épanouissante et sécurisée.

V. RISQUES ET PRÉCAUTIONS

Les relations bucco-génitales, bien qu'associées à des risques réduits par rapport aux rapports pénétrants, ne sont pas sans danger, et elles peuvent être des vecteurs d'infections sexuellement transmissibles et d'autres complications si des précautions adéquates ne sont pas prises, et pour les professionnels de la santé sexuelle, il est essentiel de sensibiliser les patients à ces risques et aux moyens de les minimiser.

A. INFECTIONS SEXUELLEMENT TRANSMISSIBLES

Les infections sexuellement transmissibles (IST) peuvent se transmettre par contact bucco-génital, même en l'absence de pénétration. Parmi elles figure le papillomavirus humain (HPV), dont certaines souches peuvent provoquer des verrues génitales ou être associées à des cancers de l'oropharynx.

D'autres infections, comme l'herpès génital — transmis par le virus de l'herpès simplex de type 1 ou 2, parfois sans symptômes visibles —la syphilis, dont les lésions peuvent apparaître sur les organes génitaux ou dans la cavité buccale, le VIH, transmissible en cas de lésions favorisant l'entrée du virus, ainsi que la gonorrhée et la chlamydia, qui peuvent infecter la gorge après un contact oral non protégé, représentent également un risque.

Un exemple clinique décrit une femme de 29 ans consultant pour des lésions douloureuses au niveau de la région génitale après des relations bucco-génitales non protégées, et les tests révèlent une contamination par le virus de l'herpès simplex contracté par son partenaire porteur d'herpès labial actif, et elle est prise en charge avec un traitement antiviral et reçoit des recommandations sur l'évitement des relations sexuelles orales en cas de lésions visibles chez son partenaire ainsi que sur l'utilisation de digues dentaires pour prévenir de futures infections.

B. HYGIÈNE BUCCO-DENTAIRE

Une hygiène buccale inadéquate peut augmenter les risques d'irritations et d'infections, tant pour le donneur que pour le receveur, et plusieurs éléments doivent être considérés.

Les microcoupures ou ulcères dans la bouche augmentent le risque d'infection, et il est conseillé d'éviter les relations bucco-génitales si l'une des parties présente des blessures ou des inflammations.

Les maladies buccales telles que gingivites ou parodontites peuvent servir de porte d'entrée à des bactéries ou virus, augmentant ainsi les risques de transmission d'IST.

Enfin, une bonne hygiène bucco-dentaire, incluant le brossage et l'utilisation de bain de bouche, contribue à réduire les risques d'infections.

Un exemple clinique illustre ce cas avec une femme signalant des sensations de brûlure après des cunnilingus répétés, et une inspection révèle des lésions buccales chez son partenaire dues à une gingivite, et des conseils d'hygiène buccale et d'utilisation de digues dentaires sont recommandés.

C. PRÉVENTION ET MESURES DE SÉCURITÉ

La prévention est essentielle pour réduire les risques liés aux relations bucco-génitales, et plusieurs mesures peuvent être mises en place.

L'utilisation de barrières protectrices, comme les digues dentaires pour le cunnilingus et les préservatifs pour la fellation, constitue une protection efficace contre les IST, et les versions aromatisées de préservatifs peuvent améliorer l'acceptabilité.

Il est aussi crucial d'échanger sur le statut de santé et de discuter des tests IST avec les partenaires, surtout dans les relations non monogames ou occasionnelles.

Enfin, il est recommandé d'éviter les relations orales si l'une des parties présente des symptômes d'infection, tels que plaies, fièvre ou douleur, et de reprendre après guérison complète.

Un exemple clinique rapporte le cas d'un couple consultant pour des lésions génitales récurrentes après des relations bucco-génitales, et des tests révèlent un herpès simplex non diagnostiqué chez l'un des partenaires, et le couple reçoit des conseils sur l'utilisation de protections barrières et la gestion de l'herpès.

D. SENSIBILISATION ET ACCOMPAGNEMENT

Les professionnels de la santé sexuelle doivent adopter une approche empathique et non culpabilisante pour aborder les risques avec les patients, et plusieurs actions sont recommandées, notamment informer sur les modes de transmission des IST et les outils de prévention, dédramatiser les inquiétudes en soulignant que des pratiques sécurisées peuvent rendre les relations bucco-génitales plaisantes et sans danger, et encourager un suivi médical régulier, incluant des dépistages d'IST.

Les relations bucco-génitales, bien qu'associées à des bénéfices en termes de plaisir et de connexion, comportent donc des risques sanitaires qu'il convient de maîtriser, et une hygiène rigoureuse, l'utilisation de protections barrières et une communication ouverte avec les partenaires constituent les clés pour garantir des pratiques sécurisées, et les professionnels de la santé sexuelle ont un rôle essentiel à jouer en sensibilisant les individus aux risques et en leur fournissant les outils nécessaires pour vivre leur sexualité de manière épanouie et sécurisée.

VI. CONTEXTE SOCIOCULTUREL

Dans des contextes culturels conservateurs comme au Maroc, les relations bucco-génitales sont souvent influencées par des normes sociales et des dynamiques culturelles spécifiques, et ces facteurs façonnent les attitudes et pratiques des individus envers le sexe oral tout en introduisant des défis particuliers pour les professionnels de la santé sexuelle.

A. RÈGLES SOCIALES ET VIRGINITÉ

Certaines jeunes femmes, soumises à une forte valorisation culturelle de la virginité, considèrent le sexe oral comme une alternative à la pénétration vaginale, ce qui leur permet de maintenir une apparence de virginité tout en expérimentant une certaine intimité sexuelle, et cette pratique, bien qu'elle puisse offrir une solution à des attentes sociétales rigides, s'accompagne souvent d'un sentiment d'anxiété lié à la peur du jugement social ou à des incompréhensions concernant les risques liés aux infections sexuellement transmissibles.

Un exemple clinique illustre ce cas avec une jeune femme de 24 ans consultant pour des douleurs persistantes dans la région buccale, et après examen et discussion, elle avoue avoir des relations bucco-génitales non protégées pour préserver son hymen, et les tests révèlent une infection au papillomavirus humain, et l'accompagnement inclut un traitement, une sensibilisation aux risques d'IST et une éducation sexuelle adaptée à son contexte culturel.

B. PROSTITUTION ET RISQUES

Dans certaines situations de prostitution, le sexe oral est privilégié comme alternative à la pénétration vaginale, souvent perçue comme moins risquée, mais cela peut entraîner une surestimation de la sécurité de cette pratique et une sous-estimation des risques réels de transmission des IST, y compris l'herpès, la syphilis ou le papillomavirus.

Un exemple clinique met en évidence une femme de 30 ans travaillant dans le secteur informel de la prostitution qui se plaint de lésions buccales récurrentes, et après un diagnostic d'herpès simplex, elle reçoit des conseils sur l'utilisation de digues dentaires, une éducation sur les risques liés au sexe oral et un suivi médical pour la gestion des symptômes.

C. RÔLE DES PROFESSIONNELS DE SANTÉ

Pour les professionnels de la santé sexuelle, aborder ces pratiques nécessite une approche empreinte de sensibilité culturelle et de non-jugement, et les consultations doivent offrir un espace sécurisé où les patients se sentent à l'aise pour discuter librement de leurs pratiques sexuelles, fournir une éducation sexuelle adaptée mettant l'accent sur la prévention des IST, l'hygiène et l'utilisation de protections appropriées, et sensibiliser les patients à l'importance du consentement et du respect des limites personnelles tout en tenant compte des pressions socioculturelles auxquelles ils peuvent être confrontés.

En proposant une prise en charge respectueuse et adaptée, les professionnels peuvent non seulement aider à réduire les risques liés aux pratiques bucco-génitales, mais aussi encourager une sexualité plus saine et épanouie dans des environnements culturels complexes.

VII. PRATIQUES SEXUELLES ALTERNATIVES

Les relations bucco-génitales peuvent constituer une alternative significative aux rapports pénétrants, offrant une solution adaptée aux besoins médicaux, psychologiques ou personnels des individus et des couples, et ces adaptations permettent de maintenir une intimité physique et émotionnelle tout en respectant les limites ou contraintes spécifiques des partenaires.

A. RAISON MÉDICALE OU CONFORT PERSONNEL

Les relations bucco-génitales sont souvent choisies en réponse aux difficultés liées aux rapports sexuels pénétrants, et elles offrent une expérience sexuelle satisfaisante tout en particulier le stress ou l'inconfort associé à certaines conditions.

Chez les femmes souffrant de vaginisme ou de dyspareunie, le sexe oral peut être une alternative permettant de maintenir une connexion intime sans exacerber la douleur, et cette pratique est parfois intégrée dans un programme de thérapie comportementale visant à traiter les troubles sous-jacents.

Chez les hommes soufrant de dysfonction érectile, le sexe oral peut représenter une expérience sexuelle moins exigeante, réduisant notamment l'anxiété de performance et permettant une satisfaction mutuelle sans la pression de maintenir une érection.

Dans certains cas, les relations bucco-génitales sont aussi recommandées dans le cadre de thérapies pour réduire l'anxiété sexuelle ou rétablir une intimité progressive, et ces approches permettent d'éliminer la peur de l'échec tout en renforçant la communication et la complicité au sein du couple.

B. PRÉFÉRENCES PERSONNELLES

Certaines personnes ou couples choisissent les relations bucco-génitales en raison de leur préférence pour des pratiques non pénétrantes, que ce soit pour des raisons de plaisir, de confort ou simplement pour diversifier leurs expériences sexuelles.

Un exemple clinique illustre cette dynamique avec une patiente de 28 ans souffrant de vaginisme primaire qui consulte pour une absence de rapports sexuels pénétrants et qui, dans le cadre de sa thérapie, choisit de privilégier les relations bucco-génitales avec son partenaire comme moyen de maintenir une intimité physique et émotionnelle.

Cette adaptation, combinée à des exercices progressifs de désensibilisation, lui permet de réduire son anxiété et d'aborder la pénétration avec moins de peur à mesure que la thérapie progresse.

C. APPROCHE THÉRAPEUTIQUE

Pour les professionnels de la santé sexuelle, il est essentiel d'aborder les relations bucco-génitales comme une composante normale de la sexualité, en tenant compte des besoins spécifiques de chaque patient ou couple, et cela implique une évaluation holistique permettant d'identifier les causes sous-jacentes des troubles éventuels ou des préférences, qu'elles soient médicales, psychologiques ou relationnelles.

Une éducation sexuelle adaptée doit aussi informer les patients sur les pratiques alternatives, leurs avantages, leurs précautions nécessaires et leur intégration dans une sexualité épanouissante, et un soutien dans les transitions doit accompagner les patients à réintégrer progressivement les rapports pénétrants, si tel est leur objectif, tout en renforçant leur confiance et leur satisfaction sexuelle.

En reconnaissant les relations bucco-génitales comme une pratique légitime et bénéfique, les professionnels peuvent ainsi offrir un accompagnement sensible et constructif, permettant aux patients de surmonter les obstacles à leur épanouissement sexuel.

CONCLUSION

Les relations bucco-génitales sont une pratique sexuelle normale, influencée par des facteurs physiologiques, psychologiques, culturels et sociaux. Pour les professionnels de la santé sexuelle, il est crucial d'adopter une approche holistique qui prend en compte la diversité des expériences et des perceptions liées à cette pratique, tout en respectant les choix et les valeurs des patients.

La promotion de la sécurité, du consentement mutuel et du bien-être global reste une priorité, permettant aux individus et aux couples de s'épanouir dans leur sexualité en toute confiance et dans le respect de leurs préférences personnelles.

CHAPITRE 5
LES RELATIONS SEXUELLES ANALES

INTRODUCTION

Les relations sexuelles anales, définies comme une forme de pénétration par voie anale, constituent une pratique ancienne, présente à travers les âges et les cultures. Pour les professionnels de la santé sexuelle, il est essentiel d'en comprendre les dimensions historiques, psychologiques, culturelles et cliniques, afin d'accompagner les individus et les couples de manière éclairée, bienveillante et respectueuse.

I. PERSPECTIVES HISTORIQUES

A. ÉVOLUTION DE LA SEXUALITÉ HUMAINE

L'histoire de la sexualité humaine est étroitement associée à l'évolution biologique, culturelle et sociale de l'espèce.

Selon Philippe Brenot, Psychiatre, Sexologue et anthropologue, il y a environ quatre millions d'années, les premiers ancêtres humains présentaient encore de nombreux comportements proches de ceux des chimpanzés, caractérisés par des relations sexuelles opportunistes et publiques.

Toutefois, au fil de l'évolution, la sexualité humaine a progressivement pris une dimension culturelle et symbolique, ce qui a entraîné des changements profonds dans la manière dont elle était perçue, encadrée et transmise.

B. ÉMERGENCE : AMOUR ET PUDEUR

Avec l'apparition des cultures, des notions telles que l'amour et la pudeur se sont développées, devenant des repères fondamentaux de la sexualité humaine. Ces concepts, présents dans toutes les sociétés humaines, ont permis d'instaurer une distinction nette entre l'espace public et l'espace privé. La sexualité, autrefois visible et instinctive, a progressivement été déplacée vers l'intimité des sphères privées. Cette structuration, bien avant l'influence des religions monothéistes, existait déjà dans les civilisations antiques où des règles sociales codifiées imposaient discrétion et contrôle des conduites sexuelles.

Exemple anthropologique : La pudeur, en lien avec l'apparition progressive de l'habillement, traduit un besoin croissant de réglementer les rapports sexuels. Les premiers vêtements, au-delà de leur aspect utilitaire, ont introduit une différenciation entre les sexes et fixé des normes concernant la visibilité des pratiques intimes, renforçant l'idée d'intimité et de contrôle collectif.

C. SEXUALITÉ ET RAPPORT DE POUVOIR

Les comportements sexuels ont aussi été fortement marqués par des rapports de pouvoir et des structures sociales hiérarchisées. Dans l'Antiquité gréco-romaine, par exemple, les pratiques étaient définies selon des logiques de domination et de soumission.

Le privilège de pénétrer, considéré comme un signe de supériorité, appartenait aux hommes libres, tandis que les femmes, les esclaves et les prostituées, perçus comme passifs, incarnaient une position subalterne. Ces distinctions traduisaient une hégémonie masculine qui s'est durablement imposée dans de nombreuses cultures.

Exemple historique : Les relations homosexuelles masculines dans la Grèce antique étaient tolérées et valorisées, mais elles suivaient des rôles établis. Le partenaire actif, généralement plus âgé, occupait une position dominante, alors que le partenaire passif, plus jeune, se trouvait dans une posture d'apprentissage. Cette configuration dépassait la seule dimension sexuelle puisqu'elle impliquait aussi un rôle éducatif et social qui consolidait les hiérarchies de pouvoir.

D. PÉRIODES DE LIBÉRTÉ ET DE RÉGRSSIONS

Malgré ces cadres contraignants, l'histoire révèle des phases de liberté sexuelle. Ainsi, au Japon du Xe siècle, les femmes bénéficiaient d'une autonomie remarquable, comme en témoignent les récits littéraires et les productions artistiques de l'époque.

Ces créations mettaient en avant une sensualité assumée, et les relations sexuelles y étaient souvent représentées comme des expériences égalitaires et plaisantes. Cependant, ces phases d'ouverture ont régulièrement cédé la place à des retours en arrière.

L'instauration de structures patriarcales plus rigides, notamment avec l'émergence de la classe des samouraïs, a progressivement réduit les libertés féminines, imposant un contrôle sévère sur la sexualité.

Ce cycle d'alternance entre émancipation et répression se retrouve dans diverses civilisations, influencé par des mutations politiques, religieuses et sociales.

E. RÔLE DES PROFESSIONNELS DE SANTÉ

Cette analyse historique et anthropologique éclaire la manière dont les normes sexuelles contemporaines et les tabous trouvent leur origine dans des siècles d'évolutions culturelles.

Pour les professionnels de santé sexuelle, il est essentiel de tenir compte de ces héritages lorsqu'ils accompagnent les patients.

Les représentations actuelles de la sexualité — qu'elles expriment honte, liberté ou conflits liés à certaines pratiques — ne sont pas universelles, mais profondément enracinées dans des traditions socioculturelles précises.

Exemple clinique : Un patient souffrant d'une aversion sexuelle à l'égard de pratiques perçues comme taboues, peut tirer profit d'une psychothérapie visant à retracer l'évolution des normes sexuelles. Comprendre que ces tabous relèvent de constructions culturelles plutôt que de vérités immuables peut aider à apaiser la culpabilité et à instaurer un rapport plus serein à la sexualité.

II. LE COÏT ANAL ET SEXUALITÉ ACTUEL

A. LES CONTEXTES OCCIDENTAUX

Dans de nombreux pays occidentaux, le coït anal est aujourd'hui considéré comme une pratique sexuelle légitime, intégrée aussi bien dans les relations hétérosexuelles qu'homosexuelles et reconnue pour ses dimensions de plaisir et d'intimité partagée, au-delà de son ancienne association exclusive avec les relations homosexuelles masculines.

Cette acceptation croissante s'explique par plusieurs facteurs.

L'évolution des représentations de la sexualité a conduit à la concevoir comme un espace d'exploration et de plaisir plutôt que comme une fonction limitée à la reproduction.

L'influence des médias et de l'éducation sexuelle, par leurs campagnes d'information et la mise en avant de représentations positives de diverses pratiques, a contribué à normaliser la pénétration anale.

Enfin, l'ouverture des discours autour du consentement et du plaisir a renforcé l'idée que cette pratique peut être pleinement intégrée dans une sexualité respectueuse et partagée.

B. LE CONTEXTE MAROCAIN

Au Maroc, la sexualité avant l'union conjugale demeure officiellement interdite par les normes sociales et religieuses, mais elle reste une réalité vécue par de nombreux jeunes.

Dans ce cadre, la pénétration anale prend une signification particulière, liée aux attentes culturelles et aux contraintes sociales. Certaines jeunes femmes optent pour cette pratique comme alternative à la pénétration vaginale afin de préserver leur hymen, perçu comme un symbole incontournable de virginité.

Cette démarche, façonnée par des représentations culturelles, peut cependant générer des tensions internes et une culpabilité liée aux interdits religieux.

De plus, des pratiques socioculturelles spécifiques illustrent l'importance symbolique accordée à cette zone anatomique.

Dans certaines traditions sahraouies, des rituels comme la « Hogna », consistant à injecter de l'eau de mer dans le rectum, mettent en lumière la valeur attribuée au bassin et aux hanches généreuses.

Bien que ces coutumes diffèrent du coït anal en tant qu'acte sexuel, elles traduisent l'attention portée à cette région du corps.

Exemple clinique : une jeune femme de vingt-quatre ans consulte pour un sentiment de culpabilité intense lié à la pratique anale avec son partenaire. Elle explique que cette expérience visait à préserver son hymen conformément aux attentes sociales et familiales. Une intervention thérapeutique lui permet de comprendre ses émotions, de clarifier son rapport à la sexualité et d'envisager une communication plus sincère avec son partenaire concernant ses besoins et ses limites.

C. DYNAMIQUE, ÉVOLUTION ET RÉSISTANCE

Malgré son acceptation croissante dans certains milieux, la pénétration anale reste fortement stigmatisée dans d'autres contextes où l'influence des traditions religieuses et culturelles continue de modeler les comportements sexuels.

Dans ces environnements, elle est encore perçue comme une pratique immorale ou taboue, susceptible de provoquer des sentiments de honte et de culpabilité chez ceux qui la vivent ou l'envisagent.

La résistance au changement se manifeste particulièrement dans les sociétés conservatrices, où la pénétration anale demeure associée à des conduites jugées déviantes ou contraires à la morale, ce qui alimente les conflits intérieurs des individus.

De plus, les interprétations religieuses condamnant explicitement ce type de rapport renforcent les stigmates, même dans les situations où cette pratique est consensuelle et désirée par les partenaires.

III. CONSIDÉRATIONS CLINIQUES

A. PRÉPARATION ET LUBRIFICATION

La zone anale, contrairement au vagin, ne dispose pas de mécanisme naturel de lubrification, ce qui rend une préparation appropriée indispensable afin de prévenir douleurs, microtraumatismes ou lésions.

*L'**utilisation de lubrifiants*** adaptés, qu'ils soient à base d'eau ou de silicone, est vivement conseillée puisqu'ils réduisent les frottements, facilitent la pénétration et limitent les risques d'irritation.

De plus, une ***progression douce*** est essentielle, car la stimulation externe suivie d'une pénétration progressive permet de relâcher les muscles anaux et de rendre l'expérience plus confortable.

Le ***consentement*** et la ***communication*** jouent également un rôle central : un échange préalable sur les attentes et les limites établit un climat de confiance et garantit une expérience positive, le consentement mutuel demeurant une condition fondamentale.

La ***prévention*** des infections sexuellement transmissibles est tout aussi cruciale, la fragilité particulière de la muqueuse anale accroissant les risques de transmission.

Une hygiène soignée doit précéder tout rapport, et l'usage de préservatifs spécifiquement conçus pour la pénétration anale est fortement recommandé.

Exemple clinique : une femme âgée de trente-cinq ans consulte pour des douleurs persistantes lors de rapports anaux avec son partenaire. Après évaluation, il apparaît que ces pratiques se déroulent sans recours à un lubrifiant et sans préparation suffisante. L'introduction de conseils relatifs à l'utilisation de lubrifiants et à des exercices de relaxation musculaire permet une amélioration notable de son confort.

IV. DÉCONSTRUCTION DES MYTHES

Pour les professionnels de la santé sexuelle, il est fondamental de déconstruire les mythes et les stigmatisations entourant la pénétration anale afin de promouvoir une approche respectueuse et inclusive de cette pratique.

A. MYTHE

L'un des mythes les plus répandus, notamment dans la société arabo-musulmane, associe la pénétration anale uniquement à l'homosexualité masculine. Pourtant, la sexologie contemporaine l'envisage comme une possibilité d'exploration de nouvelles dimensions de l'intimité et du plaisir, indépendamment de toute orientation sexuelle particulière.

B. STIGMATISATION

La pénétration anale a longtemps été perçue comme une pratique « déviante » ou « taboue », en raison de l'influence des normes sociales et religieuses strictes. Cette représentation négative perdure dans certains milieux conservateurs et contribue à entretenir la culpabilité ou la honte chez les personnes qui la pratiquent ou souhaitent l'expérimenter.

*L'**approche sexologique***, au contraire, considère l'érotisme anal comme une expression de la sexualité parmi d'autres, dénuée de jugement moral et ne devant pas être réduite à une conduite marginale ou déviante.

Exemple clinique : une femme de trente-deux ans exprime une culpabilité profonde après avoir eu des rapports anaux avec son partenaire, associant cette expérience à des idées de transgression inculquées par son éducation religieuse. Un travail thérapeutique fondé sur l'éducation sexuelle l'accompagne dans la déconstruction de ces croyances et l'aide à aborder ses choix avec davantage de sérénité.

V. APPROCHES CLINIQUES

L'intégration du rapport anal dans une perspective holistique en sexologie nécessite de l'aborder sous plusieurs dimensions complémentaires, qu'elles soient psychologiques, physiologiques, culturelles ou éducatives.

Cette approche permet aux professionnels de la santé sexuelle d'assurer un accompagnement bienveillant et respectueux, ajusté aux besoins particuliers des patients, tout en contribuant à une sexualité épanouie et sécurisée.

A. ACCOMPAGNEMENT THÉRAPEUTIQUE

Pour certaines patientes souffrant de dysfonctions sexuelles comme le vaginisme, la dyspareunie ou encore d'autres douleurs liées aux rapports vaginaux, la pénétration anale peut représenter une alternative sexuelle envisageable.

Dans ces situations, une démarche thérapeutique encadrée s'impose afin de garantir que cette exploration se déroule dans un climat marqué par le consentement réciproque et une préparation appropriée.

Les patientes atteintes de vaginisme, entraînant une contraction involontaire des muscles du plancher pelvien, peuvent ainsi recourir au rapport anal comme solution alternative et provisoire pour préserver une intimité physique tout en poursuivant une thérapie destinée à surmonter leur trouble.

B. SOUTIEN ÉDUCATIF

L'éducation sexuelle occupe une place essentielle dans la démystification du rapport anal et la diffusion de pratiques sécurisées. Le rôle des professionnels consiste à souligner l'importance de l'usage de lubrifiants, de préservatifs et du maintien d'une hygiène rigoureuse afin de garantir aux patients une expérience plus sereine, confortable et dépourvue de risques évitables.

C. SENSIBILISTAION CULTURELLE

La manière dont la pénétration anale est perçue varie largement selon les contextes culturels et religieux, pouvant être associée à des tabous ou à des jugements moraux.

Ces représentations influencent directement l'expérience des patients et peuvent être sources de culpabilité ou d'anxiété, ce qui nécessite un accompagnement clinique respectueux, attentif et sensible aux spécificités culturelles de chacun.

CONCLUSION

Le rapport anal, en tant que pratique sexuelle, reflète la diversité et la complexité de la sexualité humaine. Elle est influencée par des facteurs historiques, culturels, psychologiques et biologiques.

En adoptant une approche dénuée de jugement et fondée sur l'éducation, les professionnels de la santé sexuelle peuvent encourager une exploration sexuelle épanouissante, en mettant l'accent sur la sécurité, le consentement et le respect des limites individuelles.

La sexualité humaine, dans toutes ses dimensions, mérite d'être comprise et respectée, tout en favorisant un dialogue ouvert et informé pour déconstruire les stigmatisations et les tabous persistants.

CHAPITRE 6

LE MARIAGE AU MAGHREB

INTRODUCTION

Le mariage occupe une place centrale dans les sociétés du Maghreb (Maroc, Algérie, Tunisie). C'est un événement social majeur qui marque le passage à la vie conjugale et s'entoure d'un riche ensemble de traditions.

Malgré la diversité régionale, ces pays partagent nombre de coutumes nuptiales communes, héritées d'un fond culturel arabo-berbère et d'une influence islamique.

En parallèle, chaque pays – et chaque région – décline ces rituels avec ses particularités locales. Dans une perspective universitaire, il est important de comprendre ces traditions, leur symbolique, ainsi que les enjeux sociaux et sexuels qui s'y rattachent, afin d'aborder la vie de couple maghrébine de manière informée et nuancée.

I. TRADITIONS ET VARIANTES LOCALES

Au Maghreb, le mariage traditionnel s'étale historiquement sur plusieurs jours (souvent jusqu'à sept jours de fêtes). Il implique la famille élargie et même la communauté, surtout en milieu rural où tout le village peut participer à la célébration. De nombreuses étapes rituelles sont communes aux trois pays, depuis les fiançailles jusqu'à la cérémonie finale, tout en laissant place à des variations locales.

Par exemple, la demande en mariage *Khotba* est une coutume partagée : la famille du prétendant se rend chez la famille de la jeune femme pour demander sa main et offrir des présents (dattes, sucre, pâtisseries, bijoux, etc.).

Autrefois, les mariages pouvaient être arrangés par les familles, mais de nos jours, en ville surtout, le couple se connaît généralement à l'avance et ce sont les amoureux qui initient l'union, officialisée ensuite par la *Khotba.* Durant cette rencontre, on discute de la dot *mahr* conformément à la tradition musulmane : il s'agit du don que le futur époux offre à sa fiancée, en gage de son engagement et pour assurer sa sécurité financière.

Les préparatifs nuptiaux comportent souvent des rituels de purification et de mise en beauté. Par exemple, il est courant que la mariée profite, peu avant la noce, d'un bain au hammam en compagnie de ses amies et parentes, dans une ambiance festive féminine, comparable à un « enterrement de vie de jeune fille » traditionnel.

On prépare aussi le trousseau de la future mariée (vêtements, linge, objets pour le nouveau foyer) avec l'aide des femmes de la famille. En Tunisie, ce rituel prend une ampleur particulière à travers *le saboun*, préparation collective du trousseau, suivi du *hazen el-farch* où l'on installe les effets de la mariée dans sa future maison.

Les tenues vestimentaires et les festivités reflètent l'identité culturelle de chaque pays et région. Au Maroc, la mariée porte traditionnellement le *caftan* ou la *takchita*, et en change plusieurs fois au cours de la soirée pour exhiber les différents modèles richement brodés. Le marié alterne entre un costume occidental et une tenue traditionnelle (*djellaba* et *babouches* souvent).

Une particularité marocaine est la procession de *l'Amariya*, palanquin décoré dans lequel les époux, vêtus comme des princes, sont portés par des hommes et présentés à l'assemblée dans une entrée majestueuse.

Une mariée marocaine en tenue traditionnelle lebssa de Fès *portée sur l'Amariya, le palanquin nuptial qui la présente telle une reine à l'assemblée.*

En **Algérie**, la diversité régionale est forte : à Alger on parle de *zaffa* pour la sortie de la mariée de la maison paternelle, alors qu'à Constantine on l'appelle *hadwa*.

Dans certaines régions, on pratique la fantasia – une parade équestre où la mariée fait une entrée à cheval au milieu des cavaliers tirant des coups de feu en l'air, coutume spectaculaire héritée des tribus arabo-berbères. Les mariées algériennes disposent aussi de tenues typiques selon la région (la robe kabyle, la *chedda* de Tlemcen, le *karakou* d'Alger, etc.), et portent souvent la *hezema*, ceinture ornée (en or ou en argent) symbole de féminité et de fertilité.

En **Tunisie**, on retrouve également des costumes somptueux, comme la *keswa* traditionnelle. Des rituels spécifiques ponctuent la semaine nuptiale, par exemple l'*Outia* ou fête de la mariée, soirée où la mariée, parée de ses plus beaux atours régionaux, est présentée aux invitées féminines, pouvant changer de tenue jusqu'à quatre fois dans la soirée.

De même, dans l'île de Djerba, la tradition de la *Hajba* veut que la fiancée soit cloîtrée à l'écart du public pendant un mois avant le mariage, recevant des soins de beauté (applications de miel, argile, etc.) pour apparaître éclatante le jour J. Ces exemples illustrent la variété des coutumes locales, qui toutes visent à magnifier l'union des époux et à honorer leurs familles.

Malgré ces singularités, le déroulement général de la cérémonie nuptiale reste similaire d'un pays à l'autre. Le mariage, autrefois célébré principalement au domicile familial, tend de plus en plus à se tenir dans des salles des fêtes urbaines pour accueillir un grand nombre d'invités. En zone rurale toutefois, il n'est pas rare que la fête s'étende sur trois jours voire plus, mobilisant tout le voisinage dans un esprit communautaire vivace.

En zone urbaine, la tendance est à la réduction de la durée (souvent une seule soirée) et parfois à la simplification : une partie des jeunes couples « anticonformistes » préfèrent aujourd'hui des célébrations plus intimes et moins coûteuses, rompant avec les longs mariages traditionnels jugés contraignants. Néanmoins, que ce soit à Casablanca, Alger ou Tunis, on retrouve l'importance de la musique (orchestres traditionnels ou DJ modernes), des youyous lancés par les femmes, et de la convivialité qui réunit famille et amis autour des mariés.

II. RITUELS SYMBOLIQUES

Plusieurs rituels clés, fortement symboliques, structurent le mariage maghrébin. La cérémonie du henné est sans doute le rituel prénuptial le plus emblématique et commun aux trois pays. La veille du mariage (ou quelques jours avant), une soirée féminine est dédiée à l'application de motifs de henné sur les mains (et parfois les pieds) de la mariée.

Ce tatouage éphémère, réalisé par une spécialiste *hennaya* ou *nekacha*, revêt une dimension bénie : il apporte à la jeune femme la *baraka* (bénédiction) et la protège du mauvais œil. Chaque élément utilisé a une valeur symbolique : on place parfois un œuf dans la main de la mariée pour la fertilité, du sucre pour la chance, de l'eau de fleur d'oranger et du lait pour la pureté, etc..

Application du henné sur la main d'une mariée. Les motifs végétaux symbolisent la joie, la protection et la fertilité dans tout le Maghreb. Entourée de ses parentes et amies, la future épouse revêt ce soir-là une tenue traditionnelle (par exemple une *gandoura* brodée) et reçoit souvent des cadeaux. Ce rite marque le passage du statut de jeune fille à celui d'épouse dans la joie, tout en conjurant les mauvaises influences pour le nouveau couple. Le *henné* demeure ainsi « une place de cœur » dans les mariages maghrébins contemporains, preuve de l'attachement aux racines culturelles.

Le jour du mariage en lui-même combine souvent un volet civil, un volet religieux et une fête festive. Le passage à la mairie est désormais obligatoire légalement dans les trois pays, et les jeunes mariés y paraissent généralement en habits occidentaux (robe blanche pour Madame, costume pour Monsieur).

La cérémonie religieuse, quant à elle, consiste en la conclusion du contrat de mariage devant un imam (avec lecture de versets du Coran et bénédictions). Elle peut avoir lieu à la mosquée ou au domicile, et souvent précède le mariage civil ou s'y succède le même jour. Une fois ces formalités accomplies, s'ensuit la réception regroupant l'ensemble des invités.

Traditionnellement, on servait un grand repas chez les parents, avec des espaces séparés pour les hommes et les femmes conformément à la pudeur culturelle.

Aujourd'hui, surtout en milieu urbain, la tendance est à une fête unique mixte dans une grande salle louée, où l'on organise des animations, des danses et parfois des performances fusionnant modernité et folklore (par exemple des troupes folkloriques ouvrant la soirée, suivies d'un DJ).

Les mariés siègent souvent sur une estrade d'honneur, tels un roi et une reine d'un soir, pour recevoir les félicitations. Des rituels d'entrée des mariés subsistent : au Maroc, l'*Amariya* porte les époux sous les acclamations, en Algérie ou Tunisie un cortège de voitures klaxonne en convoi jusqu'à la salle, rappelant l'escorte traditionnelle à cheval.

Parfois, on procède à un échange symbolique de lait et de dattes entre les nouveaux époux – geste de bon augure qui représente la pureté (lait) et la douceur de leur vie à deux. Tous ces éléments visent à honorer l'union, la fertilité et la prospérité du couple dans un langage rituel compris de tous.

Le point culminant, après les festivités, reste la nuit de noces, première nuit que les époux passent ensemble. Dans la culture maghrébine traditionnelle, cette nuit revêt une importance exceptionnelle et une forte charge symbolique, car elle doit idéalement consacrer la consommation du mariage et révéler la virginité de la mariée.

Autrefois, il était d'usage dans de nombreuses familles de vérifier la preuve du « drap nuptial » taché de sang, symbole physique de la chasteté de la femme. Si cette coutume du drap tend à disparaître aujourd'hui, l'attente sociale autour de la virginité demeure très présente : dans la majorité des milieux, on considère encore que l'honneur de la famille se joue sur la virginité de la femme lors du mariage.

Comme le résume la sociologue marocaine Soumaya Guessous, « peu importe ce qu'une femme a accompli dans sa vie, on juge de sa valeur à partir de cette membrane très fragile qu'est l'hymen », au point que dans certains milieux conservateurs, « une fille non vierge est aussitôt assimilée à une prostituée ».

Cette pression explique que presque tous les futurs époux exigent que la jeune femme soit vierge au soir du mariage.

Près de 96 % des Marocains y sont favorables d'après les études, et des chiffres similaires s'observent en Algérie et Tunisie.

Le saignement hyménéal lors de la défloration est ainsi perçu comme la preuve tant de la bonne éducation de l'épouse que de la virilité du mari.

En zone rurale, ce moment est souvent abordé de manière expéditive, presque « technique », sous la pression des familles qui restent aux aguets du signe sanguin traditionnel.

En ville, les jeunes couples cherchent de plus en plus à vivre cette première intimité avec davantage de douceur et d'intimité, mais cela reste empreint de tabous et d'appréhension.

III. VIRGINITÉ FÉMININE

Le rôle central de la virginité féminine dans le mariage maghrébin est un trait culturel persistant, mais qui a connu des évolutions et suscite des paradoxes à l'époque contemporaine.

D'un côté, l'idéal de la jeune mariée vierge demeure largement valorisé pour des raisons d'honneur familial et de conformité religieuse (l'islam prohibant les relations prénuptiales).

De l'autre, les réalités sociales changent : l'âge moyen au mariage a fortement reculé (autour de 28–30 ans pour les femmes urbaines du Maghreb ces dernières années) en raison de la poursuite d'études et de l'évolution des modes de vie.

Ce retard du mariage rend plus difficile l'abstinence prolongée jusqu'au mariage, d'autant que les jeunes, notamment en ville, adoptent des comportements plus libres ou sont exposés à de nouvelles influences (internet, médias, etc.).

La sexualité hors-mariage existe bel et bien, quoique de façon discrète : beaucoup de jeunes hommes ne sont plus vierges au moment de se marier, et nombre de jeunes femmes ont pu avoir au moins une expérience intime.

Cependant, cette réalité reste clandestine et entourée de déni. Il s'installe ainsi un certain « jeu de dupes » : chacun sait que l'exigence de virginité est parfois transgressée, mais tout est mis en œuvre pour sauver les apparences lors de la nuit de noces.

Concrètement, on observe l'émergence de subterfuges modernes visant à simuler la virginité. Au Maroc comme en Tunisie, la demande de certificats de virginité avant le mariage s'est répandue : certains futurs époux exigent qu'un gynécologue atteste de l'intégrité de l'hymen de leur fiancée.

Bien que cette démarche ne soit en rien obligatoire sur le plan légal, elle est parfois sollicitée, malgré les réticences de nombreux professionnels de santé qui soulignent l'absence de valeur scientifique de l'hymen en tant que preuve fiable de virginité.

Parallèlement, des pratiques clandestines se sont développées pour « restaurer » symboliquement cette virginité : certaines femmes recourent à une hyménoplastie, intervention chirurgicale discrète pratiquée en clinique privée, tandis que d'autres utilisent des kits de faux hymen – capsules contenant un liquide rougeâtre, à insérer avant le rapport sexuel afin de provoquer un saignement artificiel.

À Casablanca, ces produits, souvent importés d'Asie, sont disponibles sur le marché informel à des prix accessibles. De nombreuses jeunes femmes y ont recours lorsqu'elles ont eu une expérience sexuelle antérieure, dans le but d'éviter la honte sociale liée à l'absence de saignement lors de la nuit de noces.

Paradoxalement, ces pratiques contribuent à entretenir le mythe de la virginité intacte, alors même que les sociétés maghrébines amorcent une transition vers une plus grande liberté individuelle, notamment en matière de sexualité.

Malgré tout, des signes d'évolution des mentalités se manifestent. Dans certains milieux urbains instruits, on commence à considérer que la virginité devrait relever du choix personnel de la femme plutôt que d'une exigence collective inflexible.

Des voix s'élèvent – universitaires, sexologues, militantes – pour souligner l'hypocrisie d'une morale qui pardonne aux hommes leurs expériences mais fustige celles des femmes.
Elles rappellent que rien dans la religion n'impose une inégalité de jugement entre les sexes sur ce point : si la chasteté est une vertu, elle devrait valoir pour l'homme autant que pour la femme.

En Tunisie, où le Code du statut personnel a dès 1956 modernisé le droit familial (interdiction de la polygamie, etc.), la jeune génération est sans doute la plus encline à remettre en question certains tabous sexuels, même si la pression sociale demeure puissante.

Globalement, on assiste à une lente transition : le dogme de la virginité prémaritale perd légèrement du terrain en pratique, mais conserve une emprise psychologique forte sur les esprits et sur le déroulement attendu du mariage.

IV. DIFFICULTÉS DE LA NUIT DE NOCES

L'importance culturelle accordée à la virginité féminine, associée à l'absence d'éducation sexuelle, contribue fréquemment à l'apparition de difficultés sexuelles chez les jeunes couples, en particulier lors de la nuit de noces.

Celle-ci représente souvent la première expérience intime de la femme – et parfois de l'homme –, vécue dans un climat de forte pression sociale et émotionnelle. La jeune épouse se retrouve confrontée à une double injonction paradoxale : prouver sa pureté à travers un saignement attendu, tout en incarnant immédiatement le rôle d'épouse épanouie.

Cette tension, aggravée par la peur intériorisée que « le premier rapport fait mal », peut générer une réponse d'angoisse intense, conduisant à un blocage aussi bien psychologique que corporel.

Le trouble le plus fréquemment observé dans ce contexte est le vaginisme, défini comme une angoisse de la pénétration et une contracture réflexe et involontaire des muscles du périnée rendant la pénétration difficile voire impossible.

Des études cliniques indiquent que ce trouble est l'une des principales causes de mariages non consommés, et dans certains cas, d'infertilité, au sein des sociétés arabo-musulmanes.

Le vaginisme trouve majoritairement ses racines dans des facteurs culturels et éducatifs : une socialisation valorisant la pudeur extrême, une absence d'informations sur la sexualité, une peur du corps masculin perçu comme menaçant, ou encore la pression familiale autour de la réussite de la première nuit.

Certaines jeunes femmes, submergées par l'anxiété, peuvent développer une appréhension profonde du rapport sexuel, vécu non comme un acte d'union, mais comme une épreuve. Il n'est pas rare, dès lors, que les rapports soient reportés de plusieurs jours, voire de plusieurs semaines, engendrant stress, sentiment d'échec, incompréhension entre les conjoints, et conflits conjugaux naissants.

Ces situations mettent en lumière la nécessité d'une approche éducative, préventive et bienveillante, qui permette de désamorcer les peurs, d'accompagner les premiers pas dans la vie conjugale, et de favoriser une sexualité fondée sur la confiance et le consentement.

Les hommes aussi peuvent être affectés par ces pressions. Certes, la norme veut qu'ils soient expérimentés ou du moins qu'ils se montrent assurés dans l'intimité conjugale. Mais en réalité, beaucoup de jeunes époux ressentent une angoisse de performance, conscients que leur virilité est « jugée » sur cette première nuit.

La crainte de mal faire ou de ne pas parvenir à satisfaire aux attentes (notamment provoquer le saignement de l'hymen) peut causer des troubles érectiles passagers ou une éjaculation précoce. Ainsi, le scénario idéal tant fantasmé – un mari expert initiant tendrement son épouse novice – dérape souvent vers un malaise partagé.

Comme l'observe Soumaya Guessous, nombre d'hommes ayant eu des partenaires avant le mariage attendent de leur femme qu'elle soit à la fois vierge et soudainement « expérimentée » au lit, ce qui est intenable : « Lorsqu'ils se marient, les hommes ont envie de fantaisie sexuelle dès la défloration. Ils veulent vivre avec une geisha mais se retrouvent avec des femmes sans expérience dont l'appareil sexuel est bloqué ».

Le résultat courant, c'est une incompatibilité sexuelle au sein du jeune couple : l'époux se sent frustré, l'épouse se braque par peur de décevoir ou par souffrance, et la communication intime ne se fait pas.

Certaines femmes, même non vierges au départ, continuent à « faire les innocentes » longtemps après le mariage par crainte d'être jugées impures si elles expriment du désir ou de l'initiative. Cela peut les empêcher d'éprouver du plaisir, tandis que leur mari, en manque de réponses à ses attentes, risque de chercher satisfaction ailleurs (adultère).

On le voit, l'absence d'éducation sexuelle et le poids des non-dits peuvent gâcher la nuit de noces et entamer la vie conjugale sur un malentendu douloureux. Le premier rapport, au lieu d'être un moment de découverte mutuelle érotique, devient pour beaucoup un passage obligé sous tension, « ni dans la volupté ni dans l'intimité requise ».

Ce constat est préoccupant, car la réussite de cette première expérience conditionne souvent la qualité de la relation de couple par la suite.

V. ENTRE MODERNITÉ ET TRADITIONS

Les sociétés maghrébines, en pleine mutation, voient se confronter la pérennité des traditions matrimoniales et les forces de la modernisation. L'urbanisation et l'évolution socio-économique ont considérablement transformé le paysage du mariage depuis quelques décennies.

En Algérie par exemple, l'essor de l'éducation féminine et du travail des femmes, ainsi que les changements politiques, ont fait reculer les mariages forcés et donné aux femmes plus de poids dans le choix du conjoint.

Partout au Maghreb, on se marie plus tard qu'autrefois, et de nombreux jeunes connaissent une période de célibat prolongé, parfois subi, qui était socialement presque inexistant il y a deux générations.

Ce retard à l'union s'accompagne d'une augmentation du coût et du faste des mariages pour ceux qui s'engagent : l'organisation tend à se professionnaliser (salles des fêtes, traiteurs, orchestres payants) au détriment de l'entraide familiale traditionnelle, ce qui exacerbe les dépenses et crée une sorte de surenchère sociale.

Dans les grandes villes, un mariage réussi est souvent synonyme de prestige : on n'hésite pas à louer une belle voiture pour la mariée, à défiler en klaxonnant dans les boulevards, ou à offrir un spectacle somptueux aux invités, là où autrefois la fête se déroulait modestement dans la cour de la maison familiale.

Cette externalisation des noces vers le domaine public est le signe d'une société de consommation qui s'entremêle aux coutumes : montrer que l'on « a les moyens » est devenu un aspect non négligeable, en particulier chez les citadins.

En Tunisie, l'État a joué un rôle précurseur dans la réforme des pratiques matrimoniales, notamment par l'interdiction de la polygamie dès 1956 et la fixation d'un âge légal pour le mariage. Ces mesures ont favorisé une certaine modernisation des mentalités et des pratiques. Les mariages y sont souvent plus sobres et plus courts que par le passé, même si le schéma traditionnel de la semaine de rituels demeure vivace dans certaines régions conservatrices.

Dans les milieux urbains, de nombreux jeunes couples tunisiens optent pour une cérémonie unique qui combine le meilleur des deux mondes : un mariage civil avec robe blanche et cocktail, enrichi parfois d'une touche traditionnelle, comme une soirée *henné* ou le port symbolique d'une tenue ancestrale, le tout concentré sur un ou deux jours.

Au Maroc et en Algérie, la modernité coexiste avec une volonté forte de préserver l'héritage culturel. Ainsi, au Maroc, les *négafas* – organisatrices de mariages traditionnels– continuent de superviser les festivités en veillant au respect du protocole : tenues, rites, déroulement de la soirée.

Cependant, elles intègrent désormais des éléments contemporains et collaborent avec des stylistes modernes. Il est de plus en plus courant de voir des mariées arborer à la fois le caftan traditionnel et la robe blanche européenne au cours de la même cérémonie, illustrant une double appartenance culturelle.

En Algérie, si les jeunes générations rejettent largement les mariages arrangés, elles restent néanmoins attachées à certaines coutumes, telles que la *zaffa* ou la présentation symbolique de la dot, par respect envers les parents et la tradition religieuse.

Toutefois, ces évolutions ne sont pas uniformément acceptées. Dans les milieux ruraux ou conservateurs, chaque concession à la modernité est parfois perçue comme une atteinte à l'identité culturelle. Ainsi, certaines familles maintiennent fermement la séparation des sexes pendant les festivités ou imposent le port du voile aux femmes mariées, même lorsque d'autres aspects du mariage ont évolué. Ce décalage illustre la coexistence, parfois conflictuelle, entre modernité et tradition dans les trajectoires matrimoniales maghrébines contemporaines.

Les enjeux contemporains autour du mariage au Maghreb sont donc complexes. Ils touchent aux questions d'égalité de genre, de liberté individuelle, de statut socio-économique et de religiosité. Le mariage reste une institution extrêmement valorisée – le célibat prolongé, surtout féminin, continue d'être stigmatisé socialement – mais les jeunes générations cherchent à le réinventer pour l'adapter à leur réalité.

Ce tiraillement se traduit par une cohabitation du discours traditionnel « le mariage est sacré, il faut respecter les rites, la femme doit arriver vierge » et du discours moderne « le mariage est un choix personnel d'amour, les traditions peuvent être adaptées, le couple prime sur le regard social ».

Dans les faits, beaucoup de couples naviguent entre ces deux eaux, combinant, par exemple, une cérémonie religieuse sobre pour contenter la famille et une réception festive plus libre entre amis. Les villes maghrébines voient aussi éclore un marché du mariage inédit : salons spécialisés, blogueuses de mariage, échanges d'astuces sur les réseaux sociaux, preuve que le sujet demeure au cœur de la vie sociale tout en se renouvelant.

VI. PRISE EN CHARGE ET ÉDUCATION

Face à la complexité de ces traditions et aux difficultés qu'elles peuvent engendrer dans la vie conjugale, il apparaît indispensable d'adopter une approche éducative et bienveillante en matière de santé sexuelle au Maghreb. Les professionnels (psychologues, sexologues, médecins) amenés à travailler avec des couples maghrébins – ou étudiants se destinant à le faire – doivent développer une compréhension fine du contexte culturel.

En effet, une part des troubles sexuels rencontrés (comme le vaginisme, les troubles érectiles liés à l'anxiété, le désintérêt sexuel de la jeune épouse, etc.) trouvent leurs racines dans des représentations traditionnelles et des pressions sociales spécifiques.

Il est donc crucial de déconstruire les mythes de manière adaptée : par exemple, informer qu'une absence de saignement ne signifie pas nécessairement absence de virginité (certaines femmes ayant un hymen élastique ou déjà rompu accidentellement), expliquer la physiologie de la réponse sexuelle pour dissiper les peurs infondées, ou encore souligner que la douleur n'est pas une fatalité si l'on procède avec douceur et confiance.

Cette éducation sexuelle doit idéalement se faire en amont – pourquoi pas via des programmes scolaires ou prénuptiaux – mais dans les faits, elle incombe le plus souvent aux professionnels lors de consultations, une fois le problème installé.

Une attitude empathique et non jugeante est primordiale. Il s'agit d'accueillir la parole des jeunes mariés sans stigmatiser leurs valeurs.

Par exemple, au lieu de dénigrer l'importance qu'ils accordent à la virginité, le thérapeute peut reconnaître le poids de leur éducation tout en les aidant à communiquer entre eux sur leurs attentes et leurs craintes. Intégrer la famille élargie dans le processus peut parfois être bénéfique dans ce contexte culturel où la famille est très impliquée– à condition de le faire avec tact et seulement si le couple le souhaite.

Un professionnel culturellement informé saura également respecter les choix religieux du couple par exemple, certains peuvent refuser des méthodes contraceptives non- naturelles ou vouloir l'avis d'un imam en parallèle, tout en fournissant les conseils médicaux appropriés.

Il convient de valoriser les atouts des traditions tout en adressant leurs effets néfastes. Beaucoup de rituels nuptiaux ont une fonction sociale positive (cohésion de la communauté, transmission intergénérationnelle, célébration de l'amour dans la joie).

Les professionnels peuvent s'y appuyer pour encourager le dialogue : par exemple, rappeler que dans la culture islamique, la sexualité conjugale est considérée comme licite et même source de bienfaits – ce qui peut libérer le couple de certaines culpabilités infondées.

Il s'agit en somme d'accompagner le couple dans une harmonisation entre héritage culturel et épanouissement personnel. Des efforts d'éducation sexuelle adaptés au contexte maghrébin (en utilisant la langue locale, en impliquant éventuellement des leaders religieux éclairés pour faire passer certains messages de santé) se révèlent payants. Ils permettent de prévenir les maladresses de la nuit de noces, de réduire les traumatismes inutiles et de poser les bases d'une vie conjugale satisfaisante sur le plan affectif et intime.

CONCLUSION

En conclusion, le mariage au Maghreb demeure un pilier de la vie sociale, riche de traditions nuptiales qui donnent du sens à l'union du couple.

Ces traditions – préparatifs, henné, cérémonies fastueuses, importance de la virginité – constituent un patrimoine immatériel précieux mais confronté aux réalités du monde moderne. Comprendre ces usages et leurs évolutions est essentiel pour qui souhaite appréhender la vie de couple maghrébine de façon pédagogique, respectueuse et nuancée. Cela invite à un regard sans cliché ni jugement, reconnaissant la beauté des rituels tout en étant lucide sur les défis qu'ils posent, notamment en matière de santé sexuelle.

Une meilleure éducation, imprégnée de bienveillance culturelle, est la clé pour accompagner le changement des mentalités déjà à l'œuvre et promouvoir l'épanouissement des couples dans le respect de leur identité.

CHAPITRE 7
AUTRES MODES DE VIE EN COUPLE

INTRODUCTION

Les sociétés contemporaines voient émerger des façons de vivre en couple bien plus diversifiées qu'autrefois. Longtemps, le modèle dominant a été celui du couple hétérosexuel marié, cohabitant et fondant une famille.

Désormais, la vie conjugale se décline en de multiples formes, reflet de changements sociaux profonds : égalisation des rôles de genre, valorisation de l'individu et évolution des normes familiales. On assiste ainsi à une véritable métamorphose des liens traditionnels, redéfinis par de nouvelles valeurs et pratiques, oscillant entre la quête d'épanouissement personnel et le sens des responsabilités partagées.

La diversité des formes d'engagement englobe non seulement les couples mariés ou pacsés, mais aussi les unions libres, les couples de même sexe ; désormais reconnus légalement dans de nombreux pays les relations à distance, et même des configurations non exclusives (couples ouverts, polyamour) auparavant marginalisées.

Ces évolutions témoignent d'une volonté accrue de personnaliser l'engagement amoureux et sexuel, chaque couple élaborant son propre « contrat » de relation en fonction de ses valeurs et besoins.

Les données démographiques et les études confirment cette pluralisation des modes de vie conjugale.

Le mariage a perdu sa position hégémonique au profit d'un éventail d'options : en France, plus d'un quart des couples vivent en union libre en 2015, contre seulement 3 % dans les années 1960.

De même, la cohabitation n'est plus une évidence pour tous les amoureux – environ 4 % des personnes en couple choisissent de ne pas partager le même toit.

Par ailleurs, on constate que de nombreux individus vivent en couple successifs au cours de la vie, les séparations et recompositions familiales étant plus fréquentes.

Malgré ces changements, l'aspiration à la vie de couple demeure forte : trouver « un partenaire à aimer et par qui être aimé » reste un objectif quasi universel ancré au cœur de la condition humaine. La différence aujourd'hui est que cet idéal peut se réaliser suivant des chemins variés, adaptés à la singularité de chacun.

Dans ce contexte foisonnant, il est crucial d'analyser les différentes dimensions de la vie en couple.

Nous examinerons successivement : (1) la vie de couple engagée, c'est-à-dire le choix d'une relation fondée sur un engagement mutuel solide ; (2) la relation affective durable, ou comment l'amour s'inscrit dans la durée ; (3) l'engagement émotionnel, soit le lien de cœur et d'attachement entre partenaires ; et (4) la cohabitation intime, c'est-à-dire le fait de partager (ou non) un espace de vie et une intimité au quotidien. Chacune de ces dimensions éclaire un aspect essentiel des unions contemporaines.

Tout en restant fidèle aux idées du document d'origine, nous proposerons une reformulation pédagogique et fluide, illustrée d'exemples cliniques ou psychosociaux, afin de mieux comprendre les enjeux affectifs, cliniques et sociaux de ces nouvelles formes de conjugalité.

I. LA VIE DE COUPLE ENGAGÉE

La vie de couple engagée correspond à une relation dans laquelle les deux partenaires choisissent explicitement de s'investir l'un envers l'autre de façon durable et exclusive.

Cet engagement peut prendre diverses formes, qu'il s'agisse d'un mariage traditionnel, d'un pacte civil de solidarité (Pacs) ou d'un accord privé entre amoureux, mais dans tous les cas il exprime une volonté de stabilité et de projection commune vers l'avenir.

S'engager en couple signifie passer d'une affection vécue dans l'instant à un projet de vie inscrit dans la durée. Cela implique souvent d'annoncer publiquement la relation auprès des familles, des amis ou de la société, et parfois de la formaliser juridiquement afin de bénéficier d'une reconnaissance et de droits comme la protection sociale ou le statut légal du conjoint.

Le contexte actuel laisse aux couples une liberté inédite dans la manière de formaliser ou non leur union : beaucoup choisissent de cohabiter et de fonder une famille sans mariage, tandis que d'autres privilégient un rituel officiel pour symboliser leur attachement.

Quelle que soit la forme retenue, l'essentiel demeure que le couple s'accorde sur la définition de son engagement.

Un *engagement authentique* au sein de la vie de couple s'exprime par plusieurs composantes fondamentales.

L'***exclusivité*** et la ***fidélité*** mutuelle sont les plus répandues, car la majorité des couples engagés choisissent une relation exclusive tant sur le plan amoureux que sexuel, chaque partenaire promettant de réserver son affection romantique à l'autre. Ce pacte de fidélité, explicite ou implicite, procure un sentiment de sécurité affective, même si certains couples contemporains redéfinissent ces règles, comme dans le cas des unions ouvertes où d'autres formes de loyauté sont négociées.

Le ***soutien*** et la ***responsabilité partagée*** constituent une autre dimension essentielle : s'engager signifie prendre soin l'un de l'autre, être présent dans les moments difficiles, apporter un appui émotionnel en cas d'épreuve et contribuer au bien-être de son partenaire au quotidien. L'engagement devient alors une responsabilité mutuelle, puisque le bonheur de chacun devient en partie celui des deux.

Le ***projet commun*** et l'***entraide*** représentent également une composante importante, car un couple engagé se pense comme une entité tournée vers l'avenir. Cela peut signifier vivre ensemble, envisager un mariage ou un Pacs, planifier des enfants, acheter un logement, voyager ou coordonner leurs projets professionnels.

Ces perspectives partagées renforcent la cohésion du couple en lui offrant un cap, mais elles exigent coopération, compromis et esprit d'équipe, puisque le « nous » prime sur le « je » dans les grandes décisions.

La ***reconnaissance*** et ***l'attachement réciproque*** complètent ces éléments : l'engagement repose sur une affection profonde et sur une reconnaissance mutuelle des partenaires comme compagnons de vie. Chacun accorde à l'autre une place prioritaire et développe un sentiment d'appartenance au couple, valorisant le lien qui les unit à travers des attentions quotidiennes, des rituels comme les anniversaires de rencontre, des projets communs ou l'usage de termes affectueux renforçant la singularité de leur connexion.

Vivre une relation engagée procure de nombreux bénéfices affectifs et sociaux, car elle offre un cadre rassurant où chacun peut envisager l'avenir plus sereinement grâce au soutien de l'autre.

Des recherches montrent d'ailleurs que les personnes en relation stable témoignent d'une satisfaction de vie plus élevée et d'une meilleure santé émotionnelle en moyenne.

Ainsi, une professionnelle de santé observera souvent que les patients ayant un partenaire engagé souffrent moins d'isolement et affrontent plus efficacement le stress quotidien.

Sur le plan social, l'engagement officiel, qu'il s'agisse d'un mariage ou d'un Pacs, facilite l'intégration du couple dans les réseaux familiaux et institutionnels en apportant reconnaissance légale et droits sociaux.

Toutefois, cet engagement suppose aussi des défis, car il exige une attention continue, une communication ouverte et une flexibilité constante. Les conjoints doivent apprendre à négocier leurs différends, à faire des compromis et à équilibrer identité personnelle et identité conjugale.

Un exemple clinique fréquent est celui de jeunes adultes qui expriment en thérapie leur peur de s'engager, souvent héritée de divorces parentaux ou de déceptions sentimentales. L'accompagnement vers une vie de couple engagée consiste alors à travailler ces appréhensions, à définir pour chacun ce que signifie s'engager et à bâtir progressivement la confiance indispensable à la consolidation d'un lien solide.

II. RELATION AFFECTIVE DURABLE

Si l'engagement constitue la base du couple, la relation affective durable en représente l'édifice construit au fil du temps. Elle consiste à faire perdurer l'amour à travers les années, voire les décennies, malgré les changements inévitables de l'existence et l'évolution des sentiments.

Bâtir une relation qui dure est à la fois un défi personnel et relationnel : comment préserver l'affection, la complicité et le respect réciproque lorsque la routine s'installe, que la passion des débuts s'atténue ou que surgissent des épreuves comme des difficultés financières, l'arrivée d'enfants ou la maladie ? Les spécialistes en psychologie conjugale soulignent que l'amour durable ne se maintient pas spontanément : il doit être cultivé. Contrairement au mythe du « ils vécurent heureux pour toujours » sans effort, la réalité démontre que les couples heureux sur la durée entretiennent activement leur lien.

Plusieurs fondements soutiennent une relation affective durable.

La ***communication ouverte*** et ***bienveillante*** est essentielle : la capacité à exprimer ses émotions, ses besoins et ses frustrations de manière honnête, tout en écoutant l'autre avec empathie, constitue un pilier incontournable. Un dialogue constant évite que les malentendus s'accumulent, et un couple habitué à discuter posément de ses désaccords concernant l'éducation des enfants ou la gestion du budget aura davantage de chances de traverser les crises sans rupture.

La ***confiance*** et la ***sécurité émotionnelle*** représentent un second pilier, car la durabilité repose sur un climat de loyauté et de solidité du lien. Se sentir assuré de l'engagement de l'autre permet d'affronter ensemble les difficultés extérieures sans craindre continuellement une séparation.

De nombreuses recherches en psychologie ont montré que l'attachement amoureux adulte fonctionne comme chez l'enfant : la sécurité affective libère l'individu pour s'épanouir, tandis que l'insécurité chronique, marquée par la jalousie excessive ou la peur de l'abandon, fragilise la relation à long terme.

Le ***respect mutuel*** et la ***flexibilité*** sont également nécessaires, car les couples durables apprennent à accepter leurs différences et à respecter l'individualité de chacun. Ils évoluent conjointement sans chercher à figer leur relation dans un modèle immuable, ce qui suppose indulgence face aux imperfections de l'autre et capacité d'adaptation aux changements de circonstances.

Par exemple, si un partenaire doit déménager pour son travail ou s'engager dans une reconversion, l'autre adoptera une posture de soutien et de souplesse plutôt que de percevoir cette transition comme une menace.

Le ***maintien de la connexion intime*** représente un autre pilier : avec le temps, l'intimité physique et émotionnelle peut fluctuer, mais elle ne doit pas disparaître.

Les couples stables entretiennent leur complicité à travers des moments de qualité, des gestes affectueux, une vie sexuelle ajustée aux désirs mutuels et de nouveaux rituels de couple comme une sortie hebdomadaire, un loisir partagé ou un petit déjeuner tranquille le dimanche matin, qui nourrissent la flamme et rappellent que le couple n'est pas seulement une unité fonctionnelle mais une relation vivante entre deux individus.

La psychologie de l'amour éclaire par ailleurs ces dynamiques de long terme. La théorie triangulaire de Sternberg identifie trois dimensions de l'amour – la passion, l'intimité et l'engagement – dont l'équilibre évolue au fil du temps. Dans les débuts, la passion, liée à l'attirance physique et sexuelle, domine.

Dans les couples qui durent, elle laisse place progressivement à une intimité profonde faite de complicité et d'amitié amoureuse, et à un engagement solide correspondant à la décision de rester ensemble et de prendre soin l'un de l'autre. L'amour mature devient ainsi « le ciment du couple », une force motivationnelle qui soutient la continuité du lien. En d'autres termes, ce qui fait durer une relation n'est pas l'intensité initiale des sentiments, mais la qualité du lien tissé progressivement.

Il convient de rappeler que la durabilité ne signifie ni immobilité ni absence de conflits. Bien au contraire, les couples qui résistent aux années connaissent des phases de remise en question, car les partenaires évoluent, tout comme leurs besoins et leurs aspirations.

Un amour durable implique de renégocier régulièrement la relation à des étapes charnières : la naissance du premier enfant redéfinit les priorités, la transition vers la retraite impose de recréer du lien sans l'activité professionnelle, etc. Les couples solides ne cherchent pas à éviter les conflits à tout prix mais apprennent à les résoudre de manière constructive.

Ainsi, un couple dans la cinquantaine peut ressentir un « vide » après le départ des enfants adultes, mais choisir de partager de nouvelles activités comme des voyages, du bénévolat ou des projets communs pour revitaliser la relation.

Les thérapeutes de couple observent fréquemment ce type de trajectoires et accompagnent les partenaires dans la redécouverte de leurs motivations initiales, l'actualisation de leur contrat implicite et l'adaptation de leur communication aux réalités présentes. De cette façon, une relation affective durable apparaît comme un processus dynamique où le couple, tel un organisme vivant, s'ajuste sans cesse pour préserver sa santé relationnelle.

III. ENGAGEMENT ÉMOTIONNEL

Au cœur de toute union amoureuse de qualité se trouve l'engagement émotionnel, ce lien affectif profond qui unit deux êtres au-delà des obligations formelles. Il s'agit de l'attachement réciproque, du sentiment d'être intimement relié à son partenaire.

Un engagement émotionnel fort se manifeste lorsque chacun compte affectivement sur l'autre : la joie de l'un fait le bonheur de l'autre, sa peine déclenche compassion et soutien, son absence provoque un manque. En d'autres termes, c'est la dimension sensible de la vie de couple, celle qui permet de ressentir qu'on aime et qu'on est aimé de manière inconditionnelle ou du moins privilégiée.

Cet engagement du cœur ne se décrète pas mais se construit graduellement à travers la confiance et la connaissance mutuelle. Il suppose une ouverture de soi, la capacité de partager ses émotions intimes, ses fragilités ou ses rêves, et une écoute empathique de l'autre en retour. Dans un couple émotionnellement investi, chacun se sent libre d'être authentique sans craindre le jugement ou le rejet.

Ainsi, une partenaire peut révéler ses insécurités profondes ou revenir sur un traumatisme en étant assurée d'être accueillie avec bienveillance. De tels échanges sincères renforcent l'intimité, transformant le couple en véritable « sanctuaire » émotionnel où chacun peut déposer ses défenses.

Les psychologues soulignent d'ailleurs l'importance de la sécurité émotionnelle dans le couple, notion héritée de la théorie de l'attachement, pour que l'engagement atteigne toute son ampleur.

L'être humain garde tout au long de sa vie un besoin de protection et de réassurance affective, qui se traduit à l'âge adulte dans le lien amoureux. Quand le partenaire devient une base sécurisante, il devient possible de s'épanouir, d'explorer et de résister au stress en sachant que l'on trouvera réconfort auprès de l'être aimé dans les moments difficiles.

Divers signes révèlent un engagement émotionnel solide dans un couple. La confiance profonde apparaît en premier lieu : on accorde du crédit aux paroles et aux actes de l'autre, on croit en sa bienveillance. Cette confiance inclut la fidélité, c'est-à-dire la certitude de la loyauté amoureuse, mais aussi la fiabilité au quotidien, la certitude de pouvoir compter sur son partenaire. L'empathie active constitue un autre signe : chacun s'intéresse sincèrement à l'expérience émotionnelle de l'autre et cherche à comprendre ce qu'il ressent.

Par exemple, si l'un traverse une mauvaise journée, l'autre s'en aperçoit et apporte spontanément du réconfort. La complicité émotionnelle s'ajoute à ces éléments : les couples très engagés sur ce plan développent des codes, des rituels et des références communes comme des surnoms, des blagues ou des souvenirs qui créent une exclusivité affective.

Enfin, on note la priorisation de la relation : même en dehors des instants partagés, chacun intègre l'autre dans son univers mental, pense à lui dans ses décisions, s'inquiète de son bien-être et se projette toujours en tenant compte de lui.

Ainsi, face à une opportunité professionnelle à l'étranger, une personne véritablement engagée émotionnellement se demandera d'abord comment cela influencera la vie de couple avant de penser à ses intérêts individuels.

Sur le plan clinique, l'engagement émotionnel ou son absence constitue un enjeu majeur. De nombreux conflits conjugaux découlent d'un ressenti d'investissement affectif déséquilibré ou insuffisant.

Il est courant qu'un thérapeute accueille un couple où l'un se plaint de ne plus percevoir l'implication émotionnelle de l'autre, avec des paroles comme « j'ai l'impression qu'il ou elle se moque de ce que je ressens ».

Le travail thérapeutique vise alors à restaurer ou renforcer cet engagement, par des exercices de communication émotionnelle, la mise en valeur des qualités appréciées chez le partenaire ou la redécouverte de moments de tendresse et de vulnérabilité partagés.

Parfois, un individu manifeste une peur de l'engagement émotionnel, généralement liée à des blessures passées. Dans ce cas, le processus thérapeutique aide à apprivoiser cette crainte, à démontrer que l'autre peut être digne de confiance et que s'autoriser à aimer de nouveau ne rime pas nécessairement avec danger.

De nombreux exemples cliniques illustrent comment un partenaire au style d'attachement évitant apprend à assouplir ses défenses et à laisser croître l'intimité émotionnelle grâce à la patience et la constance de l'autre.

Ces parcours montrent combien l'engagement du cœur constitue une composante vitale de la vie amoureuse : il donne à la relation sa chaleur, sa capacité de résilience face aux épreuves et finalement son sens le plus profond aux yeux des deux partenaires.

IV. COHABITATION INTIME

La cohabitation intime représente l'aspect concret et domestique de la vie de couple : deux personnes qui partagent un même espace de vie, un foyer, avec tout ce que cela implique d'intimité au quotidien. Emménager ensemble est souvent perçu comme une étape importante – parfois décisive – dans la construction du couple.

C'est le moment où l'on mêle deux univers personnels en un seul : fusionner des espaces de vie, avec des habitudes, des rythmes et des préférences qui peuvent différer sensiblement.

Vivre sous le même toit signifie découvrir l'autre dans sa routine journalière, avec ses petits rites matinaux, ses manies domestiques, son rapport à l'ordre ou au désordre, etc.

C'est souvent là que le romantisme rejoint la réalité prosaïque : la vaisselle à faire, les factures à payer, les chaussettes qui traînent ou le tube de dentifrice mal refermé… Autant de petits détails triviaux qui peuvent prendre une importance insoupçonnée lorsqu'ils jalonnent le quotidien du couple.

En vérité, de nombreux défis pratiques et ajustements accompagnent la cohabitation intime :

A. ORGANISATION DOMESTIQUE

Qui fait les courses, qui cuisine, qui nettoie, et à quelle fréquence ? La répartition des tâches domestiques est un classique des tensions conjugales si elle est vécue comme inéquitable. Des approches différentes vis-à-vis de l'ordre peuvent aussi créer des frictions (l'un très maniaque, l'autre plus laxiste).

Pour éviter que ces questions n'empoisonnent la vie de couple, il est recommandé de discuter dès le début des attentes de chacun et de trouver un arrangement clair et flexible.

Par exemple, certains couples établissent un planning tournant des tâches, ou bien chacun choisit les domaines dont il préfère s'occuper.

L'important est que chacun ait le sentiment que le partage est juste, sans stéréotype de genre figé (dans une optique moderne d'égalité, il est souhaitable que les deux partenaires, quel que soit leur genre, puissent tout aussi bien cuisiner, gérer les enfants, bricoler ou gérer le budget).

B. GESTION DES FINANCES COMMUNES

L'argent est un autre volet sensible de la cohabitation. Faut-il fusionner les comptes bancaires ou conserver une part d'indépendance financière ? Quel budget allouer aux dépenses courantes, aux loisirs, aux projets communs ? Ces questions doivent être abordées de front, car le financier peut rapidement devenir un sujet explosif en couple.

Une transparence sur les revenus et les charges de chacun, ainsi qu'une planification budgétaire commune, contribuent à prévenir bien des conflits.

Par exemple, un couple peut convenir de cotiser conjointement sur un compte commun pour les dépenses du foyer, tout en gardant chacun un compte personnel pour ses dépenses individuelles – l'équilibre entre partage et autonomie financière se négocie en fonction de ce qui rassure le couple.

C. ESPACE PERSONNEL DU COUPLE

Vivre ensemble ne signifie pas être en fusion constante. Un enjeu subtil de la cohabitation est de maintenir, au sein de l'espace partagé, un espace d'individualité pour chacun.

Cela peut être physique (avoir un coin à soi, même dans un petit appartement, pour lire ou se détendre) et temporel (préserver des moments où l'on peut s'adonner à ses activités personnelles ou voir ses amis séparément).

Les couples heureux témoignent souvent de l'importance de ne pas « étouffer » l'autre : respecter le besoin ponctuel de solitude ou d'indépendance permet paradoxalement de mieux se retrouver ensuite.

Ici encore, la communication est clé pour exprimer ses besoins sans blesser l'autre – par exemple, dire : « J'ai besoin d'une soirée seul(e) pour me ressourcer, ça ne remet pas en cause mon amour ». Lorsqu'il est compris, ce besoin d'espace peut être accordé sans insécurité.

D. INTIMITÉ SEXUELLE ET AFFECTIVE

La cohabitation offre une grande proximité, propice à l'intimité physique (on partage le même lit, on peut se câliner spontanément le soir, etc.). Beaucoup de couples apprécient cette disponibilité de l'autre et y voient un ciment supplémentaire de leur union. Cependant, la routine peut aussi émousser le désir si l'on n'y prend garde.

Paradoxalement, vivre ensemble signifie que l'on doit parfois planifier ou créer activement des moments romantiques, là où auparavant ils venaient naturellement (lorsqu'on ne se voyait que pour des rendez-vous, chaque retrouvaille était spéciale).

Maintenir une vie sexuelle épanouie dans la durée passe par la communication sur les envies, l'exploration de nouvelles expériences à deux pour éviter la monotonie, et la lutte contre la fatigue ou le stress qui peuvent diminuer la libido.

Sur le plan de l'affection quotidienne, de petits gestes – un baiser en rentrant du travail, un compliment sincère, un massage improvisé – contribuent à entretenir la flamme et à ne pas se transformer uniquement en « colocataires ». La cohabitation intime réussie conjugue ainsi confort de la routine et préservation d'une certaine magie amoureuse par des efforts mutuels.

Il convient de souligner que, malgré l'idéal social qui associe le couple à la vie sous le même toit, la cohabitation n'est plus un passage obligé pour tous. Comme indiqué en introduction, une fraction notable des couples choisit de ne pas vivre ensemble en permanence.

Ce phénomène, parfois nommé "chacun chez soi" ou "célicouple", concerne aussi bien de jeunes adultes en début de relation que des personnes plus âgées après une séparation.

Par exemple, un couple de quadragénaires divorcés avec enfants pourra préférer reconstruire une histoire d'amour sans emménager ensemble, afin de préserver l'autonomie de chacun et d'éviter les conflits de logistique familiale. Le célicouple, néologisme décrivant ce mode de vie, illustre qu'on peut tout à fait partager une intimité émotionnelle et physique tout en vivant séparément
.

D'après une enquête de l'Ined (Institut national d'études démographiques), cette manière de vivre l'amour aurait déjà séduit environ deux millions de Français, principalement parmi les 45-65 ans. Dans cette tranche d'âge, seuls 22 % souhaitent encore emménager avec leur partenaire, contre 68 % des 26-30 ans qui, eux, aspirent majoritairement à une vie commune selon le modèle traditionnel.

Ces chiffres reflètent une tendance générationnelle : les plus jeunes continuent de voir la cohabitation comme une étape naturelle du couple, tandis que leurs aînés – souvent échaudés par une vie maritale antérieure – y voient moins un impératif.

Pour les professionnels de la santé et du social, il est important d'admettre que l'intensité d'un lien amoureux ne se mesure pas à la proximité géographique permanente. Deux personnes peuvent être profondément unies tout en vivant à des adresses différentes, de même que l'on peut partager le même toit et ressentir de la distance émotionnelle. L'élément décisif est le choix éclairé et consenti des deux partenaires : la cohabitation intime doit être un projet commun désiré, et non une contrainte subie.

La cohabitation intime, qu'elle soit effective ou souhaitée, est une dimension pratique cruciale de la vie de couple contemporain. Lorsqu'elle est vécue au quotidien, elle exige des ajustements constants, une bonne dose d'humour (savoir rire de ses divergences sur le tube de dentifrice !) et un engagement conjoint à faire du foyer un espace de bien-être pour chacun. Lorsqu'elle n'est pas de mise, il s'agit alors de trouver d'autres moyens de nourrir la relation (fréquence des rencontres, communication à distance, projets à deux malgré les domiciles séparés).

Les conseillers conjugaux et sexologues remarquent que beaucoup de difficultés émergent lors de la mise en ménage ou, au contraire, de son absence : ainsi, accompagner un couple, c'est souvent l'aider à négocier cette question de la cohabitation de la façon la plus épanouissante possible selon leur mode de fonctionnement.

CONCLUSION

À travers ces quatre dimensions – vie de couple engagée, relation affective durable, engagement émotionnel et cohabitation intime – se dessine le portrait nuancé des nouvelles formes de vie en couple dans nos sociétés.

Le fondement amoureux reste le même qu'hier (désir d'attachement, de partage et d'intimité), mais les façons de le vivre se sont diversifiées. Du couple marié de longue date au couple non-cohabitant, en passant par les unions informelles ou les configurations recomposées, chaque trajectoire conjugale présente ses propres défis et richesses.

Pour les cliniciens et les intervenants en santé sexuelle, cette pluralité impose une attitude d'ouverture et d'adaptation : il s'agit d'accueillir chaque couple sans jugement normatif, de comprendre son *fonctionnement singulier*, puis de l'aider à optimiser son équilibre.

Par exemple, en thérapie, on n'abordera pas de la même façon un jeune couple en union libre craignant de « perdre sa liberté » en s'engageant davantage, et un couple marié depuis 30 ans peinant à raviver sa flamme – les enjeux ne sont pas identiques, bien que la quête d'épanouissement mutuel soit au cœur des deux situations.

Les enjeux sociaux sont tout aussi importants. La reconnaissance de la diversité des unions pose la question de leur statut et de leur protection juridique (droits des couples non mariés, adaptation des politiques familiales aux configurations *hors norme*, etc.).

Elle questionne également les représentations collectives de la normalité conjugale. Hier stigmatisés, les couples en union libre, les familles recomposées ou les couples de même sexe sont désormais partie intégrante du paysage social, contribuant à faire évoluer les mentalités vers plus d'inclusion.

Cependant, des résistances persistent et nombre de personnes en dehors du schéma classique peuvent ressentir un manque de légitimité ou de soutien (par exemple, un partenaire non marié peut être exclu de certaines décisions médicales ou légales concernant son conjoint, faute de statut reconnu).

Les professionnels de la santé et du social ont un rôle à jouer pour défendre une vision pluraliste de la vie en couple, en sensibilisant sur le fait que la qualité d'une relation ne dépend pas de son étiquette légale ou de sa conformité aux normes traditionnelles, mais du bien-être qu'elle procure aux individus concernés.

CONCLUSION DE LA PREMIÈRE PARTIE

Au terme de ce parcours à travers les fondations de l'expérience sexuelle, nous avons exploré le cheminement qui mène l'individu de son dialogue le plus intime avec lui-même à son inscription dans le lien complexe avec l'autre. De l'étincelle primale du désir ou du mur de l'aversion, en passant par la découverte solitaire du corps via la masturbation et l'élaboration de son propre langage érotique à travers les fantasmes, nous avons vu comment se construit, brique par brique, l'édifice de l'identité sexuelle.

Ce que cette exploration révèle avant tout, c'est que la sexualité humaine est loin d'être un simple instinct biologique. Elle est une construction subtile, un tissage permanent entre le corps, la psyché et le cadre culturel. Les pratiques sexuelles, qu'elles soient conventionnelles ou transgressives, et l'institution du mariage, avec son poids symbolique, ne sont pas des points d'arrivée, mais des étapes dans une histoire personnelle et relationnelle en constante évolution. Ces fondations, une fois posées, nous montrent une vérité essentielle : la sexualité est un territoire de sens, de vulnérabilité et de négociation.

Mais que se passe-t-il lorsque ces fondations se fissurent ? Quand la communication se rompt, que le désir s'éteint ou que le corps refuse de répondre ? C'est précisément parce que nous avons compris comment se construit l'intimité que nous pouvons désormais nous pencher sur ses vulnérabilités. Ce premier chapitre de notre voyage s'achève ici, ouvrant le seuil d'un nouvel espace, celui où la sexualité devient source de questionnement, de souffrance ou de blocage.

Forts de cette compréhension des origines, nous sommes maintenant prêts à aborder, avec la nuance et l'empathie requises, les chapitres dédiés aux dysfonctions sexuelles. Nous verrons qu'elles ne sont pas de simples pannes mécaniques, mais des symptômes qui parlent de cette histoire fondamentale que nous venons d'explorer : une histoire de corps, de désir et de lien.

DEUXIÈME PARTIE

CLINIQUE DES DYSFONCTIONS SEXUELLES

INTRODUCTION À LA DEUXIÈME PARTIE

Après avoir examiné dans la première partie les bases sur lesquelles se construit la vie intime — du surgissement du désir aux premiers cadres relationnels —, il convient désormais d'aborder un versant plus fragile et parfois douloureux de la sexualité : celui des dysfonctions.

La sexualité, si elle peut être source de plaisir, d'épanouissement et de lien profond, est aussi un terrain où se manifestent la vulnérabilité, la souffrance et, bien souvent, le silence. C'est lorsque le dialogue entre le corps et le désir se brise, lorsque le plaisir se teinte d'angoisse ou de douleur, que la sexologie clinique prend toute sa place.

Cette deuxième partie est consacrée à la clinique des dysfonctions sexuelles, qui ne sont pas de simples « incidents » physiologiques, mais l'expression d'interactions complexes entre dimensions biologiques, psychologiques et relationnelles. Elles constituent souvent le point de rencontre où se cristallisent les histoires individuelles, les angoisses intimes, les conflits de couple et les réalités du corps.

Nous aborderons successivement les troubles qui affectent les différentes étapes de la réponse sexuelle, aussi bien chez l'homme que chez la femme : du désir à l'excitation, de l'érection à l'orgasme, de l'éjaculation aux dysfonctions spécifiquement féminines comme le vaginisme ou la dyspareunie. Ces difficultés montrent combien la peur, l'anxiété ou la douleur peuvent interférer avec l'intimité.

L'objectif n'est pas de dresser un inventaire figé de troubles, mais de proposer des clés de compréhension et des pistes d'intervention. Chaque dysfonction sera envisagée comme le symptôme d'une histoire singulière à entendre, d'une souffrance à reconnaître et, dans la mesure du possible, d'un récit intime à reconstruire.

CHAPITRE 1
INTRODUCTION AUX DYSFONCTIONS SEXUELLES

Les dysfonctions sexuelles, qu'elles soient masculines ou féminines, représentent un ensemble de troubles complexes ayant un impact profond sur la qualité de vie, l'estime de soi et l'harmonie des relations de couple. Bien que souvent sous-estimées ou mal comprises, ces problématiques nécessitent une prise en charge spécialisée qui dépasse le cadre de la médecine traditionnelle.

Pour traiter efficacement ces troubles, il est essentiel que les patients consultent un spécialiste en sexologie et santé sexuelle afin de réaliser un bilan de santé complet.

Cependant, une consultation en sexologie diffère essentiellement de celles réalisées en médecine générale ou dans d'autres spécialités. La nature intime et sensible des sujets abordés impose une approche thérapeutique unique, nécessitant à la fois une expertise clinique approfondie et une écoute attentive.

Aborder des questions liées à la sexualité est souvent perçue comme un sujet tabou. Parler de troubles sexuels peut être encore plus difficile, tant pour les patients que pour les professionnels. Ces derniers doivent non seulement posséder des compétences cliniques approfondies, mais aussi savoir instaurer un climat de confiance et favoriser une communication ouverte.

Ces spécificités font de la sexologie et de la santé sexuelle une discipline exigeante, où chaque consultation nécessite une disponibilité exemplaire et une compréhension empathique des enjeux individuels et relationnels.

Cette introduction souligne l'importance d'une approche globale et individualisée dans le traitement des dysfonctions sexuelles, incluant les dimensions physiologiques, psychologiques et relationnelles. Le rôle du sexologue va ainsi bien au-delà de l'évaluation médicale : il consiste en un accompagnement holistique visant à rétablir une vie sexuelle satisfaisante et un équilibre émotionnel durable.

1er Volet

LA CONSULTATION DE SEXOLOGIE

INTRODUCTION

La consultation en sexologie et santé sexuelle diffère essentiellement des consultations de la médecine en général, principalement en raison de la sensibilité et de l'intimité des sujets abordés.

L'évocation de la sexualité, et plus encore des dysfonctionnements qui y sont liés, représente un défi pour de nombreux patients. Cela exige des professionnels une attitude empathique, une capacité à déchiffrer les non-dits et à reformuler les plaintes exprimées.

Ces spécificités rendent la sexologie unique, nécessitant une approche thérapeutique adaptée, à la fois bienveillante et professionnelle, pour aider les patients à dépasser leurs réticences et à trouver des solutions concrètes à leurs troubles.

I. UNE DISPONIBILITÉ EXEMPLAIRE

Pour aborder efficacement les problématiques sexuelles, le praticien doit faire preuve d'une disponibilité totale et d'une écoute attentive. Contrairement à d'autres spécialités médicales, la consultation en sexologie ne peut être expéditive. Les patients éprouvent souvent des difficultés à exprimer leurs problèmes, empreints de honte, de tabous ou de confusion. Une approche empathique et patiente est donc essentielle pour instaurer un climat de confiance.

Déchiffrer la plainte sexuelle implique une écoute attentive, car les termes employés par les patients peuvent souvent refléter des malentendus ou des confusions. Il n'est pas rare qu'ils confondent éjaculation précoce et dysfonction érectile, ou qu'ils utilisent de manière interchangeable les notions de désir et d'excitation sexuelle.

D'autres peuvent interpréter une dysfonction érectile comme une pathologie, alors qu'elle s'inscrit simplement dans la période réfractaire suivant l'éjaculation.

Ces incompréhensions sont souvent renforcées par un langage imprécis, parfois trivial, surtout lorsque les plaintes sont formulées dans une langue vernaculaire comme l'arabe dialectal. Il est donc essentiel d'adopter une posture de vigilance et de bienveillance afin de comprendre pleinement le vécu du patient, de dissiper les malentendus et d'instaurer une communication claire et respectueuse, favorable à une prise en charge adaptée.

Clarification et pédagogie

Le rôle du praticien consiste avant tout à clarifier les plaintes en transformant des descriptions floues ou maladroitement exprimées en problématiques médicales compréhensibles. Il s'agit également d'expliquer avec pédagogie les mécanismes physiologiques ou psychologiques sous-jacents afin de réduire l'anxiété et la confusion souvent ressenties par les patients.

Cette démarche inclut l'éducation thérapeutique, en fournissant des informations précises, adaptées au niveau de compréhension du patient, pour démystifier les troubles sexuels et les replacer dans un cadre médical rassurant.

Ainsi, la disponibilité et l'écoute active du praticien deviennent des piliers essentiels non seulement pour établir un diagnostic pertinent, mais aussi pour instaurer une relation de confiance propice à l'implication du patient dans sa prise en charge. Ce processus favorise une meilleure adhésion au traitement et maximise les chances de réussite dans la résolution des dysfonctions sexuelles.

II. THÉRAPIE INDIVIDUELLE ET DE COUPLE

La ***thérapie individuelle***, dans de nombreux cas, constitue le cadre des consultations en sexologie, celles-ci se déroulant en présence d'un seul partenaire, ce qui peut parfois limiter l'efficacité du traitement lorsque les troubles concernent directement la dynamique conjugale.

Il n'est pas rare que la personne consultante n'ait pas informé son partenaire de sa démarche, ce qui complique la mise en œuvre de consignes comportementales propres aux psychothérapies.

Une telle situation demande une approche nuancée permettant de respecter la confidentialité tout en encourageant, lorsque cela devient nécessaire, une participation conjointe afin d'optimiser le processus thérapeutique.

La ***consultation de couple***, bien qu'indispensable dans de nombreux cas, présente des défis spécifiques dans le contexte culturel marocain.

La *gestion des interactions* peut se révéler complexe, car la présence simultanée des deux partenaires risque d'exacerber les tensions, notamment lorsque la femme adopte une attitude critique ou négative vis-à-vis des troubles sexuels de son conjoint.

De telles réactions, qu'elles concernent une dysfonction érectile, une baisse du désir sexuel (DSH) ou une éjaculation précoce, peuvent parfois accentuer les conflits conjugaux. Une communication empreinte d'empathie est alors essentielle pour réduire les tensions et instaurer un dialogue constructif.

La *position du praticien* doit également être envisagée avec vigilance, surtout lorsqu'il s'agit d'un homme, qui doit porter une attention particulière à son attitude et à son regard.

Lorsqu'une question concerne le conjoint, il est préférable de ne pas s'adresser directement à la femme, afin de maintenir une dynamique respectueuse et équilibrée dans le couple.

Un autre écueil est celui du *piège de la médiation* : la consultation peut en effet devenir un terrain conflictuel où la femme contredit son époux sur la fréquence des rapports, la qualité de l'érection ou la durée de l'éjaculation.

Dans ce contexte, le praticien risque d'être perçu comme un témoin, un juge, un avocat, voire un partenaire implicite au sein de la dynamique conjugale conflictuelle.

III. DÉFIS DE LA RELATION THÉRAPEUTIQUE

Les défis dans la relation thérapeutique sont nombreux, car la consultation en sexologie et santé sexuelle constitue souvent un espace complexe où se croisent des problématiques médicales, relationnelles et psychologiques.

Le praticien doit alors assumer plusieurs responsabilités : endosser pleinement son *rôle* de *médecin* tout en se positionnant comme *médiateur*, sans jamais perdre de vue l'objectif thérapeutique principal.

Il lui incombe de proposer des solutions cliniques adaptées, dans le respect des sensibilités culturelles et des dynamiques relationnelles propres aux patients.

Par ailleurs, il est essentiel qu'il maintienne une juste distance affective, évitant toute implication émotionnelle ou le risque d'être entraîné dans les conflits conjugaux, afin de préserver une posture professionnelle, neutre et efficace.

CONCLUSION

La consultation de sexologie et de santé sexuelle exige une expertise technique et une capacité à gérer des interactions complexes. Elle repose sur une disponibilité exemplaire, une écoute bienveillante et une posture professionnelle ferme mais empathique, permettant une clarification des problématiques sexuelles, pour guider le couple vers une meilleure compréhension et résolution de leurs difficultés.

2e Volet
CLASSIFICATION DES DYSFONCTIONS SEXUELLES

La sexualité humaine constitue une dimension essentielle de l'existence, à la fois source de plaisir, d'épanouissement personnel, d'intimité relationnelle et de construction identitaire. Elle ne se réduit pas à sa fonction reproductive : elle participe au développement de l'individu et à l'équilibre du couple.

Lorsqu'elle est perturbée par des troubles, les répercussions dépassent le simple domaine biologique pour atteindre la sphère affective, relationnelle et psychologique. Les dysfonctions sexuelles représentent ainsi un ensemble de perturbations touchant les différentes phases de la réponse sexuelle — le désir, l'excitation, l'érection, l'éjaculation et l'orgasme — et concernent aussi bien les hommes que les femmes. Elles affectent la satisfaction personnelle, la qualité de la relation de couple et la santé mentale globale.

Ces troubles, souvent méconnus ou tus, peuvent être à l'origine d'une profonde souffrance, d'une perte de confiance en soi et d'une altération de la communication intime.

Ils se caractérisent par leur diversité et leur complexité, reflétant la nature multidimensionnelle de la sexualité humaine. Leurs causes peuvent être psychologiques, relationnelles, organiques ou iatrogènes, et s'entrecroisent fréquemment.

Les ***dysfonctions primaires***, généralement présentes dès le début de la vie sexuelle, sont souvent associées à des vulnérabilités affectives précoces, à des expériences traumatiques ou à des croyances restrictives sur la sexualité.

Les ***dysfonctions secondaires***, quant à elles, apparaissent après une période de fonctionnement sexuel satisfaisant et peuvent résulter de facteurs médicaux, hormonaux, émotionnels ou contextuels.

La théorie de l'attachement, les traumatismes de l'enfance, les carences affectives, mais aussi les normes sociales, les injonctions culturelles et les mythes liés au plaisir ou à la performance sexuelle jouent un rôle déterminant dans l'émergence et la persistance de ces troubles. Ces influences, en façonnant la représentation du corps et du désir, conditionnent la manière dont l'individu vit sa sexualité et entre en relation avec l'autre.

Étudier les dysfonctions sexuelles, c'est donc interroger la rencontre entre le biologique et le psychique, entre le corps et le lien. C'est aussi reconnaître la nécessité d'une approche thérapeutique intégrée — à la fois médicale, psychologique et relationnelle — visant à restaurer la sécurité affective, la confiance en soi et une sexualité vécue dans le respect et le plaisir partagé.

1re Catégorie : LES DYSFONCTIONS SEXUELLES PRIMAIRES

INTRODUCTION

Les troubles primaires, souvent liés à une vulnérabilité émotionnelle ou à des expériences précoces marquées par l'insécurité affective, se distinguent des troubles secondaires qui apparaissent après une période de fonctionnement sexuel normal.

La théorie de l'attachement, les traumatismes, l'éducation restrictive et les croyances dysfonctionnelles jouent un rôle clé dans le développement de ces troubles, en influençant la manière dont l'individu perçoit son corps, sa sexualité et ses relations.

L'étude et la classification des dysfonctions sexuelles permettent non seulement de mieux comprendre leur mécanisme, mais également de définir des stratégies thérapeutiques ciblées, centrées sur la reconstruction de la sécurité affective et la restauration d'une sexualité épanouissante.

I. CLINIQUE DES DYSFONCTIONS SEXUELLES PRIMAIRES

Souvent d'origine psychogène, Les dysfonctions sexuelles primaires apparaissent dès les premiers essais sexuels ou sont étroitement liées à des facteurs émotionnels et relationnels.

Les dysfonctions sexuelles primaires touchent les individus dès les débuts de leur vie sexuelle et sont souvent associées à une vulnérabilité psychologique sous-jacente.

Ces troubles sont fréquemment observés chez les personnes présentant des traits de personnalité spécifiques ou des insécurités liées à leur système d'attachement.

A. ATTACHEMENT ET DYSFONCTIONS PRIMAIRES

1. Influence sur les dysfonctions sexuelles

Le système d'attachement joue un rôle clé dans le développement et la régulation des relations intimes, y compris la sexualité.

Les styles d'attachement insécures – anxieux, évitants et désorganisés – peuvent prédisposer aux dysfonctions sexuelles en impactant la perception et la gestion de l'intimité émotionnelle et physique.

2. Théorie de l'attachement

La théorie de l'attachement met en lumière l'importance des premières relations entre l'enfant et ses soignants, en particulier la mère, dans le développement d'un sentiment de sécurité et de confiance.

Ces expériences initiales façonnent la personnalité, influencent la manière dont les individus construisent leurs relations ultérieures, et jouent un rôle déterminant dans leur sexualité adulte.

Une base de sécurité affective permet à l'enfant d'explorer, de devenir autonome et de développer des capacités adaptées à son âge, comme l'intérêt pour ses pairs ou le jeu symbolique.

À l'inverse, une insécurité affective peut engendrer des dysfonctionnements d'attachement qui influencent la vie relationnelle et sexuelle.

Ainsi, dans ***l'attachement insécure anxieux-ambivalent***, le système d'attachement s'hyperactive, entraînant une sur-dépendance émotionnelle et une sexualité anxieuse, souvent observée chez les femmes.

L***'attachement insécure évitant***, quant à lui, implique une désactivation du système d'attachement, limitant l'expression des besoins émotionnels et sexuels, avec une tendance à éviter l'intimité, plus fréquente chez les hommes.

Enfin, *l'**attachement désorganisé***, souvent lié à des traumatismes ou à des maltraitances précoces, perturbe la capacité à gérer l'intimité et engendre une sexualité marquée par des représentations dysfonctionnelles, des tabous ou des évitements.

3. Typologie des attachements et leurs impacts

Attachement anxieux-ambivalent

L'attachement anxieux-ambivalent concerne environ 20 % des individus et résulte d'une réponse parentale incohérente ou instable, où l'enfant alterne entre des moments de chaleur et des périodes d'abandon, ce qui génère une ambivalence émotionnelle.

Ce style d'attachement se caractérise par une recherche constante de proximité pour éviter l'abandon, une dépendance émotionnelle marquée, une hypervigilance dans les relations, ainsi qu'une faible estime de soi souvent accompagnée de pensées anxieuses et de colère refoulée.

Sur le plan relationnel, cela se traduit par une tendance à surinvestir les liens affectifs, à manifester de la jalousie ou de la possessivité, et à éprouver des difficultés à gérer les conflits sans les dramatiser ou sans craindre systématiquement une rupture.

Attachement évitant

L'attachement évitant concerne environ 25 % des individus et trouve son origine dans une absence de réponse émotionnelle ou une négligence parentale, amenant l'enfant à minimiser ses besoins affectifs pour se protéger du rejet ou de l'indifférence.

Ce style se caractérise par une *indépendance excessive*, une répression des émotions, une *aversion pour la proximité émotionnelle* et une méfiance vis-à-vis des relations intimes.

Il s'accompagne souvent d'une *froideur apparente* et d'une *difficulté* à exprimer ses *sentiments.*

Sur le plan relationnel, il se traduit par une distance émotionnelle au sein du couple, ainsi qu'une tendance à privilégier des relations superficielles et à refuser l'engagement durable.

Attachement désorganisé

L'attachement désorganisé, qui concerne environ 5 % des individus, est généralement lié à des expériences traumatiques précoces et se caractérise par l'absence de stratégies cohérentes pour gérer les relations interpersonnelles.

L'enfant manifeste souvent des *comportements contradictoires*, oscillant entre dépendance excessive et évitement, ce qui entraîne une *instabilité relationnelle* marquée par une confusion entre désir de proximité et peur.

Cette dynamique s'accompagne d'une *difficulté de régulation émotionnelle*, avec des réactions intenses, imprévisibles et difficiles à contenir.

Les répercussions se traduisent par des *difficultés sociales*, un déficit dans le jeu et l'exploration, ainsi qu'une prévalence accrue de *psychopathologies* comme les *troubles dissociatifs*, la *dépression*, l'*anxiété* ou certains *troubles de la personnalité*, notamment *borderline.*

À l'âge adulte, ces fragilités se manifestent par des *relations instables* marquées par la *dépendance affective* ou *l'évitement,* une incapacité à gérer les conflits de manière constructive, ainsi qu'un sentiment persistant de *vide intérieur* pouvant s'accompagner de *comportements impulsifs* et de fortes oscillations entre *idéalisation* et *dévalorisation* des partenaires.

4. Défenses et pensées dysfonctionnelles

L'insécurité affective peut générer des mécanismes de défense particuliers qui influencent de manière négative la perception et l'expérience de la sexualité.

Certaines personnes développent une ***défense contre la sexualité*** lorsqu'elles ont subi des violences psychologiques, physiques ou sexuelles, ce qui les conduit à vivre une sexualité douloureuse et à entretenir une représentation dysfonctionnelle faite de tabous, de peurs et d'évitement.

D'autres présentent une ***défense contre elles-mêmes***, souvent en lien avec un attachement défaillant, et se manifestant par des attitudes d'inhibition et d'hyperactivité, plus fréquentes chez les femmes, ou encore par des troubles anxieux et phobiques se traduisant par un évitement marqué.

Enfin, certaines personnes adoptent une ***défense contre l'autre sexe*** : chez les femmes, les représentations dysfonctionnelles de la masculinité et chez les hommes celles de la féminité peuvent amener à percevoir la sexualité comme menaçante, dévalorisante ou méprisable.

Ces distorsions entraînent parfois des *conflits intrapsychiques* tels que des *crises d'identité sexuelle* ou l'émergence de *pulsions homosexuelles inconscientes* chez des individus par ailleurs hétérosexuels.

Exemple clinique : l'impact des premières expériences illustre bien cette dynamique, puisque celles-ci, souvent influencées par le système d'attachement, façonnent durablement la perception de l'intimité. Ainsi, un jeune garçon de seize ans surpris par des gardes forestiers alors qu'il flirtait avec une camarade développe par la suite une angoisse marquée vis-à-vis des rapports sexuels en raison de cet incident.

Synthèse : les ***impacts et perspectives*** liés à un attachement insécure montrent qu'il découle fréquemment d'expériences négatives précoces qui perturbent le développement affectif et sexuel des individus.

Il existe par ailleurs un lien étroit entre les styles d'attachement et les dysfonctions sexuelles à l'âge adulte.

Une approche thérapeutique adaptée, intégrant une psychothérapie cognitive axée sur l'attachement et un travail spécifique sur les traumatismes sous-jacents, peut permettre de reconstruire des bases sécurisées et de favoriser l'émergence de relations sexuelles et affectives plus équilibrées.

B. FACTEURS PSYCHOLOGIQUES ET VULNÉRABILITÉS

Les dysfonctions sexuelles, qu'elles soient féminines ou masculines, trouvent souvent leurs racines dans des facteurs psychologiques complexes.

Ces éléments agissent comme des déclencheurs ou des *amplificateurs* des difficultés sexuelles, en particulier chez les individus présentant une vulnérabilité émotionnelle ou relationnelle.

1. Impact des traumatismes sexuels

Les traumatismes sexuels, tels que les abus ou les agressions, laissent des empreintes psychologiques profondes et durables qui modifient la perception de la sexualité et de l'intimité.

Des ***conséquences émotionnelles***, peuvent engendrer une anxiété marquée, une aversion face aux relations intimes ou encore des réactions phobiques, comme le vaginisme ou la dysfonction érectile.

À travers la ***mémoire corporelle***, la sexualité est souvent associée à la douleur, à la peur ou à une perte de contrôle, ce qui entraîne une inhibition partielle ou totale du désir et de la réponse sexuelle.

Ainsi, une femme de 28 ans, ayant subi un abus sexuel durant son adolescence, présentait une peur panique lors de toute tentative de pénétration.

Le travail thérapeutique a permis de mettre en évidence une association inconsciente entre intimité et danger, expliquant la persistance de son trouble.

2. Éducation restrictive

Une éducation marquée par les interdits, les tabous ou les discours culpabilisants autour de la sexualité peut freiner l'épanouissement sexuel à l'âge adulte.

Les ***représentations négatives*** acquises dans l'enfance conduisent certains hommes et femmes à percevoir la sexualité comme honteuse ou immorale, générant des inhibitions persistantes.

De plus, ***l'absence d'une véritable éducation sexuelle*** — qu'il s'agisse de la connaissance du corps, de la compréhension des relations ou de l'apprentissage de pratiques sexuelles saines —favorise l'émergence de croyances erronées, de peurs injustifiées et parfois d'une anxiété durable face à l'intimité.

3. Expériences négatives lors des premiers rapports

Les premières expériences sexuelles jouent un rôle déterminant dans la construction d'une vie sexuelle épanouie.

Lorsqu'elles sont marquées par ***l'insécurité ou l'inconfort***, elles peuvent générer une anticipation anxieuse des rapports ultérieurs, créant un cercle vicieux d'échec puis d'évitement.

De même, des rapports vécus ***sans consentement*** véritable ou sans préparation émotionnelle adéquate risquent d'altérer durablement la confiance en soi et en l'autre.

Exemple clinique : un adolescent de 16 ans, ayant eu son premier rapport sexuel sous la pression de ses camarades, a vécu un stress intense.

L'échec de son érection a alors cristallisé une angoisse persistante, qui s'est répétée lors de ses expériences sexuelles suivantes.

4. Troubles anxio-phobiques et sexualité

Les troubles anxieux, notamment ceux liés à la performance ou à la peur de l'intimité, jouent un rôle majeur dans l'apparition et le maintien des dysfonctions sexuelles.

L'anxiété anticipatoire, nourrie par la peur de ne pas satisfaire son partenaire ou d'éprouver de la douleur, entraîne une hypervigilance qui inhibe la réponse sexuelle.

Dans certains cas, des ***phobies spécifiques*** se développent, comme la peur de la pénétration chez les femmes (vaginisme) ou la crainte de perdre l'érection chez les hommes.

Exemple clinique : un homme de 27 ans présente une peur irrationnelle de l'échec sexuel. Cette anxiété le conduit à éviter toute tentative d'intimité, malgré un désir sincère de rapprochement avec sa partenaire.

5. Croyances dysfonctionnelles

Les croyances négatives ou irréalistes concernant le corps et la sexualité constituent un facteur majeur dans l'émergence et le maintien des dysfonctions sexuelles.

*L'****idéalisation de la performance*** — endurance, fréquence des rapports ou intensité de l'orgasme — impose une pression excessive qui perturbe le désir et la réponse sexuelle.

De même, la ***honte corporelle*** ou la difficulté à accepter son apparence peut limiter la capacité à se sentir désiré(e) et à s'investir pleinement dans l'intimité.

Exemple clinique : un homme de 35 ans évite toute relation intime en raison d'un complexe lié à la taille de son pénis, alors qu'aucune anomalie clinique n'a été constatée.

Ces croyances agissent rarement de manière isolée : elles interagissent avec l'anxiété, les expériences négatives et les traumatismes passés, transformant la sexualité en source d'angoisse plutôt que de plaisir.

Une prise en charge thérapeutique adaptée, combinant éducation sexuelle, déconstruction des croyances erronées et accompagnement psychothérapeutique, permet de lever ces blocages.

En s'appuyant sur une approche empathique et personnalisée, les cliniciens peuvent guider les patients vers une sexualité plus libre, apaisée et épanouissante.

2e Catégorie : LES DYSFONCTIONS SEXUELLES SECONDAIRES

Les dysfonctions sexuelles secondaires ont des origines organiques, iatrogènes ou mixtes et apparaissent après une période de fonctionnement sexuel considéré comme normal.

Elles se distinguent donc des formes primaires par leur caractère acquis.

Ces troubles peuvent être liés à des pathologies somatiques telles que le diabète, les affections endocriniennes, neurologiques ou vasculaires, qui altèrent les mécanismes physiologiques du désir, de l'excitation ou de l'orgasme.

Les causes iatrogènes, quant à elles, résultent souvent de l'utilisation de certains médicaments comme les antidépresseurs, les antihypertenseurs ou les traitements hormonaux pouvant interférer avec la réponse sexuelle.

Toutefois, les facteurs psychologiques et relationnels jouent fréquemment un rôle d'entretien ou d'aggravation du trouble. Le stress, la fatigue, les conflits conjugaux, la perte de confiance en soi ou encore l'anxiété de performance peuvent transformer une perturbation ponctuelle en véritable dysfonction persistante.

Ainsi, les dysfonctions sexuelles secondaires s'inscrivent souvent dans une interaction complexe entre les dimensions biologiques, psychiques et relationnelles, nécessitant une approche diagnostique et thérapeutique globale.

CONCLUSION

Les dysfonctions sexuelles constituent une problématique complexe, à l'intersection des dimensions biologiques, psychologiques et relationnelles.

La classification en dysfonctions primaires et secondaires permet de mieux comprendre leur origine, qu'elle soit liée à une vulnérabilité psychique, à des expériences précoces marquées par l'insécurité affective, ou encore à des facteurs organiques et iatrogènes.

Le rôle du système d'attachement apparaît déterminant dans le développement des relations intimes et sexuelles. Les styles d'attachement insécures, qu'ils soient anxieux, évitants ou désorganisés, influencent profondément la perception de l'intimité, la gestion des émotions et la construction de la sexualité adulte.

De même, les traumatismes, l'éducation restrictive, les croyances dysfonctionnelles ou encore les expériences négatives initiales peuvent agir comme catalyseurs de troubles sexuels persistants.

Ainsi, la compréhension des dysfonctions sexuelles ne peut se limiter à un angle unique. Elle nécessite une approche globale, intégrant à la fois les dimensions affectives, relationnelles et organiques.

Cette perspective ouvre la voie à des interventions thérapeutiques adaptées, centrées sur la reconstruction d'une sécurité affective et la restauration d'une sexualité épanouie.

CHAPITRE 2
LE DÉSIR SEXUEL ET SES TROUBLES

INTRODUCTION

Les troubles du désir sexuel, chez les hommes comme chez les femmes, sont une problématique fréquente en santé sexuelle, avec des causes variées et complexes.

Ce chapitre propose une analyse détaillée pour comprendre et traiter ces troubles, en abordant les dimensions influençant le désir, les causes possibles et les critères d'évaluation.

I. DÉFINITION ET MÉCANISME DU DÉSIR SEXUEL

Le désir sexuel peut être défini comme une énergie psychobiologique qui précède et accompagne l'excitation, orientant l'individu vers un comportement sexuel.

Il résulte d'une interaction dynamique entre plusieurs composantes :

Le système neuroendocrinien, qui produit les pulsions sexuelles ;

Le processus cognitif, qui transforme ces pulsions en désir conscient ;

Le processus motivationnel, qui pousse à rechercher et initier des activités sexuelles.

Ce mécanisme, à la fois biologique, psychologique et relationnel, reste sensible aux influences de l'environnement et du vécu individuel.

Lorsque cet équilibre est perturbé, il peut donner lieu à un trouble du désir sexuel, se traduisant par une souffrance personnelle et des difficultés dans la vie de couple ou les interactions intimes.

II. DIMINUTION DU DÉSIR SEXUEL

A. DÉFINITION

La diminution du désir sexuel, également désignée sous le terme de désir sexuel hypo-actif (DSH), se définit par une ***absence*** ou une ***insuffisance persistante*** de désir pour les *activités sexuelles*, qu'elles soient pratiquées seul ou partagées avec un partenaire. Elle peut aussi s'accompagner d'une ***absence*** de ***fantasmes sexuels***.

Pour être considérée comme cliniquement significative, cette perturbation doit persister depuis au moins six mois et s'associer à la présence d'au moins trois critères caractéristiques, tels que :

Une ***absence*** ou une ***diminution*** notable de la ***fréquence*** ou de l'intensité des ***pensées sexuelles*** et des ***fantasmes***,

Une réduction des ***sensations génitales*** ou ***extra-génitales*** lors des activités sexuelles,

Un ***manque d'excitation*** ou de ***plaisir*** au cours de la majorité des rapports même en présence de stimulations érotiques adaptées,

Ainsi qu'une ***souffrance personnelle*** et/ou des ***difficultés conjugales*** directement liées à cette baisse de désir.

Il importe de préciser si le trouble est de nature ***primaire***, c'est-à-dire présent depuis toujours, ou ***secondaire***, lorsqu'il apparaît après une période de désir jugée normale, ainsi que de déterminer s'il est ***généralisé***, touchant toutes les situations, ou ***situationnel***, limité à certaines circonstances ou à certains partenaires.

B. CLASSIFICATION

Le désir sexuel hypo-actif, également appelé diminution du désir sexuel, se définit comme une réduction persistante ou récurrente de l'intérêt pour l'activité sexuelle, accompagnée d'un manque de pensées érotiques ou de fantasmes.

Ce trouble, qui peut affecter aussi bien les hommes que les femmes, se divise en deux catégories distinctes selon son origine et son évolution.

Le ***désir sexuel hypo-actif primaire*** désigne une absence ou une faiblesse du désir présente depuis le début de la vie sexuelle, traduisant souvent une composante psychologique, affective ou éducative profondément ancrée.

Le ***désir sexuel hypo-actif secondaire***, quant à lui, apparaît après une période de fonctionnement sexuel normal et peut résulter de facteurs biologiques, hormonaux, relationnels ou contextuels.

Cette distinction est essentielle, car elle oriente la démarche diagnostique et thérapeutique, permettant d'adapter l'approche clinique à la nature du trouble et à l'histoire personnelle du patient.

1. Désir sexuel hypo-actif primaire

Elle concerne les individus qui n'ont jamais connu de désir sexuel marqué. Elle est souvent associée à des vulnérabilités psychologiques, telles qu'une faible estime de soi, une anxiété chronique ou une difficulté à exprimer leurs désirs intimes.

2. Désir sexuel hypo-actif secondaire

Elle apparaît après une période où le désir sexuel était présent et satisfaisant. Ses causes sont multiples : facteurs personnels (stress, deuil, rupture relationnelle), pression psychologique liée à la stérilité lorsqu'elle réduit la sexualité à une fonction reproductive, ou encore effets du vieillissement et des transitions de vie (parentalité, ménopause).

Cette dernière illustre bien l'impact des représentations culturelles : dans certains contextes, la ménopause est vécue comme une perte de féminité et entraîne une baisse du désir, tandis que dans d'autres, elle est valorisée comme une étape de maturité, limitant ainsi son impact sur la sexualité.

C. CAUSES DES TROUBLES DU DÉSIR SEXUEL

1. Facteurs environnementaux et sociaux

Un environnement défavorable ou un statut social dévalorisant peut jouer un rôle dans la diminution du désir sexuel.

Par exemple, une situation professionnelle insatisfaisante ou des conditions de vie exiguës peuvent entraîner un épuisement psychologique et un manque de disponibilité émotionnelle pour l'intimité.

2. Comorbidités médicales et psychologiques

Certains troubles médicaux et psychologiques influencent directement ou indirectement le désir sexuel.

Parmi eux, les ***troubles endocriniens*** comme le diabète, l'hyperprolactinémie ou l'hypogonadisme primaire et secondaire sont fréquemment associés à une diminution du désir.

Les ***maladies chroniques***, telles que la cirrhose, les pneumopathies ou d'autres affections de longue durée, réduisent l'énergie disponible et affaiblissent l'élan sexuel.

Les ***addictions***, notamment à l'alcool, au cannabis, à la cocaïne ou à d'autres substances psychoactives, sont également corrélées à une baisse de l'intérêt sexuel.

Enfin, la ***dépression*** se manifeste souvent par une *perte d'intérêt pour la sexualité*, pouvant aller jusqu'à *l'abstinence totale*. Elle s'accompagne généralement d'une faible estime de soi, d'une difficulté à investir d'autres sphères de vie et d'un fonctionnement psychique dominé par des ruminations négatives.

Le manque d'énergie, combiné à une autocritique excessive, favorise le repli sur soi et l'indifférence sexuelle.

Ce tableau est particulièrement marqué chez certains hommes ayant subi des abus sexuels dans leur enfance, dont le traumatisme renforce le malaise identitaire, la souffrance intérieure et une désaffection durable vis-à-vis de la sexualité.

3. Facteurs relationnes

Les dynamiques relationnelles jouent un rôle central dans le désir sexuel.

Le ***manque de compétences sexuelles***, lié à l'inexpérience ou à certaines maladresses, peut nuire à la qualité des rapports et réduire l'envie de relations intimes.

Les ***dysfonctions sexuelles du partenaire***, telles que la dysfonction érectile, l'éjaculation précoce ou le vaginisme, créent souvent des tensions qui entraînent une baisse de désir.

À cela s'ajoutent la ***monotonie*** et l'***accoutumance*** dans le mariage, où la ***disponibilité constante du partenaire*** peut favoriser un désamour progressif et une désexualisation du conjoint. Avec le temps, l'objet du désir perd sa valence érotique, la familiarité affaiblissant l'attrait sexuel.

Ce phénomène est particulièrement fréquent dans les relations de longue durée, où le ou la partenaire finit par être perçu davantage comme un ami ou un compagnon de vie que comme un objet de désir, ce qui réduit l'intensité de l'attirance sexuelle.

D. ÉVALUATION DE LA BAISSE DU DÉSIR SEXUEL

L'évaluation des troubles du désir sexuel (DSH) repose sur l'exploration de plusieurs dimensions, permettant de cerner les facteurs influençant l'intensité et la réalité du désir sexuel.

Voici un développement détaillé des critères d'évaluation essentiels pour aider les professionnels de la santé sexuelle à mieux comprendre la dynamique du désir chez leurs patients.

1. Âge des premiers rapports sexuels

L'historique et l'âge des premiers rapports sexuels constituent un indicateur important de la relation d'un individu au désir.

Des expériences précoces peuvent traduire une curiosité sexuelle et une certaine aisance vis-à-vis de l'intimité, tandis que des débuts plus tardifs peuvent parfois révéler des inhibitions ou des difficultés initiales à exprimer le désir.

Toutefois, l'âge à lui seul n'est pas déterminant et doit toujours être interprété à la lumière d'autres éléments contextuels et relationnels.

2. Fréquence des activités masturbatoires

La fréquence des masturbations constitue un indicateur précieux de la dynamique du désir et de la connaissance de soi. Une pratique régulière, notamment chez les personnes ayant commencé tôt, traduit souvent une relation plus libre avec leur corps, une meilleure exploration des zones érogènes et un capital fantasmatique plus riche, facilitant l'accès au plaisir et à l'orgasme.

À l'inverse, une fréquence faible ou inexistante peut révéler une inhibition ou une difficulté à accéder au plaisir, souvent liée à une éducation restrictive ou à des croyances erronées. Dans ce cas, l'accès aux fantasmes et l'intensité du désir s'en trouvent généralement réduits.

3. Fréquence des relations sexuelles

La fréquence des relations sexuelles constitue un indicateur essentiel pour évaluer le désir sexuel. La comparaison entre le désir réel, défini comme l'envie spontanée et interne d'avoir des rapports, et le désir effectif, correspondant aux relations effectivement pratiquées, permet de repérer d'éventuelles frustrations ou un sentiment de manque. Un écart significatif entre ces deux dimensions peut être révélateur de tensions ou de difficultés, souvent liées à des facteurs externes tels que le stress, la fatigue, l'emploi du temps ou la disponibilité du partenaire.

4. Dimension fantasmatique

La dimension fantasmatique joue un rôle central dans le maintien et l'intensité du désir sexuel.

Les fantasmes, en tant que représentations imaginaires traduisant des désirs conscients ou inconscients, agissent comme un véritable aphrodisiaque naturel, nourrissant l'imagination érotique et stimulant le désir.

Les individus dotés d'une activité ***fantasmatique riche*** et variée présentent généralement un ***désir sexuel*** plus ***intense***, alors que ceux qui souffrent d'une ***inhibition du désir*** manifestent souvent une ***pauvreté ou une absence de fantasmes***.

Cette carence est fréquemment liée à des *inhibitions éthiques, morales* ou à un sentiment de culpabilité, notamment chez les personnes percevant le fantasme érotique comme une transgression ou une forme d'adultère.

5. Dimension cognitive et comportementale

La dimension cognitive et comportementale joue un rôle déterminant dans l'expression du désir sexuel.

Les croyances, les expériences passées et les schémas de pensée façonnent la manière dont l'individu vit sa sexualité.

Un ***conditionnement négatif*** lié à des expériences précoces malheureuses, à des abus ou à des messages culpabilisants peut engendrer une perte de confiance et une inhibition du désir.

De même, certaines ***croyances irrationnelles***, souvent héritées d'une éducation religieuse ou morale restrictive, peuvent dévaloriser la sexualité et renforcer une image négative de celle-ci, conduisant à une baisse d'intérêt ou à une difficulté à s'investir pleinement dans l'intimité.

6. Dimension environnementale et relationnelle

La dimension environnementale et relationnelle joue un rôle déterminant dans le maintien du désir sexuel et la satisfaction intime.

L'évaluation de la relation de couple est donc essentielle afin d'identifier les éléments qui peuvent fragiliser l'élan sexuel.

Les ***divergences d'opinions***, les conflits ou une hostilité latente érodent progressivement l'attrait pour le partenaire, tandis que le manque de communication autour des besoins et préférences sexuelles engendre frustration et désinvestissement.

La ***monotonie*** et la ***routine***, en réduisant la valence érotique du partenaire, contribuent également à l'affaiblissement du désir.

De plus, la présence de ***dysfonctions sexuelles*** chez l'un des partenaires, telles que la dysfonction érectile, l'éjaculation précoce, le vaginisme ou encore la dyspareunie et les anorgasmies, peut bloquer la dynamique du couple.

Enfin, des facteurs plus lourds comme un ***deuil*** non résolu ou une condition médicale affectant le partenaire peuvent créer une barrière émotionnelle supplémentaire, limitant encore davantage l'élan sexuel et la disponibilité à l'intimité.

7. Dimension clinique

La dimension clinique, centrée sur les ***peurs*** et les ***anxiétés***, joue un rôle clé dans l'évaluation du désir sexuel. Certaines difficultés psychologiques viennent limiter l'investissement dans la sexualité et freiner l'élan érotique.

L'anxiété de ***performance***, marquée par la peur de ne pas répondre aux attentes sexuelles, peut inhiber le désir, tandis que la crainte de l'échec, notamment celle de ne pas parvenir à satisfaire son partenaire ou à atteindre l'orgasme, agit comme un frein puissant.

À cela s'ajoute la ***peur d'être jugé***, qui empêche l'expression libre et spontanée de la sexualité.

L'ensemble de ces facteurs souligne combien l'évaluation clinique de la diminution du désir doit s'inscrire dans une approche globale, intégrant les dimensions individuelles, relationnelles et contextuelles propres à chaque patient.

Les critères d'évaluation de la diminution du désir sexuel sont nombreux et interconnectés, nécessitant une exploration globale des dimensions individuelles, relationnelles et contextuelles de chaque patient.

En adoptant une approche méthodique, les professionnels de la santé sexuelle peuvent identifier les facteurs influençant le désir et proposer des solutions adaptées à chaque individu ou couple.

Les troubles du désir sexuel constituent une réalité complexe, influencée par des facteurs physiologiques, psychologiques et culturels, impactant la santé physique, mentale et les valeurs du couple.

Une prise en charge personnalisée et multidimensionnelle permet d'accompagner les patients dans la compréhension et la résolution de leurs difficultés, favorisant ainsi une sexualité plus épanouie et harmonieuse.

III. LE TROUBLE HYPERSEXUEL

Le trouble hypersexuel représente un paradoxe déroutant où la quête du plaisir se transforme en une source de souffrance profonde.

Reconnu dans la classification internationale des maladies (CIM-11) comme un trouble du comportement sexuel compulsif, il se caractérise par une incapacité persistante à maîtriser des impulsions sexuelles intenses, entraînant une détresse significative et des conséquences néfastes sur la vie de l'individu.

Ce chapitre se propose d'explorer en détail cette pathologie.

Nous aborderons sa définition et ses caractéristiques cliniques, les subtilités de son diagnostic différentiel pour le distinguer des autres troubles, ses origines multifactorielles, et enfin, les approches thérapeutiques permettant d'accompagner les personnes concernées vers un apaisement.

A. DÉFINITION ET DIAGNOSTIC

Le trouble hypersexuel, également désigné comme trouble compulsif du comportement sexuel, est classé dans la CIM-11 comme une incapacité persistante à contrôler des impulsions sexuelles intenses et répétitives.

Ce trouble se manifeste par des comportements sexuels compulsifs qui engendrent des souffrances psychologiques, perturbent les relations personnelles, affectent la vie professionnelle et détériorent la santé mentale globale des individus concernés.

Malgré sa reconnaissance dans les classifications médicales récentes, ce trouble demeure sujet à débat dans la communauté scientifique.

Certains spécialistes considèrent que l'hypersexualité reflète une simple variation du comportement sexuel, tandis que d'autres soulignent son impact délétère sur la santé et le bien-être des personnes touchées.

B. CARACTÉRISTIQUES

Les individus souffrant de trouble hypersexuel présentent un ensemble de caractéristiques comportementales, psychologiques et sociales distinctives.

On observe généralement des ***compulsions sexuelles répétitives***, se traduisant par une recherche incessante de satisfaction à travers la masturbation excessive, la consommation de pornographie ou la multiplication des partenaires.

Ces comportements s'accompagnent souvent d'un ***sentiment*** de ***culpabilité*** et ***d'angoisse***, nourrissant un profond mal-être.

Progressivement, la personne peut ***s'isoler*** de ses ***relations sociales***, ***familiales*** et ***affectives***, aggravant l'impact du trouble.

Lors des ***périodes*** de ***privation***, des symptômes proches de ceux du sevrage apparaissent, tels que ***l'agitation***, ***l'anxiété*** ou les ***sautes d'humeur***.

Enfin, il n'est pas rare que la ***compulsion sexuelle*** se déplace vers d'autres formes de dépendance, comme l'alimentation ou la consommation de substances psychoactives.

C. TYPOLOGIES DES HYPERSEXUALITÉS

Dans le cadre de l'évaluation des troubles hypersexuels, il est essentiel d'intégrer un diagnostic différentiel clair pour éviter les confusions avec d'autres manifestations psychopathologiques ou comportementales.

1. Le rêve hypersexuel

Cette catégorie correspond davantage à un fantasme narcissique ou à un trouble de la perception de soi. L'obsession pour l'idéalisation de la puissance sexuelle et l'apparence physique semble relever de troubles narcissiques ou dysmorphophobiques.

Ces comportements ne traduisent pas une perte de contrôle sexuelle ou des compulsions répétitives, critères essentiels du trouble hypersexuel. Ils s'inscrivent plutôt dans des problématiques liées à l'estime de soi et aux troubles narcissiques.

2. L'obsession sexuelle

Elle met en lumière une anxiété liée à la virilité et une fixation psychosexuelle. Ici, la multiplication des comportements sexuels découle davantage d'un besoin de validation identitaire que d'impulsions incontrôlées.

Ce profil renvoie plus volontiers à des troubles obsessionnels ou anxieux qu'au trouble hypersexuel proprement dit.

3. La pulsion excessive

Ce type se rapproche des descriptions cliniques classiques du trouble hypersexuel. Les impulsions sexuelles intenses et répétitives correspondent bien à une hypersexualité clinique.

Toutefois, les réduire uniquement à des déséquilibres hormonaux ou à des épisodes maniaques est simpliste. Dans la réalité, les mécanismes sont souvent biopsychosociaux, plus complexes et multidimensionnels.

4. La perversion narcissique

Ici, les comportements relèvent avant tout de stratégies manipulatrices et de rapports de pouvoir, caractéristiques de la perversion narcissique.

Ce concept psychopathologique se distingue clairement du trouble hypersexuel, puisqu'il n'implique pas de perte de contrôle sur les impulsions sexuelles, mais une instrumentalisation de la sexualité au service d'un objectif de domination.

D. DIAGNOSTIC DIFFÉRENCIEL

Ces typologies mettent en évidence la diversité des présentations cliniques et soulignent l'importance de ne pas confondre le trouble hypersexuel avec d'autres pathologies.

Le diagnostic différentiel doit ainsi prendre en compte :

Les ***troubles obsessionnels-compulsifs,*** correspondant à l'obsession sexuelle,

Les ***troubles narcissiques*** ou ***dysmorphophobiques,*** regroupés sous le rêve hypersexuel,

Les ***déséquilibres hormonaux*** ou les ***épisodes maniaques***, associés à la pulsion excessive,

Ainsi que la perversion narcissique, qui relève d'une ***dynamique relationnelle pathologique***.

Cette classification, bien qu'ancienne et conceptuellement utile, mérite d'être revisitée à la lumière des avancées récentes en neurosciences et en psychopathologie sexuelle.

Une définition rigoureuse, fondée sur des critères validés, reste indispensable pour assurer une prise en charge adaptée et différenciée.

E. ORIGINES ET FACTEURS DÉCLENCHANTS

Le trouble hypersexuel trouve ses origines dans une interaction complexe de facteurs biologiques, psychologiques et sociaux.

Sur le ***plan neurobiologique***, un dysfonctionnement du système cérébral de récompense peut entraîner une quête compulsive de satisfaction sexuelle, le dérèglement accentuant le besoin de répétition des comportements pour atteindre un soulagement ou du plaisir.

Sur le ***plan psychologique***, un développement psychosexuel incomplet, une fixation au stade phallique ou encore des traumatismes non résolus favorisent l'émergence de conduites hypersexuelles.

Les ***facteurs émotionnels***, tels que des expériences traumatiques, des pertes affectives significatives ou des abus vécus durant l'enfance, créent des vulnérabilités profondes qui alimentent ces compulsions.

Enfin, les ***influences sociales*** et ***culturelles***, notamment les normes morales rigides et les jugements sociaux associés à la sexualité, renforcent la culpabilité et la souffrance des individus, installant un cercle vicieux où la honte contribue à maintenir le comportement compulsif.

Ce trouble est donc une manifestation multidimensionnelle nécessitant une prise en charge tenant compte de l'ensemble de ces facteurs pour rompre le cycle de compulsions et apaiser la souffrance psychologique.

Le trouble hypersexuel crée un paradoxe où la recherche de plaisir devient source de souffrance. La compulsion sexuelle, motivée par un désir de soulagement immédiat, enferme les individus dans un cycle de répétition, aggravant leur détresse psychologique.

Les comportements compulsifs, bien qu'ils procurent une satisfaction temporaire, nuisent aux relations sociales et affectives et compromettent les capacités d'adaptation des personnes concernées.

F. APPROCHES THÉRAPEUTIQUES

La prise en charge du trouble hypersexuel nécessite une approche multidimensionnelle.

Les ***thérapies cognitivo-comportementales*** (TCC) visent à identifier les déclencheurs émotionnels des comportements compulsifs et à apprendre à les remplacer par des conduites plus saines.

Les ***thérapies de régulation émotionnelle*** s'appuient sur des techniques de relaxation permettant de gérer l'anxiété, tout en travaillant sur les émotions liées à la honte et à la culpabilité.

Le ***soutien psychologique*** et ***social*** joue également un rôle clé, notamment à travers les groupes de soutien qui réduisent l'isolement et aident les individus à mieux comprendre l'origine et les conséquences de leur trouble.

Enfin, dans certains cas, un ***traitement médicamenteux*** peut être proposé, avec la prescription d'inhibiteurs sélectifs de la recapture de la sérotonine (ISRS), afin d'atténuer les comportements compulsifs.

CONCLUSION

Le trouble hypersexuel illustre un paradoxe où la recherche de plaisir devient une source de souffrance. Motivées par un besoin de soulagement immédiat, les compulsions sexuelles enferment les individus dans un cycle répétitif qui aggrave leur détresse psychologique et nuit à leurs relations sociales et affectives.

Cette pathologie complexe nécessite une prise en charge globale, intégrant les dimensions biologiques, psychologiques et sociales. Un accompagnement personnalisé est essentiel pour briser le cycle compulsif et restaurer l'équilibre émotionnel et relationnel des personnes concernées.

Enfin, une meilleure sensibilisation et une approche dénuée de jugement sont indispensables pour favoriser un soutien efficace et adapté, permettant ainsi aux individus de retrouver une sexualité plus sereine et maîtrisée.

CHAPITRE 3

LA DYSFONCTION ÉRECTILE (DE)

INTRODUCTION

La dysfonction érectile (DE) est un trouble de la santé sexuelle qui affecte de nombreux hommes et peut engendrer des conséquences psychologiques, émotionnelles et relationnelles significatives.

Ce chapitre aborde la dysfonction érectile dans ses différentes formes, ses causes complexes, et les liens étroits avec les styles d'attachement et les vulnérabilités psychologiques.

I. DÉFINITION DE LA DYSFONCTION ÉRECTILE

La dysfonction érectile est définie comme "l'incapacité à obtenir et/ou à maintenir une érection suffisante pour une relation sexuelle satisfaisante". Ce trouble peut être catégorisé en deux types distincts :

A. DYSFONCTION ÉRECTILE PRIMAIRE

La dysfonction érectile primaire se manifeste dès les premières expériences sexuelles et revêt le plus souvent une ***origine psychogène***, apparaissant chez des hommes présentant une certaine ***vulnérabilité psychologique***.

Elle est généralement observée chez des individus aux *traits de personnalité fragiles ou anxieux*. Sa fréquence réelle pourrait être sous-estimée pour plusieurs raisons.

D'une part, les jeunes hommes concernés hésitent souvent à consulter par honte ou par manque de conscience de ce qui constitue une fonction sexuelle « normale » au début de leur vie intime.

Cette réticence contribue à rendre la dysfonction érectile primaire moins visible dans les données cliniques, bien qu'elle puisse être plus répandue qu'on ne le pense.

D'autre part, elle est fréquemment attribuée à l'***inexpérience*** ou au ***stress des premiers rapports***, les patients supposant qu'elle disparaîtra d'elle-même avec le temps, ce qui retarde le diagnostic.

Enfin, les vulnérabilités psychologiques, bien qu'assez fréquentes, ne conduisent pas systématiquement à ce trouble : tous les hommes anxieux ou présentant un attachement insécure ne développent pas une dysfonction érectile.

Des éléments protecteurs tels que le soutien social, la qualité des relations affectives ou la résilience personnelle peuvent en atténuer l'impact.

Ainsi, même si elle reste moins souvent diagnostiquée, la dysfonction érectile primaire pourrait être moins rare qu'elle n'apparaît, nécessitant toutefois des conditions particulières pour se manifester pleinement dès les débuts de la vie sexuelle.

B. DYSFONCTION ÉRECTILE SECONDAIRE

La dysfonction érectile secondaire apparaît après une période de vie sexuelle normale et constitue la forme la plus fréquente du trouble.

Elle peut être déclenchée par des ***événements de vie stressants***, des ***difficultés relationnelles***, des ***troubles médicaux*** ou encore par la prise de certains ***traitements médicamenteux.***

Contrairement à l'idée selon laquelle il s'agirait d'un problème isolé, cette forme est presque toujours multifactorielle, résultant de l'interaction entre des facteurs biologiques, psychologiques et environnementaux.

Cette intrication rend le diagnostic et la prise en charge plus complexes, nécessitant une approche globale et personnalisée.

II. CAUSES DE LA DYSFONCTION ÉRECTILE

La dysfonction érectile ne peut être expliquée par une seule cause. Elle résulte souvent d'une interaction de plusieurs facteurs, notamment

A. FACTEURS PSYCHOLOGIQUES

Les recherches récentes soulignent un lien étroit entre les styles d'attachement insécure et la dysfonction érectile. Le système d'attachement, développé dès la petite enfance dans la relation avec les figures parentales, influence durablement la régulation émotionnelle, les relations affectives et la sexualité adulte.

Les individus présentant un ***attachement insécure*** — qu'il soit anxieux, évitant, anxio-évitant ou désorganisé — manifestent une vulnérabilité accrue aux troubles érectiles.

Une étude conduite sur un échantillon de 100 hommes hétérosexuels a mis en évidence une corrélation significative entre l'attachement insécure et la dysfonction érectile, soulignant le rôle de l'anxiété relationnelle, du stress chronique et des difficultés d'intimité dans l'émergence du trouble.

Chez les sujets à ***attachement anxieux***, la sexualité est souvent surinvestie, marquée par un *besoin de validation* et une *peur de l'abandon.*

À l'inverse, les individus à ***attachement évitant*** ont tendance à *fuir l'intimité émotionnelle* et *sexuelle,* par crainte de dépendance ou d'exposition de leur vulnérabilité.

Ces dynamiques affectives profondes fragilisent la réponse érectile, notamment en contexte relationnel.

Ainsi, une prise en charge efficace de la dysfonction érectile gagnerait à intégrer un travail psychothérapeutique centré sur les styles d'attachement, afin de restaurer une sécurité émotionnelle propice à une sexualité épanouie.

B. FACTEURS RELATIONNELS

Au-delà des vulnérabilités individuelles, la qualité de la relation de couple joue un rôle déterminant dans l'apparition et le maintien de la dysfonction érectile.

Les ***conflits latents***, le *manque de communication*, la *routine sexuelle* et la *diminution de l'attirance* envers le ou la partenaire constituent autant de facteurs susceptibles d'altérer la réponse érectile.

Lorsque les ***attentes sexuelles*** ne sont pas clairement exprimées, ou lorsque la relation est marquée par des *tensions non résolues*, la sexualité peut devenir une *source d'anxiété* plutôt que de plaisir.

Dans ce contexte, la pression liée à la *performance* s'intensifie, ce qui alimente un cercle vicieux entre échec, frustration et évitement.

Ainsi, une évaluation fine de la dynamique conjugale s'avère essentielle dans la prise en charge, en identifiant les freins relationnels et en favorisant une communication plus ouverte sur les besoins et les désirs de chacun.

C. FACTEURS MÉDICAUX

De nombreuses affections médicales peuvent affecter la fonction érectile, soit directement en altérant les mécanismes physiologiques de l'érection, soit indirectement en influençant l'état général de santé et la vitalité sexuelle.

Les ***troubles endocriniens***, tels que les pathologies thyroïdiennes ou l'hypogonadisme primaire ou secondaire, perturbent les régulations hormonales essentielles à la libido et à l'érection.

D'autres ***pathologies chroniques*** comme l'insuffisance rénale, les dyslipidémies ou le diabète impactent la circulation sanguine ou le système nerveux, jouant ainsi un rôle majeur dans l'apparition des troubles de l'érection.

Les ***maladies cardiovasculaires***, notamment l'hypertension artérielle ou les cardiopathies ischémiques, diminuent l'irrigation pénienne, compromettant la rigidité érectile.

Les ***atteintes neurologiques***, quant à elles, altèrent la transmission des signaux nécessaires à la réponse sexuelle, tandis que les ***troubles***

psychiatriques, comme la dépression ou certaines psychoses, influencent la motivation sexuelle, le désir et la réponse érectile.

D. ANTÉCÉDENTS CHIRURGICAUX

Certaines interventions chirurgicales peuvent également compromettre la fonction érectile, notamment lorsqu'elles affectent les nerfs ou les vaisseaux impliqués dans le mécanisme de l'érection.

C'est particulièrement le cas des ***chirurgies pelviennes***, telles que les prostatectomies ou les interventions carcinologiques, qui peuvent entraîner des lésions nerveuses irréversibles.

De même, les ***traumatismes rachidiens*** ou les interventions sur la colonne vertébrale sont susceptibles de perturber la communication nerveuse entre le cerveau, la moelle épinière et les organes génitaux, compromettant ainsi la capacité érectile.

Une anamnèse chirurgicale détaillée s'avère donc essentielle pour comprendre l'origine des troubles et adapter la prise en charge.

E. PRISES MÉDICAMENTEUSES

De nombreux médicaments peuvent altérer la fonction érectile, soit par effet direct sur les mécanismes physiologiques, soit en influençant négativement le désir sexuel ou la réponse émotionnelle.

Une revue détaillée du traitement médicamenteux en cours est donc essentielle dans toute évaluation d'une dysfonction érectile.

Parmi les ***hormones***, les anti-androgènes comme l'acétate de cyprotérone sont connus pour provoquer une diminution marquée du désir sexuel, suivie souvent d'une dysfonction érectile.

De même, une élévation pathologique du taux de prolactine (hyperprolactinémie) peut entraîner une baisse significative du désir, des troubles de l'érection et des perturbations de l'éjaculation.

Les ***psychotropes***, particulièrement répandus, jouent également un rôle notable.

Les ***benzodiazépines,*** à faibles doses, peuvent temporairement réduire l'anxiété et améliorer la fonction sexuelle, mais à des doses plus élevées, elles ont tendance à inhiber le désir et à provoquer des troubles de l'érection.

Les ***antidépresseurs***, notamment les tricycliques, les IMAO ou les inhibiteurs sélectifs de la recapture de la sérotonine, altèrent fréquemment la libido et la réponse sexuelle, en particulier à forte posologie.

Quant aux ***neuroleptiques***, ils sont bien connus pour induire une hyperprolactinémie, responsable de troubles érectiles et d'une baisse marquée du désir.

Les ***antihypertenseurs*** comptent également parmi les classes médicamenteuses les plus souvent impliquées. Les ***diurétiques*** thiazidiques, la spironolactone et les ***bêtabloquants***, comme le propanolol, sont fréquemment associés à une altération de la fonction sexuelle masculine.

Il est important de noter que cette liste n'est pas exhaustive, et que les effets varient selon la sensibilité individuelle et le contexte clinique.

Enfin, certains autres médicaments comme les ***fibrates***, les ***digitaliques*** ou encore des ***antifongiques*** comme le kétoconazole peuvent interférer avec le désir sexuel ou la fonction érectile, même en l'absence de pathologie organique sous-jacente.

Ces interactions iatrogènes doivent toujours être envisagées dans l'analyse clinique globale.

F. SUBSTANCES PSYCHOACTIVES

L'usage de substances psychoactives exerce une influence ambivalente sur la sexualité masculine. Certaines peuvent temporairement stimuler le désir ou réduire l'anxiété liée à la performance, mais leurs effets à moyen et long terme s'avèrent généralement délétères pour la fonction érectile.

L'alcool, par exemple, agit comme un désinhibiteur à faibles doses, favorisant l'expression du désir sexuel. Cependant, à doses plus élevées ou lors d'un usage chronique, il entraîne une baisse des taux de testostérone, une altération de la vascularisation et une inhibition des fonctions sexuelles, allant jusqu'à la dysfonction érectile.

Le ***cannabis*** partage cette ambivalence : il peut désinhiber dans un premier temps, mais conduit progressivement à une dégradation des performances sexuelles, à une réduction du désir et à des difficultés d'érection persistantes.

Les stimulants comme la ***cocaïne*** et les amphétamines exercent, quant à eux, un effet initialement excitant, en augmentant le désir sexuel et en intensifiant les sensations. Néanmoins, une consommation régulière provoque une désensibilisation du système de récompense, rendant l'orgasme plus difficile à atteindre et générant, à terme, une baisse de la satisfaction sexuelle.

Le ***tabac***, bien qu'il puisse prolonger temporairement le plaisir en agissant sur les endorphines, altère durablement la circulation sanguine en réduisant la qualité de la vascularisation pénienne.

Cette atteinte vasculaire est un facteur majeur de dysfonction érectile chez les fumeurs chroniques.

Enfin, des substances comme la ***cantharide***, parfois utilisée à des fins aphrodisiaques en phytothérapie, peuvent provoquer une érection prolongée, mais au prix d'une toxicité élevée.

Irritante pour les voies urinaires, elle peut entraîner des complications sévères, telles que des douleurs aiguës, des infections urinaires ou même une nécrose papillaire.

L'ensemble de ces substances, bien qu'occasionnellement perçues comme des aides à la performance, constituent à long terme des facteurs de risque majeurs de dysfonction sexuelle, et leur usage doit être systématiquement exploré lors de l'anamnèse.

G. FACTEURS SOCIAUX ET COMPORTEMENTAUX

Les facteurs sociaux et comportementaux jouent également un rôle majeur dans l'apparition et l'aggravation des dysfonctions érectiles.

Les ***mauvaises habitudes*** de vie, telles que la sédentarité, la *malbouffe*, le *tabagisme* ou la consommation excessive *d'alcool*, contribuent au développement du ***syndrome métabolique*** et altèrent la qualité de l'érection en affectant la santé vasculaire et hormonale.

À ces éléments s'ajoute le poids du ***stress quotidien***, souvent amplifié par des attentes culturelles irréalistes autour de la virilité et de la performance sexuelle.

Cette pression psychologique, combinée aux habitudes délétères, crée un terrain propice aux troubles érectiles, où les dimensions physiologiques et psychologiques s'entretiennent mutuellement.

III. DIAGNOSTIC DE LA DYSFONCTION ÉRECTILE

Le diagnostic de la dysfonction érectile (DE) nécessite une approche globale et nuancée, intégrant les dimensions psychologiques, relationnelles et médicales.

L'***évaluation*** commence généralement par un ***entretien clinique*** approfondi, visant à explorer l'histoire personnelle du patient, ses expériences sexuelles antérieures, la qualité de ses relations affectives passées et présentes, ainsi que le contexte émotionnel et conjugal actuel.

Des questionnaires standardisés et des entretiens dirigés permettent de préciser plusieurs éléments clés :

La ***nature du début*** de la dysfonction (survenue brutale, souvent d'origine psychogène, ou progressive, plus fréquemment liée à une cause organique) ;

La ***fréquence actuelle*** et antérieure des rapports sexuels, souvent réduite par la présence d'une DE ;

Les ***remarques*** ou réactions de la ***partenaire***, qui peuvent influencer négativement l'évolution de la fonction érectile.

L'évaluation porte également sur la ***rigidité de l'érection*** et la capacité à maintenir une pénétration efficace, ainsi que sur la présence ou l'absence ***d'érections nocturnes*** ou ***matinales*** – indicateurs jadis utilisés pour différencier l'origine organique ou psychogène, mais dont la valeur diagnostique est aujourd'hui relativisée.

La réponse à des ***stimulations visuelles*** est un autre indicateur utile. Une inhibition marquée dans ce domaine suggère une implication psychologique significative.

Il convient également d'évaluer la ***présence de désir sexuel***, qui tend à s'atténuer dans les cas de DE prolongée, en raison du manque de gratification et de la frustration.

L'exploration de la ***diversité des pratiques sexuelles***, généralement limitée dans les contextes culturels conservateurs, peut aussi fournir des éléments sur le niveau de spontanéité ou d'exploration érotique.

L'impact éventuel des ***relations extraconjugales*** lorsqu'elles existent, doit être évalué pour comprendre si elles modifient la qualité des rapports sexuels et s'il existe une dissociation entre désir et engagement conjugal.

La ***présence ou l'absence de fantasmes*** et de ***rêves érotiques***, de même que ***l'intensité de l'angoisse*** pendant les rapports, fournissent des informations précieuses sur la dynamique psychosexuelle du patient, permettant ainsi d'adapter au mieux l'approche thérapeutique.

L'évaluation médicale repose sur un ***bilan biologique*** de routine afin de rechercher une cause organique sous-jacente. Ce bilan inclut notamment le dosage de la glycémie, des lipides, une numération formule sanguine (NFS), le PSA (antigène spécifique de la prostate), et le taux de testostérone, en particulier chez les hommes de plus de 50 ans ou en présence de signes évocateurs d'hypogonadisme.

L'examen cardiovasculaire est essentiel : la prise de la tension artérielle et l'évaluation du rythme cardiaque permettent de dépister une éventuelle comorbidité vasculaire.

Un ***examen urologique*** complète cette évaluation, incluant la vérification de la présence des testicules, de l'élasticité de la verge, et éventuellement un toucher rectal – ce dernier pouvant toutefois être évité si le patient présente une fragilité psychologique notable.

Enfin, la qualité de la ***relation médecin-patient*** joue un rôle déterminant dans le succès de la démarche diagnostique. Il est essentiel de créer un climat de confiance, sans jugement, dans lequel le patient se sent libre d'exprimer ses difficultés intimes.

Cette disponibilité favorise l'identification fine des causes de la dysfonction et oriente vers une prise en charge réellement adaptée.

IV. APPROCHES THÉRAPEUTIQUES

La prise en charge de la dysfonction érectile implique une combinaison de stratégies pour répondre aux aspects psychologiques, relationnels et physiologiques.

A. LES THÉRAPIES COGNITIVES ET COMPORTEMENTALES

Les thérapies cognitivo-comportementales (TCC) occupent une place centrale dans la prise en charge de la dysfonction érectile, en aidant le patient à comprendre et à gérer l'impact de l'angoisse sur sa performance sexuelle.

L'approche cognitive vise à sensibiliser le patient aux mécanismes de l'anxiété et à mettre en évidence la manière dont celle-ci perturbe le fonctionnement érectile. En expliquant ces processus de façon claire et accessible, le thérapeute permet au patient de reconnaître comment ses pensées anxiogènes alimentent un cercle vicieux, où la peur de l'échec sexuel finit par provoquer l'échec lui-même.

Une fois ce mécanisme intégré, le patient devient plus réceptif aux techniques comportementales proposées, comme les exercices de Sensate Focus. Développée par Masters et Johnson, cette méthode constitue un outil thérapeutique de référence pour traiter l'anxiété de performance et la dysfonction érectile.

Elle repose sur une série d'exercices progressifs entre partenaires, centrés sur la stimulation sensorielle et le plaisir mutuel, tout en excluant temporairement la pénétration.

L'absence de pression de performance permet de redécouvrir les sensations corporelles dans un cadre rassurant, ce qui favorise une diminution du stress et un retour progressif à une réponse érectile naturelle.

En encourageant la redécouverte de l'intimité et en rétablissant une connexion émotionnelle et physique, le Sensate Focus contribue non seulement à améliorer la fonction érectile, mais aussi à renforcer la complicité au sein du couple.

Cette approche, menée dans un climat de bienveillance et de sécurité, transforme progressivement l'expérience sexuelle en un espace d'exploration et de confiance retrouvée.

B. LES THÉRAPIES DE COUPLE

La thérapie de couple constitue une approche particulièrement pertinente lorsque la dysfonction érectile s'inscrit dans un contexte relationnel marqué par des tensions, des malentendus ou une perte de complicité.

L'objectif principal est de restaurer un climat de communication authentique, où chacun des partenaires peut exprimer ses attentes, ses frustrations et ses peurs sans crainte de jugement.

En favorisant une meilleure compréhension mutuelle, la thérapie conjugale contribue à réduire les conflits latents et à recréer un sentiment de coopération dans la relation.

Au-delà de la résolution des tensions, cette démarche permet de rétablir une intimité émotionnelle souvent fragilisée par le poids de la dysfonction. La sexualité n'est alors plus perçue comme une source d'échec ou de pression, mais comme un espace de partage et de redécouverte progressive. Le thérapeute guide les partenaires vers une réévaluation de leurs attentes, encourage des pratiques affectives et sensorielles non centrées uniquement sur la performance érectile, et favorise une redéfinition de la sexualité du couple.

Ainsi, la thérapie de couple ne se limite pas à soutenir l'homme souffrant de dysfonction érectile ; elle engage les deux partenaires dans une dynamique constructive qui permet de renforcer la complicité, la confiance et l'épanouissement mutuel.

C. LES TRAITEMENTS PHARMACOLOGIQUES

Les traitements pharmacologiques de la dysfonction érectile reposent sur plusieurs options, adaptées selon l'origine du trouble et le profil du patient.

Les inhibiteurs de la PDE5, tels que le sildénafil (Viagra), le vardénafil (Levitra) et le tadalafil (Cialis), constituent le traitement de première intention. Leur mode d'action consiste à augmenter le flux sanguin dans la verge en inhibant l'enzyme PDE5, permettant ainsi une érection en réponse à une stimulation sexuelle.

Toutefois, leur utilisation est contre-indiquée en cas de prise concomitante de dérivés nitrés, en raison d'un risque d'hypotension sévère.

Dans certains cas, notamment lorsque la dysfonction érectile est associée à une éjaculation précoce et à une anxiété de performance, les ***antidépresseurs*** peuvent constituer une option thérapeutique complémentaire.

Les inhibiteurs sélectifs de la recapture de la sérotonine (*paroxétine, fluoxétine, sertraline*), utilisés à faibles doses, contribuent à améliorer le contrôle éjaculatoire tout en réduisant la tension psychologique.

La tianéptine peut également être envisagée, particulièrement lorsqu'il n'existe pas d'éjaculation précoce, car elle agit comme antidépresseur anxiolytique sans interférer avec l'éjaculation.

Chez les hommes de plus de 50 ans présentant un déficit hormonal objectivé par les analyses sanguines ou des signes d'appel cliniques, une supplémentation en ***androgènes*** peut être indiquée.

L'administration de testostérone permet d'augmenter le désir et, dans certains cas, d'améliorer les performances sexuelles.

Cependant, cette prise en charge nécessite une surveillance médicale stricte afin d'éviter les effets secondaires, notamment au niveau de la prostate.

D'autres approches, parfois qualifiées d'***aphrodisiaques***, peuvent être utilisées dans une *visée placebo* pour restaurer la confiance des patients souffrant de troubles du désir sexuel hypoactif ou d'anorgasmie masculine associée à la dysfonction érectile. Ces traitements n'ont de réelle efficacité que lorsqu'ils sont associés à un accompagnement psychologique.

Lorsque les solutions médicamenteuses se révèlent inefficaces ou insuffisantes, des ***alternatives mécaniques*** ou ***invasives*** peuvent être proposées.

Les ***injections intra-caverneuses*** de vasodilatateurs permettent d'induire une érection de manière directe, tandis que les ***pompes*** à ***vide*** constituent une solution non pharmacologique, souvent bien acceptée lorsqu'elle est validée par le couple.

Enfin, dans les cas réfractaires à toutes les autres options, les ***implants péniens*** représentent un ultime recours.

Ces prothèses, qu'elles soient rigides, semi-rigides ou gonflables, offrent une solution définitive mais irréversible, nécessitant une décision éclairée et un suivi post-opératoire rigoureux.

Ainsi, la prise en charge de la dysfonction érectile combine idéalement interventions comportementales et traitements pharmacologiques.

La priorité reste toujours d'instaurer un climat de confiance, de réduire l'anxiété de performance et d'explorer les options les moins invasives avant de recourir à des approches plus complexes.

V. EXEMPLES DE DYSFONCTION ÉRECTILE

A. ÉVITEMENT DES RELATIONS SEXUELLES

Un agent des sapeurs-pompiers rapporte un événement marquant où, pendant une garde, il ressent un besoin urgent d'uriner alors qu'il était en érection. Il perçoit alors un craquement suivi d'une perte soudaine de l'érection et d'un raccourcissement du sexe. Persuadé qu'un vaisseau a éclaté, il développe une anxiété persistante liée à sa condition sexuelle. De retour à la maison, il se sent mal à l'aise : sa femme lui fait des reproches, il désapprouve le comportement de ses enfants et découvre un talisman chez lui, qu'il associe à ses difficultés. Depuis cet épisode, il présente une inhibition du désir sexuel accompagnée d'une dysfonction érectile durable.

Explication :

Ce tableau clinique illustre une structure paranoïde, où les événements corporels et affectifs sont interprétés à travers un prisme persécutif. L'épisode du talisman met en évidence une pensée magique reliant la dysfonction érectile à une cause extérieure supposée, traduisant une fragilité psychologique sous-jacente. L'association entre peur, culpabilité et croyances irrationnelles contribue à l'installation d'un évitement des relations sexuelles, renforçant la perte de confiance et la rigidité défensive du sujet.

B. ATTACHEMENT ÉVITANT

Cas clinique :

Un homme de 51, marié depuis 2012, souffre de dysfonction érectile, EP et désir sexuel hypo-actif. Ses rapports sexuels sont peu fréquents (1 à 2 par mois). L'interrogatoire révèle une absence de dialogue au sein du couple.

Son épouse, décrite comme autoritaire, reproche à son conjoint un manque d'implication dans l'éducation des enfants et une absence d'affection.

Elle signale également que son mari donne beaucoup d'importance aux rituels religieux et qu'il est froid et distant dans ses interactions.

Explication :

Le comportement du patient reflète une dysfonction érectile primaire et un attachement évitant, marqué par une distance émotionnelle et une réticence à s'impliquer dans des relations intimes. Ces traits, amplifiés par une dynamique conjugale conflictuelle, aggravent la dysfonction érectile.

C. ATTACHEMENT DÉSORGANISÉ

Cas clinique :

Monsieur L., 31 ans, s'exprime difficilement et est marié depuis 8 mois. Il présente une dysfonction érectile caractérisée par une rigidité insuffisante et une perte de l'érection au moment de la pénétration. Les érections matinales sont absentes. Bien qu'il nie ressentir une angoisse liée à la peur de l'échec, son épouse rapporte des tremblements et une transpiration excessive lors des rapports sexuels.

De plus, le patient adopte un comportement inhabituel, se regardant fréquemment dans le miroir. Son histoire personnelle indique qu'il a été principalement élevé par des nounous, ce qui suggère une distance émotionnelle avec ses parents.

Explication :

Cette présentation évoque un attachement désorganisé. Les angoisses visibles, combinées à un lien parental déficient, suggèrent des difficultés à établir une sécurité émotionnelle dans l'intimité.

D. ATTACHEMENT ANXIO-ÉVITANT

Cas clinique :

Monsieur A., né en 1962, a été marié brièvement en 1990 (1 mois) et s'est remarié en 2022. Entre ces deux mariages, il a eu des relations sexuelles occasionnelles, avec une fréquence de 1 fois tous les 3 à 12 mois.

Ancien grand fumeur, ayant cessé il y a quatre ans, et consommateur chronique d'alcool (vin et pastis), il évite toute intimité sexuelle depuis son remariage, évoquant des problèmes de santé et une crainte de l'échec.

Lors de sa nuit de noces, une crise d'asthme accompagnée de douleurs précordiales l'a éloigné du lit conjugal. Malgré les demandes répétées de son épouse de simplement partager le lit, sans insistance pour des rapports sexuels, il continue à s'y soustraire.

Explication :

Ce tableau reflète une dysfonction érectile primaire due à attachement anxio-évitant, où l'individu évite les relations intimes par crainte de l'échec ou de la vulnérabilité. Les antécédents de consommation et les excuses somatiques amplifient cette dynamique.

E. DYSFONCTION ÉRECTILE ET MASTURBATION

Monsieur C., né en 1960, est diabétique depuis 2006 et souffre également de psoriasis traité par Méthotrexate et des injections mensuelles d'immunosuppresseurs. Il présente une dysfonction érectile depuis plus de quatre ans, qu'il attribue en partie à ses habitudes de masturbation.

Cette dysfonction érectile secondaire résulte probablement d'une combinaison de facteurs psychosomatiques liés au psoriasis et de causes organiques et iatrogènes, notamment un diabète mal équilibré, les effets secondaires du Méthotrexate et des facteurs psychologiques comme la culpabilité associée à la masturbation, sur fond de vulnérabilité émotionnelle préexistante.

La stratégie thérapeutique repose sur un contrôle rigoureux du diabète afin d'optimiser l'équilibre glycémique, sur un dosage hormonal permettant d'évaluer l'impact du Méthotrexate sur les cellules de Leydig, ainsi que sur un accompagnement psychologique ciblé visant à renforcer la stabilité émotionnelle du patient et à l'aider à dépasser la culpabilité liée à ses habitudes masturbatoires.

F. ATTACHEMENT ÉVITANT ET PROBLÈMES CONJUGAUX

Cas clinique :

Un Mécanicien de 40 ans, marié depuis 2012 présente une dysfonction érectile avec pénétration impossible et une fréquence des relations sexuelles de 1 à 2 fois par an. Le couple consulte après un conflit conjugal qui a mené l'épouse à envisager le divorce.

L'épouse frustrée, se masturbe régulièrement. Après l'examen du patient, l'épouse exprime un désintérêt pour un suivi thérapeutique, ayant uniquement cherché à comprendre les causes du problème de son mari.

Explication :

Ce cas met en lumière un attachement évitant et une difficulté à exprimer ses besoins émotionnels, entraînant une désintégration de la relation intime et un isolement émotionnel.

G. ATTACHEMENT ÉVITANT ET DÉSIR INHIBÉ

Cas clinique :

Un homme de 44 ans, marié depuis 2019, présente une abstinence prolongée après quelques rapports sexuels au début du mariage. Bien qu'il exprime de l'affection pour son épouse, il ne ressent pas d'attirance physique envers elle.

Le patient justifie son abstinence par des lombalgies chroniques, résistantes aux anti-inflammatoires classiques et nécessitant un traitement par immunosuppresseurs.

Cependant, une évaluation approfondie met en évidence que ces douleurs, bien qu'existantes, semblent jouer davantage le rôle d'un mécanisme inconscient pour éviter les relations sexuelles.

Sur le plan relationnel, le patient manifeste des comportements d'évitement émotionnel, limitant les interactions intimes et affectives avec son épouse.

L'examen clinique n'identifie aucun problème organique majeur qui expliquerait une telle inhibition, ce qui oriente le diagnostic vers des facteurs psychologiques.

Les signes observés révèlent un schéma d'attachement insécure, associé à une anxiété de performance ou à une difficulté à gérer l'intimité émotionnelle et physique dans le cadre conjugal.

Analyse et Interprétation :

Cette situation illustre comment un trouble psychologique peut se manifester sous forme de somatisations, telles que des douleurs chroniques, qui servent inconsciemment de barrière protectrice contre une intimité perçue comme menaçante ou inconfortable.

Ces symptômes physiques deviennent un prétexte pour maintenir une distance relationnelle, aggravant cependant la frustration conjugale et le sentiment de déconnexion émotionnelle au sein du couple.

H. DYSFONCTION ÉRECTILE ORGANIQUE

Cas clinique :

Homme de 75 ans avec maladie de Parkinson évoluée

Monsieur C L, 75 ans, homme d'affaires à la retraite, est suivi en consultation sexologique depuis plus de vingt ans pour une dysfonction érectile où l'organicité est évidente, car il présente une maladie de Parkinson diagnostiquée et traité il y a plus de vingt-cinq ans.

La dernière consultation remonte à huit mois. Il s'est présenté récemment dans un état de santé fortement dégradé.

Le patient est désormais grabataire, transféré au cabinet médical en fauteuil roulant, incapable de se tenir debout.

Il présente une dysarthrie sévère rendant l'élocution quasi incompréhensible et une hypersalivation importante.

À l'examen, il porte des protections urinaires en raison de fuites involontaires, traduisant une incontinence urinaire probablement liée à l'évolution de sa pathologie neurologique.

Cette situation clinique soulève plusieurs interrogations majeures :

Quel sens conserve la sexualité pour ce patient dans un contexte de dégradation fonctionnelle majeure ?

Son histoire personnelle et la longévité de son suivi indiquent une valorisation ancienne et constante de la fonction sexuelle.

Cependant, l'évolution de son état neurodégénératif impose de reconsidérer les objectifs et les représentations de la sexualité dans le grand âge et la dépendance.

Comment évaluer la dynamique conjugale actuelle et la disponibilité de la partenaire à maintenir un lien sexuel ou intime ?

La relation à l'autre — notamment la perception du corps malade, dépendant et mutique — devient ici centrale.

Le consentement, la réciprocité émotionnelle et la réinvention des gestes affectifs ou érotiques méritent d'être abordés dans une consultation conjointe, si possible.

Quelles options thérapeutiques sont envisageables dans ce contexte clinique complexe ?

Toute démarche thérapeutique doit prendre en compte les importantes limitations physiques, les effets iatrogènes potentiels des traitements antiparkinsoniens, et le cadre éthique.

La pharmacothérapie sexuelle classique (inhibiteurs de la PDE5, par exemple) peut être peu efficace à ce stade.

Un accompagnement psychosexuel individualisé ou en couple, recentré sur les formes de tendresse, de sensualité ou de communication non-verbale, pourrait constituer une approche plus adaptée.

Le contexte neurodégénératif avancé :

Le patient est en stade très évolué de la maladie de Parkinson (stade 5 selon Hoehn et Yahr), caractérisé par une perte d'autonomie motrice quasi totale, des troubles de la déglutition et de l'élocution, une incontinence, une fatigue chronique et une possible dépression associée. Ces atteintes altèrent profondément les capacités d'initiative, d'interaction et de contrôle corporel nécessaires à l'activité sexuelle.

La sexualité dans la dépendance :

La sexualité ne disparaît pas nécessairement avec la perte d'autonomie. Elle peut demeurer une composante de l'identité et un lien avec la vitalité.

Toutefois, à ce stade, il est essentiel de redéfinir ce que signifie « sexualité » pour le patient : s'agit-il d'un besoin corporel, d'un désir érotique, d'une recherche d'intimité, de tendresse, d'un besoin d'assurance narcissique, ou simplement d'une habitude antérieurement valorisée ?

État cognitif et communication :

Le trouble de l'élocution (dysarthrie), l'hypersalivation et la dégradation possible des fonctions cognitives limitent fortement la communication verbale.

Or, la sexualité est un lieu d'interaction. L'évaluation des fonctions cognitives, de la compréhension et de la capacité à consentir doit être rigoureuse, en lien si nécessaire avec un neuropsychologue.

Consentement et dignité :

Dans le cadre de la grande dépendance, la question du consentement sexuel devient particulièrement délicate. Le professionnel doit s'assurer que le patient exprime de manière suffisamment claire et constante son souhait d'engager ou de maintenir un lien sexuel, même dans une forme adaptée. La partenaire doit également pouvoir exprimer son propre ressenti et ses limites.

Respect du corps vulnérable :

Le corps âgé, dépendant et malade suscite souvent un rejet social ou conjugal, voire une « invisibilisation » sexuelle.

La mission du soignant est aussi de lutter contre cette stigmatisation en valorisant les formes possibles de contact physique affectueux, même s'il ne s'agit pas d'un acte sexuel complet.

Rôle du professionnel :

Le sexologue ou médecin ne peut promettre de « restaurer » une sexualité comme avant. Son rôle consiste à accompagner une redéfinition de celle-ci, réaliste, éthique et adaptée à la situation du couple, sans imposer de modèle normatif.

Approche palliative du lien sexuel

Dans une approche palliative, la sexualité ne se définit plus uniquement comme un acte génital, mais comme un **espace d'expression de l'intimité**, où caresses, regards, odeurs et gestes de tendresse prennent une valeur centrale.

La priorité est de proposer une **sexualité relationnelle**, fondée sur l'écoute et la présence, qui renforce l'estime de soi du patient sans exiger de performance.

Les médiations sensorielles, telles que le massage, la musique partagée, les bains à deux ou le toucher thérapeutique, peuvent enrichir ce vécu.

L'accompagnement du couple reste essentiel : un entretien conjugal, lorsqu'il est possible, permet d'évaluer la perception et les attentes de la partenaire, de favoriser la verbalisation des deuils — du corps, du rôle sexuel actif ou du plaisir partagé — et d'ouvrir la voie à de nouvelles modalités relationnelles.

Il s'agit aussi de soutenir la partenaire dans son double rôle d'aidante et de conjointe, en reconnaissant sa fatigue psychique, affective et sexuelle.

Sur le plan médical, la prise en charge intégrée passe par l'évaluation de l'état hormonal, notamment la testostérone, et par la vérification des traitements antiparkinsoniens, certains pouvant paradoxalement induire une hypersexualité, comme les agonistes dopaminergiques.

À titre exceptionnel, et seulement si un élan érotique est encore exprimé, l'usage encadré des inhibiteurs de la PDE5 peut être envisagé.

Ce cas illustre toute la complexité de la prise en charge de la sexualité dans les maladies neurodégénératives avancées. Il incite les professionnels à élargir leur conception de la sexualité, à développer une approche éthique, empathique et interdisciplinaire, et à reconnaître la valeur subjective de l'intimité jusque dans les situations de grande vulnérabilité.

I. DYSFONCTION ÉRECTILE À 72 ANS

Monsieur X., âgé de 72 ans, est adressé en consultation de sexologie accompagné de son épouse.

Dès le début de l'entretien, c'est cette dernière qui s'exprime, décrivant la plainte de manière brutale et dévalorisante : « **Il veut manger du biscuit, il monte et se plie** », une formule ironique pour illustrer la perte de l'érection survenant lors de la tentative de pénétration.

Le patient, visiblement gêné, admet des difficultés érectiles évoluant depuis plusieurs années, avec des érections matinales devenues rares et une rigidité pénienne insuffisante pour permettre une pénétration satisfaisante.

Ses ***antécédents médicaux*** révèlent une *hypertension artérielle* connue et traitée, ainsi qu'un *diabète de type 2* évoluant depuis plus de dix ans, pris en charge par antidiabétiques oraux.

Il n'a pas d'antécédent urologique chirurgical, n'est plus fumeur mais présente un passé tabagique. Son traitement actuel associe antihypertenseurs et metformine.

Sur ***le plan conjugal***, il est marié depuis plus de quarante ans, mais la communication dans le couple est marquée par le conflit et la moquerie, l'épouse exprimant son mécontentement de manière humiliante, ce qui alourdit la charge psychologique et accentue l'anxiété de performance.

L'examen clinique montre un *état général conservé*, un IMC légèrement augmenté, une *tension artérielle* bien contrôlée et un pouls régulier. L'examen génital ne révèle pas d'anomalie morphologique. Cependant, les *facteurs de risque vasculaires* sont présents et importants : *âge*, *diabète* et *hypertension.*

À cela s'ajoute une dimension relationnelle problématique, avec une absence de soutien conjugal et une communication délétère.

Sur ***le plan diagnostique***, il s'agit d'une ***dysfonction érectile organique*** sur terrain vasculaire, aggravée par des facteurs psychogènes, notamment *l'anxiété de performance* et les humiliations répétées.

Le diagnostic différentiel doit toutefois écarter un hypogonadisme, une neuropathie diabétique évoluée ou une iatrogénie médicamenteuse liée à certains antihypertenseurs.

La conduite à tenir passe d'abord par un bilan complémentaire incluant glycémie à jeun, HbA1c, profil lipidique, dosage de la testostérone totale et biodisponible, créatinine et PSA, ainsi qu'une vérification attentive du traitement antihypertenseur afin d'écarter une cause iatrogène.

Sur le ***plan thérapeutique***, il convient d'optimiser le contrôle du diabète et de l'hypertension.

Une prescription d'inhibiteurs de la phosphodiestérase de type 5 (comme le sildénafil ou le tadalafil) peut être envisagée après avis cardiologique, et en cas d'échec, d'autres options sont possibles, telles que les injections intra-caverneuses, le vacuum ou la prothèse pénienne.

La ***dimension psycho-sexologique*** ne doit pas être négligée : une autre consultation de couple est souhaitable afin d'améliorer la communication conjugale et de restaurer une sexualité plus respectueuse et non stigmatisante.

Un soutien psychologique individuel pour le patient peut aider à réduire l'anxiété de performance, tandis qu'un accompagnement conjugal permet de réhabiliter une intimité adaptée à l'âge, centrée sur l'érotisme, la tendresse et la stimulation progressive.

L'éducation thérapeutique joue un rôle clé en expliquant le lien entre diabète, hypertension et dysfonction érectile, en promouvant une hygiène de vie saine — activité physique, alimentation équilibrée, arrêt du tabac et de l'alcool excessif — et en sensibilisant l'épouse à l'importance de son soutien dans le processus thérapeutique.

En résumé, ce cas illustre une dysfonction érectile organique liée à un terrain vasculaire, aggravée par des facteurs psychologiques et relationnels.

Sa prise en charge nécessite une approche multidimensionnelle, associant optimisation médicale, traitement pharmacologique et accompagnement psychothérapeutique du couple.

CONCLUSION

La dysfonction érectile est un trouble complexe nécessitant une approche multidimensionnelle pour comprendre les causes sous-jacentes et fournir un traitement efficace. Les facteurs psychologiques, notamment les styles d'attachement insécures, jouent un rôle crucial dans la dysfonction érectile et doivent être intégrés dans les stratégies thérapeutiques. Pour les professionnels de la santé sexuelle, une prise en charge empathique et sans jugement est essentielle pour aider les patients à restaurer une vie sexuelle épanouissante.

CHAPITRE 4
ÉJACULATION PRÉCOCE (EP)

INTRODUCTION

L'éjaculation précoce (EP), également appelée éjaculation prématurée ou éjaculation rapide, est une dysfonction sexuelle masculine courante qui se caractérise par l'incapacité à retarder l'éjaculation, survenant souvent avant ou peu de temps après la pénétration, et ce, de manière récurrente.

Bien que l'EP puisse affecter les hommes de tous âges, ses manifestations varient en intensité et peuvent perturber significativement la vie personnelle et relationnelle des individus concernés.

Ce chapitre présente une vue détaillée de l'EP, de ses types, de ses hypothèses étiologiques et des options de traitement.

I. DÉFINITION ET CLASSIFICATION

L'éjaculation précoce se distingue en deux grandes catégories, avec des formes additionnelles moins fréquentes qui varient selon le contexte et les caractéristiques individuelles :

A. ÉJACULATION PRÉCOCE PRIMAIRE

Elle survient dès les premières expériences sexuelles de l'homme et persiste malgré une expérience répétée et stable. L'éjaculation se produit souvent dans les premières secondes ou minutes suivant la pénétration, ou même avant.

Les hommes présentant une EP primaire rapportent un délai éjaculatoire inférieur à une minute dans la majorité des cas. Cette forme d'EP est souvent d'origine psychologique, bien qu'elle puisse aussi être influencée par des facteurs organiques.

B. ÉJACULATION PRÉCOCE SECONDAIRE

Ce type d'éjaculation précoce survient après une période de fonction sexuelle normale, pouvant apparaître de manière soudaine ou s'installer progressivement.

Les causes sont variées et incluent le stress, les déséquilibres hormonaux, des affections médicales comme la prostatite, dysthyroïdie ou des troubles psychologiques.

Chez les individus concernés, l'EP peut se manifester à différents moments de l'intimité : lorsque la partenaire se déshabille, durant les préliminaires, au moment de la pénétration vaginale, après quelques mouvements de va et vient, ou peu de temps après le début de la pénétration, souvent dans un intervalle de quinze secondes à deux minutes.

Cette éjaculation rapide peut être associée ou non à d'autres difficultés sexuelles, telles que la dysfonction érectile ou le vaginisme, aggravant encore les tensions au sein du couple.

Les conséquences pour la relation sont souvent néfastes : frustration, colère, déception, sentiment d'échec, d'infériorité, culpabilité, humiliation, voire dépression et désengagement émotionnel.

L'éjaculateur précoce a généralement une aversion pour les stimulations génitales, tentant de se protéger de la contamination érotique.

Il peut alors se replier sur lui-même, s'isolant des réactions de sa partenaire.

De son côté, la partenaire, frustrée par ces relations insatisfaisantes, peut devenir indifférente, voire hostile. Cette dynamique crée un espace de plus en plus réduit pour l'intimité, les rapports sexuels se raréfient jusqu'à disparaître, entraînant une rupture de la communication et creusant un fossé affectif dans le couple.

II. TYPOLOGIES ET APPROCHES CLINIQUES

L'éjaculation précoce primaire (EP) est un trouble sexuel masculin courant qui affecte la satisfaction sexuelle de l'individu et de son partenaire. Elle se manifeste par une incapacité à contrôler ou retarder l'éjaculation, souvent durant les premières minutes ou même secondes de l'acte sexuel.

Dans une optique clinique, il est essentiel de distinguer les différentes formes d'EP pour adapter le traitement aux besoins spécifiques du patient. Voici un aperçu détaillé des types cliniques d'EP.

A. ÉJACULATION PRÉCOCE PRIMAIRE « EP MALADIE »

L'éjaculation précoce primaire, appelée « ***EP maladie*** », est un trouble sexuel qui apparaît dès les premiers contacts sexuels et persiste tout au long de la vie.

Contrairement à d'autres formes d'éjaculation précoce, elle se manifeste de ***façon constante*** et présente des caractéristiques spécifiques qui en font une forme clinique bien définie.

Elle se traduit par une ***rapidité persistante de l'éjaculation***, indépendante des situations sexuelles ou des partenaires, ce qui la distingue des formes contextuelles où le trouble varie selon les circonstances.

Dès leurs premiers rapports, les individus concernés constatent une incapacité durable à contrôler l'éjaculation. Alors que d'autres formes d'éjaculation précoce peuvent fluctuer ou s'atténuer avec l'expérience, cette difficulté reste constante, et tend parfois à s'aggraver avec le temps.

Dans environ 90 % des cas, le ***délai d'éjaculation*** est inférieur à une minute après pénétration, et dans les cas les ***plus sévères***, l'éjaculation survient ***avant toute pénétration vaginale***, parfois même au cours des préliminaires ou au simple contact avec la vulve.

Ce phénomène, connu sous le nom **d'éjaculation « ante portas »**, accentue le sentiment d'*impuissance* et de *frustration* chez le patient.

Les mécanismes précis de l'EP primaire ne sont pas totalement élucidés, mais plusieurs hypothèses mettent en avant des ***facteurs psychologiques et biologiques***.

Du côté ***psychologique***, l'anxiété de performance joue un rôle central dès les premières expériences sexuelles, la peur de décevoir le partenaire aggravant la difficulté de contrôle.

Une *faible estime de soi* peut également alimenter un cercle vicieux, notamment chez les patients persuadés d'avoir une verge trop petite, qu'il s'agisse d'un vécu subjectif ou d'une réalité anatomique. Dans ce dernier cas, certains hommes cherchent inconsciemment à compenser par une pénétration rapide, renforçant encore le trouble.

Sur le ***plan biologique***, plusieurs pistes sont évoquées. L'*hypersensibilité du gland* ou *une hyperréactivité du système nerveux central* réduisent le seuil d'excitation et rendent l'éjaculation difficilement contrôlable, même sous des stimulations minimes.

Un ***déséquilibre*** *des* ***neurotransmetteurs***, en particulier un ***déficit en sérotonine***, est également suspecté. Ce rôle de la sérotonine est corroboré par l'efficacité des inhibiteurs sélectifs de la recapture de la sérotonine (ISRS), qui prolongent le délai éjaculatoire en augmentant sa disponibilité dans le cerveau.

D'autres ***facteurs neurobiologiques***, tels que des variations dans la régulation des récepteurs dopaminergiques et des voies noradrénergiques, ont aussi été étudiés, bien que leur rôle exact demande encore des recherches supplémentaires.

Ces ***hypothèses biologiques*** soulignent l'importance d'une évaluation médicale approfondie et d'interventions pharmacologiques adaptées, en particulier lorsque des causes organiques ou neurologiques sous-jacentes sont suspectées.

Les ***conséquences psychosociales*** de l'EP primaire sont significatives. Sur le *plan émotionnel*, les patients vivent souvent un sentiment de *honte*, de *frustration* et de *culpabilité*, qui altère leur confiance en eux et leur satisfaction personnelle.

Dans la ***sphère relationnelle***, les partenaires peuvent ressentir une *insatisfaction sexuelle*, générant des tensions, un éloignement affectif et une diminution de la fréquence des rapports.

Enfin, certains hommes, par peur de nouvelles expériences décevantes, en viennent à éviter les relations amoureuses et intimes, renforçant leur isolement et leur mal-être.

Ainsi, l'éjaculation précoce primaire apparaît comme un trouble sexuel complexe qui affecte profondément la vie personnelle et relationnelle.

Si son traitement définitif reste difficile, les avancées pharmacologiques et psychothérapeutiques offrent aujourd'hui des solutions efficaces pour améliorer la qualité de vie des patients.

Une prise en charge personnalisée, intégrant les dimensions psychologiques et biologiques, demeure essentielle afin de répondre aux besoins spécifiques de chaque individu et de restaurer leur bien-être émotionnel et sexuel.

B. ÉJACULATION PRÉCOCE SECONDAIRE « EP SYMPTÔME »

L'éjaculation précoce secondaire, également appelée « EP acquise », se distingue de l'EP primaire par son apparition après une **période de fonction sexuelle normale**.

Contrairement à la forme primaire qui est présente dès les premiers rapports, l'EP secondaire se manifeste à un moment ultérieur de la vie sexuelle, faisant d'elle le symptôme d'un problème sous-jacent, qu'il soit médical, psychologique ou relationnel.

Elle peut survenir de manière ***progressive***, avec un raccourcissement graduel du délai éjaculatoire, ou se manifester ***brutalement*** à la suite d'un événement stressant ou d'un problème médical aigu.

Dans certains cas, elle présente une ***variabilité contextuelle*** : elle apparaît dans des situations particulières ou avec une partenaire spécifique, tout en étant absente dans d'autres contextes.

Les causes de l'EP secondaire sont multiples. Sur le ***plan psychologique*** et ***relationnel***, elle peut résulter d'une anticipation de l'échec où la pression de satisfaire le partenaire conduit à une perte de contrôle éjaculatoire.

Les conflits conjugaux, la perte de désir ou l'insécurité émotionnelle viennent également perturber la sexualité. Des états tels que la dépression ou le stress chronique influencent directement la régulation des réflexes sexuels et peuvent favoriser l'apparition du trouble.

Sur le ***plan médical***, certaines affections jouent un rôle important, notamment les ***troubles urologiques*** comme les infections ou inflammations de la prostate, à l'exemple de la ***prostatite***, fréquemment retrouvée dans ces cas.

Des dysfonctionnements endocriniens, comme l'***hyperthyroïdie***, accélèrent le réflexe éjaculatoire, tandis que des variations hormonales liées à l'âge ou à des maladies métaboliques, telles que le diabète, constituent d'autres facteurs contributifs.

Le diagnostic de l'EP secondaire repose sur une approche clinique et médicale rigoureuse. Un entretien détaillé permet de préciser la durée de la période normale précédant l'apparition du trouble ainsi que les contextes dans lesquels il survient.

L'examen physique, quant à lui, vise à détecter d'éventuels signes de pathologies urologiques, endocriniennes ou neurologiques.

Des ***examens complémentaires*** sont souvent nécessaires : des analyses sanguines pour doser les hormones thyroïdiennes (TSH, T3, T4) afin d'écarter une hyperthyroïdie, ou encore une échographie prostatique pour rechercher une prostatite ou d'autres anomalies.

L'éjaculation précoce secondaire doit ainsi être envisagée comme un ***trouble multifactoriel***.

Contrairement à l'EP primaire, cette forme acquise est souvent réversible si les causes sous-jacentes sont identifiées et traitées correctement.

Une ***prise en charge intégrée***, associant traitements médicaux, interventions comportementales et soutien psychologique, permet généralement au patient de retrouver une fonction sexuelle satisfaisante et d'améliorer de manière significative sa qualité de vie.

C. ÉJACULATION PRÉCOCE « EP-LD » OU PSEUDO-EP

L'éjaculation précoce subjective, également appelée pseudo-EP ou EP-LD « Like dysfunction », est une variante particulière dans laquelle le patient croit souffrir d'un trouble alors que son délai éjaculatoire se situe en réalité dans les normes.

Ce type d'éjaculation précoce ne repose ni sur une véritable anomalie physiologique ni sur une dysfonction psychologique, mais découle d'une perception erronée influencée par des facteurs psychoculturels et sociaux.

Les hommes concernés estiment éjaculer trop rapidement, bien que leur ***délai*** soit souvent ***supérieur à deux minutes***, ce qui correspond à une durée considérée comme normale lors des rapports sexuels.

Cette ***fausse impression*** engendre néanmoins un sentiment d'insatisfaction personnelle ou relationnelle.

Les ***attentes irréalistes*** jouent ici un rôle central : l'exposition répétée à des modèles sexuels idéalisés, notamment à travers la pornographie ou les récits exagérés, contribue à déformer la perception de ce qu'est un « bon rapport sexuel ».

La ***pression culturelle*** qui valorise la performance masculine en termes de durée et de contrôle, les comparaisons avec des pairs ou encore les croyances préconçues renforcent cette conviction erronée.

Contrairement à l'éjaculation précoce primaire ou secondaire, aucune cause organique ou psychologique n'est identifiée dans l'EP subjective. Elle repose uniquement sur un décalage entre les attentes de l'individu et la réalité objective de sa fonction sexuelle. Ses conséquences, en revanche, sont bien réelles.

Le patient peut développer un ***sentiment d'infériorité*** et une ***faible estime de soi*** en croyant qu'il ne satisfait pas son ou sa partenaire. Cette croyance favorise également une ***anxiété*** de ***performance*** qui aggrave l'inconfort lors des rapports.

Sur le plan relationnel, si la partenaire partage ces attentes irréalistes, la ***dynamique*** du ***couple*** peut se ***détériorer***, générant tensions et frustrations.

L'éjaculation précoce subjective illustre parfaitement la manière dont les influences culturelles et les idéaux irréalistes de performance peuvent créer une illusion de dysfonction.

La prise en charge repose avant tout sur ***l'éducation sexuelle***, la ***déconstruction des croyances erronées*** et la réévaluation des attentes.

Un travail de communication ouverte et bienveillante au sein du couple permet de ***restaurer*** la ***satisfaction sexuelle*** et ***émotionnelle***, tout en aidant le patient à retrouver confiance en lui et dans sa sexualité.

D. ÉJACULATION PRÉCOCE : VARIABILITÉ NATURELLE

L'éjaculation précoce liée à une variabilité naturelle correspond à une forme particulière qui reflète les fluctuations normales de la réponse sexuelle face à certains contextes spécifiques.

Contrairement aux formes pathologiques d'éjaculation précoce, elle n'est pas considérée comme un trouble clinique mais plutôt comme une réaction adaptative aux variations d'excitation et de circonstances.

Cette variabilité du délai éjaculatoire peut être influencée par plusieurs facteurs, tels qu'une ***stimulation sexuelle*** particulièrement ***intense*** qui accélère le réflexe éjaculatoire, un état de ***tension*** ou de ***stress*** qui diminue le contrôle, une longue période d'***abstinence*** ou un désir accumulé qui raccourcit le délai, ou encore les circonstances particulières de la relation sexuelle, comme la ***nouveauté*** du partenaire, un environnement inhabituel ou des attentes élevées qui accentuent l'excitation.

Contrairement à l'éjaculation précoce primaire ou secondaire, cette forme n'est pas considérée comme pathologique, puisqu'elle reflète une réponse adaptative et normale face à la diversité des situations sexuelles.

Toutefois, elle peut entraîner des ***répercussions psychologiques*** et ***relationnelles***. Certains hommes ressentent un sentiment d'insécurité temporaire en interprétant ces variations comme un problème, ce qui peut générer une anxiété passagère.

La pression liée aux **nouvelles relations** ou à une ***abstinence*** prolongée peut accentuer la rapidité de l'éjaculation, et dans la vie de couple, cette variabilité peut provoquer des frustrations ou des incompréhensions si elle n'est pas correctement expliquée et intégrée.

L'éjaculation précoce liée à une variabilité naturelle n'est donc pas un trouble clinique, mais une réponse adaptative aux contextes d'excitation. Elle peut néanmoins entraîner une insatisfaction temporaire.

Une approche personnalisée, reposant sur l'éducation, les techniques comportementales et la gestion psychologique, aide les individus à mieux comprendre et à maîtriser leur excitation, leur permettant ainsi d'optimiser leur satisfaction sexuelle et relationnelle.

E. ÉJACULATION PRÉCOCE ÉMOTIONNELLE

L'éjaculation précoce émotionnelle est une forme particulière d'EP directement influencée par les réponses émotionnelles et comportementales du partenaire.

Elle reflète une ***sensibilité extrême*** à ***l'environnement émotionnel*** du rapport sexuel, dans lequel les ***réactions*** de ***plaisir*** ou ***d'excitation*** du partenaire déclenchent une éjaculation rapide.

Bien qu'elle ne soit pas liée à des causes physiologiques ou chroniques, elle peut perturber l'harmonie sexuelle au sein du couple.

Les hommes concernés présentent une ***hypersensibilité*** marquée aux signaux ***émotionnels*** et non verbaux de leur partenaire, tels que les gémissements, les *soupirs* de plaisir, les *expressions faciales* d'excitation ou encore les mouvements corporels traduisant la montée du désir. Cette réceptivité amplifie leur propre excitation, réduisant considérablement le délai éjaculatoire.

L'éjaculation survient alors de ***manière anticipée***, en réponse aux manifestations de plaisir perçues. Par exemple, dès que la partenaire exprime un soupir ou intensifie ses réactions, l'individu ressent une montée incontrôlable de son excitation, conduisant à une éjaculation prématurée.

Ce phénomène est souvent aggravé par un désir excessif de satisfaire la partenaire, générant une pression émotionnelle supplémentaire. Cette implication émotionnelle élevée se rencontre particulièrement chez les hommes ayant une forte connexion affective avec leur partenaire ou chez ceux qui ressentent un besoin exacerbé de combler ses attentes sexuelles.

Le désir de « bien faire » ou de « donner du plaisir » peut entraîner une anticipation anxieuse de l'échec, renforçant encore le cycle de l'éjaculation rapide. L'EP émotionnelle représente ainsi l'expression d'une connexion affective et sensorielle intense au sein du couple.

Bien qu'elle ne constitue pas une pathologie en soi, elle peut nuire à la satisfaction sexuelle si elle n'est pas prise en charge. Une approche centrée sur la régulation émotionnelle, associée à des techniques comportementales et à une communication ouverte entre partenaires, permet d'apporter des solutions efficaces pour préserver l'équilibre sexuel et relationnel et maintenir une vie intime épanouissante.

F. ÉJACULATION PRÉCOCE SECONDAIRE À UNE DE

L'éjaculation précoce secondaire à une dysfonction érectile constitue une forme particulière de trouble sexuel dans laquelle l'éjaculation rapide agit comme un mécanisme compensatoire d'une difficulté érectile émergente.

Ce phénomène résulte d'un processus complexe où l'individu cherche à inhiber ses sensations érotiques pour éviter une éjaculation prématurée, mais ce contrôle excessif finit par perturber la qualité et la stabilité de l'érection.

Caractéristiques de l'EP secondaire à une DE

La dysfonction érectile se manifeste souvent à travers une plainte initiale d'éjaculation précoce persistante. Progressivement, pour gérer ce trouble, le sujet adopte inconsciemment des stratégies d'inhibition des sensations sexuelles.

Si ce mécanisme peut temporairement retarder l'éjaculation, il provoque aussi une diminution générale des signaux sensoriels et érotiques nécessaires au maintien d'une érection satisfaisante.

Le phénomène décrit par Robert Porto en 1986 sous le nom de « dysfonction érectile écran » illustre cette inhibition excessive des sensations sexuelles qui conduit à un blocage réflexe de l'érection.

Les pensées érotiques et les sensations génitales s'atténuent progressivement, empêchant l'activation réflexe indispensable au maintien du plaisir sexuel.

L'apparition de la dysfonction érectile génère une boucle de rétroaction négative : l'anxiété et la frustration s'intensifient, renforçant les comportements d'évitement et le contrôle excessif des sensations. Le sujet peut alors éviter les rapports ou réduire les stimulations sensuelles afin de limiter le risque d'éjaculation prématurée, mais cette stratégie aggrave paradoxalement le trouble érectile.

Conséquences cliniques

La focalisation excessive sur la maîtrise de l'éjaculation entraîne une réduction notable de la qualité érotique du rapport sexuel. Le plaisir devient secondaire face à la peur de l'échec et à l'anxiété de performance, ce qui appauvrit la dimension affective de la sexualité.

Progressivement, une déconnexion émotionnelle et relationnelle s'installe. Le patient devient distant, évite les contacts intimes ou se désengage de la vie sexuelle du couple, provoquant une incompréhension mutuelle. La partenaire peut interpréter cette attitude comme un désintérêt affectif ou une perte d'attirance, accentuant les tensions conjugales et renforçant le cercle vicieux du trouble.

Évaluation clinique

L'évaluation clinique vise à différencier cette forme de dysfonction érectile liée à une éjaculation précoce des autres types de troubles érectiles, qu'ils soient d'origine psychogène, organique ou médicamenteuse.

L'entretien approfondi permet d'identifier la survenue progressive d'une difficulté érectile après une période d'éjaculation rapide, d'évaluer la perception des sensations érotiques et des stimulations génitales, ainsi que les stratégies conscientes ou inconscientes employées pour retarder l'éjaculation. L'analyse des antécédents sexuels explore le contexte d'apparition du trouble, comme un changement de partenaire ou un épisode de stress, et examine les croyances relatives à la performance sexuelle et aux expériences antérieures d'échec.

Des tests complémentaires peuvent être réalisés si une cause organique est suspectée afin de préciser le diagnostic.

L'éjaculation précoce secondaire à une dysfonction érectile illustre la complexité des interactions entre excitation, contrôle et anxiété sexuelle.

Une évaluation clinique rigoureuse et une approche thérapeutique intégrant des interventions comportementales, psychologiques et relationnelles permettent de traiter efficacement ce type de trouble. Le succès de la prise en charge repose sur la restauration d'un équilibre harmonieux entre plaisir, érotisme et connexion émotionnelle, afin de redonner au patient une sexualité vécue dans la détente et la confiance.

G. ÉJACULATION PRÉCOCE COMME RÉPONSE À UNE DE

L'éjaculation précoce dans ce contexte se manifeste comme une réponse adaptative à une dysfonction érectile préexistante. Cette forme particulière illustre une dynamique psychosexuelle complexe où l'éjaculation rapide devient une stratégie compensatoire destinée à préserver une activité sexuelle jugée satisfaisante malgré la difficulté érectile.

Si ce mécanisme peut sembler efficace à court terme, il s'avère progressivement problématique lorsqu'il s'automatise et s'installe durablement.

Caractéristiques et mécanismes

Lorsqu'un individu souffre de dysfonction érectile, la difficulté à maintenir une érection engendre souvent une pression psychologique intense visant à éjaculer avant la perte complète de rigidité.

Cette réaction, consciente ou non, représente une tentative d'adaptation destinée à sauver la situation sexuelle. Avec le temps, ce comportement répétitif s'ancre dans la mémoire sensorielle et se transforme en un véritable réflexe conditionné.

Même lorsque la dysfonction érectile initiale s'améliore, la tendance à éjaculer rapidement persiste, alimentée par une anticipation anxieuse de l'échec.

Cette forme d'éjaculation précoce se distingue ainsi des autres typologies : contrairement à l'EP primaire, elle découle directement d'une anxiété de performance liée à la crainte de perdre l'érection. L'éjaculation rapide n'est donc pas le trouble initial, mais la conséquence d'un mécanisme compensatoire devenu pathologique.

Manifestations cliniques

Les patients présentent généralement une anxiété de performance marquée, ressentant la nécessité d'atteindre l'orgasme avant que l'érection ne s'effondre.

Chaque expérience de perte érectile antérieure renforce ce conditionnement et alimente un cercle vicieux d'anticipation anxieuse.

Progressivement, le réflexe d'éjaculation rapide s'installe de manière autonome, même dans des contextes où la rigidité pénienne est suffisante.

Cette automatisation altère la qualité des rapports, provoque frustration et insatisfaction au sein du couple et peut détériorer la communication affective.

En parallèle, de nombreux patients expriment des symptômes de détresse psychologique tels qu'une baisse de l'estime de soi, un sentiment d'échec et une perte de confiance en leurs capacités sexuelles.

Évaluation clinique

L'évaluation repose sur un interrogatoire détaillé visant à déterminer si l'éjaculation rapide est bien une réponse conditionnée à la perte d'érection. Le clinicien doit différencier cette forme d'EP des autres étiologies possibles, qu'elles soient d'origine organique, hormonale ou psychogène, et évaluer la part de l'anxiété de performance dans le maintien du trouble.

Le patient décrit souvent une anticipation constante de l'échec, une focalisation excessive sur l'éjaculation et une difficulté à se concentrer sur le plaisir partagé ou la connexion émotionnelle avec sa partenaire.

L'éjaculation précoce comme adaptation à une dysfonction érectile illustre la manière dont les troubles sexuels interagissent et se renforcent mutuellement.

Le traitement doit être global, en commençant par la prise en charge de la dysfonction érectile tout en intégrant des interventions comportementales et psychothérapeutiques pour rétablir un équilibre entre excitation, contrôle et plaisir.

Cette approche multidimensionnelle vise à restaurer une fonction sexuelle harmonieuse et met en lumière la nécessité d'une évaluation minutieuse pour comprendre les interactions complexes entre le psychisme, le corps et la relation de couple.

H. ÉJACULATION PRÉCOCE DES « ABSTINENTS »

C'est une particularité culturelle.

L'éjaculation précoce chez les individus désignés comme les Abstinents représente une manifestation spécifique fréquemment observée chez des hommes ayant connu de longues périodes d'abstinence sexuelle motivées par des raisons culturelles, religieuses ou personnelles.

Cette forme d'éjaculation rapide résulte d'une interaction complexe entre des facteurs psychologiques, sociaux et physiologiques, et nécessite une attention particulière en pratique clinique pour être correctement comprise et traitée.

Facteurs contributifs

Sur le plan psychologique, plusieurs vulnérabilités peuvent être identifiées. Le manque d'expérience sexuelle constitue un facteur central, car les Abstinents n'ont souvent pas eu l'occasion d'apprendre à moduler leur excitation, un processus essentiel dans le contrôle éjaculatoire. À cela s'ajoute une faible confiance en soi, nourrie par des complexes liés à la performance sexuelle, tels que la taille du pénis ou la peur de ne pas satisfaire le partenaire, ce qui amplifie l'anxiété durant les rapports intimes.

Un style d'attachement insécure, qu'il soit anxieux, évitant ou désorganisé, peut également renforcer la peur de l'intimité et entraver la gestion de l'excitation sexuelle.

Le contexte socioculturel joue un rôle tout aussi déterminant. Les croyances religieuses et les normes sociales, axées sur une vision idéalisée de la chasteté et du contrôle des désirs, influencent profondément le rapport à la sexualité.

Une éducation restrictive, qui promeut l'abstinence sans transmettre une véritable éducation sexuelle, conduit à une méconnaissance du corps et de la physiologie du plaisir.

L'ignorance des réalités corporelles, les interdits moraux et la culpabilité associée à la sexualité entraînent des conflits internes qui réapparaissent lors des premières expériences intimes.

Dans les sociétés où l'abstinence est valorisée, les attentes concernant la performance masculine créent un conformisme social et une pression considérable.

L'homme se perçoit comme le pilier de la sexualité et se sent tenu de prouver sa virilité et son contrôle, ce qui accroît l'anxiété de performance. L'idéalisation du premier rapport sexuel, présenté comme un moment décisif où il doit faire preuve d'assurance et de compétence, amplifie encore cette tension.

L'échec ou l'éjaculation rapide est alors vécu comme une défaillance personnelle, provoquant honte et perte de confiance. Dans certains milieux, la perception négative de la communauté ou des familles à propos de la performance sexuelle accentue le malaise et aggrave les difficultés.

Illustration clinique

Un homme de vingt-neuf ans, enseignant dans une école coranique, a grandi dans une famille conservatrice valorisant la chasteté jusqu'au mariage. Avant son union, il n'avait jamais eu de conversation ouverte sur la sexualité ni d'expérience sexuelle. Lors de la nuit de noces, il a ressenti une immense pression pour réussir, craignant le jugement de sa famille et celui de sa belle-famille.

Cette anxiété a provoqué une éjaculation ante portas, c'est-à-dire avant la pénétration, suivie d'une impossibilité d'engager un deuxième rapport.

Il s'est présenté en consultation avec un sentiment profond de honte et d'échec, craignant d'être perçu comme incompétent ou impuissant.

Vulnérabilités physiologiques

L'absence prolongée d'activité sexuelle conduit à une dérégulation physiologique des réflexes éjaculatoires. Le manque de pratique empêche la mise en place d'un contrôle réflexe efficace, ce qui rend la gestion de l'excitation particulièrement difficile.

Après une période d'abstinence prolongée, le système érotique devient hypersensible et réactif, déclenchant une éjaculation quasi instantanée dès les premiers stimuli sexuels.

Manifestations cliniques

Dans les cas les plus marqués, on observe une éjaculation ante portas, c'est-à-dire survenant avant même la pénétration ou au simple contact avec le partenaire. Ce phénomène traduit une hyperexcitabilité associée à une anxiété intense. L'anxiété de performance est omniprésente, alimentée par la peur d'échouer lors du premier rapport sexuel. Le manque de familiarité avec les sensations corporelles et les niveaux élevés d'excitation empêche la régulation du réflexe éjaculatoire et conduit à une perte de contrôle rapide.

Évaluation clinique

L'évaluation doit inclure un interrogatoire approfondi portant sur l'histoire sexuelle du patient, la durée des périodes d'abstinence, les convictions religieuses et culturelles ainsi que les éventuelles expériences traumatiques liées à la sexualité.

L'examen doit tenir compte du contexte dans lequel survient l'éjaculation rapide, en identifiant les facteurs déclenchants psychologiques, comme l'anxiété de performance ou la pression sociale, et les éléments relationnels tels que la nouveauté du partenaire ou les attentes conjugales.

Le clinicien doit enfin distinguer cette forme d'éjaculation précoce propre aux Abstinents des autres types, qu'ils soient primaires, secondaires ou adaptatifs, afin de proposer une stratégie thérapeutique appropriée.

L'éjaculation précoce des Abstinents illustre l'interaction étroite entre les dimensions psychologiques, socioculturelles et physiologiques de la sexualité.

Ce trouble engendre une souffrance émotionnelle importante et peut compromettre la relation de couple. Les influences religieuses et culturelles jouent un rôle majeur en entretenant la méconnaissance du corps, la peur de l'échec et des attentes irréalistes qui exacerbent les vulnérabilités naturelles de ces hommes.

Une prise en charge multidimensionnelle est donc indispensable. Elle doit comporter une éducation sexuelle complète pour combler les lacunes de connaissance, la déconstruction progressive des tabous et croyances limitantes, et un accompagnement psychothérapeutique destiné à apaiser l'anxiété de performance.

Des techniques de rééducation sexuelle peuvent ensuite être introduites pour renforcer la confiance et améliorer la régulation du plaisir, permettant aux patients de vivre une sexualité plus libre, consciente et harmonieuse.

III. HYPOTHÈSES ÉTIOLOGIQUES

L'éjaculation précoce (EP) est un trouble sexuel complexe aux causes multiples. Diverses théories ont été proposées pour expliquer ses origines, allant des hypothèses psychodynamiques aux hypothèses neurobiologiques, relationnelles et comportementales.

Ces hypothèses offrent des pistes pour comprendre les mécanismes sous-jacents de l'EP et orienter vers des approches thérapeutiques adaptées.

A. HYPOTHÈSE PSYCHODYNAMIQUE

Selon Karl Abraham (1949), l'éjaculation précoce pourrait être liée à un sadisme inconscient envers le partenaire, enraciné dans une relation conflictuelle avec la figure maternelle durant l'enfance. Cette hypothèse postule que des conflits infantiles non résolus, marqués par une agressivité refoulée et une ambivalence envers la mère, refont surface dans la vie adulte.

L'éjaculation rapide serait interprétée comme un moyen inconscient de gérer des pulsions sexuelles conflictuelles, tout en exprimant une forme déguisée d'agressivité envers la partenaire, perçue symboliquement comme une projection de la figure maternelle.

Cette réponse anxieuse pourrait représenter une tentative de contrôle sur des désirs interdits ou refoulés, empêchant ainsi une pleine expression de la sexualité. En somme, l'EP traduirait une lutte intérieure entre culpabilité et désir, impactant la capacité de l'individu à s'engager dans une intimité réciproque et satisfaisante.

B. HYPOTHÈSE NEUROBIOLOGIQUE

Waldinger (2005) a avancé l'idée que des altérations dans la régulation de la sérotonine au niveau central pourraient être à l'origine de l'EP. Cela inclut une diminution de la transmission de la sérotonine, une hypersensibilité des récepteurs 5HT1a et une hyposensibilité des récepteurs 5HT2c, contribuant à une accélération du réflexe éjaculatoire.

Ce modèle neurobiologique est souvent utilisé dans les traitements pharmacologiques qui visent à réguler les niveaux de sérotonine pour ralentir le délai éjaculatoire.

C. HYPOTHÈSE DU CONDITIONNEMENT

Masters et Johnson (1970) ont souligné le rôle des premières expériences sexuelles hâtives dans le développement de l'EP.

Les jeunes hommes, ayant connu leurs premières expériences sexuelles dans des situations d'insécurité et stressants (ex. peur de se faire surprendre), développent un conditionnement à éjaculer rapidement. Ce comportement conditionné devient ensuite une habitude difficile à surmonter.

D. HYPOTHÈSE PSYCHO-RELATIONNELLE

Kaplan (1974) suggère que des conflits d'intérêt ou de pouvoir au sein du couple pourraient provoquer l'EP. Des facteurs féminins, comme une personnalité pathologique, une attitude critique ou castratrice, peuvent exacerber cette condition, surtout si le partenaire masculin ressent une perte de contrôle ou une dévalorisation dans la relation.

E. HYPOTHÈSE DE L'ANXIÉTÉ

Selon Kaplan (1983), un blocage des sensations pré-éjaculatoires pourrait être lié à une forte anxiété naturelle, qui empêche la modulation du réflexe éjaculatoire.

Les hommes touchés par cette forme d'EP ne perçoivent pas les signes annonciateurs de l'éjaculation, ce qui limite leur capacité à contrôler l'issue de l'acte.

F. HYPOTHÈSE DE LA FRÉQUENCE COÏTALE

Spiess (1984) suggère que la fréquence des rapports sexuels pourrait jouer un rôle déterminant dans le contrôle du délai éjaculatoire.

Une fréquence élevée serait corrélée à un meilleur contrôle, tandis qu'une fréquence réduite pourrait favoriser une éjaculation rapide, probablement en raison de l'accumulation de tension sexuelle.

G. HYPOTHÈSE ANTHROPOLOGIQUE DE L'ÉTAT NATUREL

Le psychiatre et anthropologue Philippe Brenot, propose une relecture singulière mais éclairante de l'éjaculation précoce en l'inscrivant non pas uniquement comme une dysfonction, mais comme un héritage physiologique naturel de la sexualité masculine.

Selon lui, si l'on remonte dans le temps, 80 % des hommes éjaculaient rapidement, sans que cela ne soit perçu comme un problème ou une pathologie.

Ce phénomène était cohérent avec le contexte de l'époque : la sexualité était largement centrée sur l'homme, la procréation, et l'acte sexuel n'était que rarement pensé comme un espace de plaisir partagé. Il y avait peu ou pas de réciprocité orgasmique, et la jouissance féminine restait ignorée, niée ou même jugée inconvenante dans de nombreux milieux culturels. Dans ce cadre, l'éjaculation rapide n'était pas une anomalie, mais la norme fonctionnelle.

Phillipe Brenot va plus loin en suggérant que l'éjaculation rapide correspond à l'état biologique naturel de l'homme, tel que l'évolution l'a façonné.

En effet, dans une perspective évolutionniste, la reproduction efficace (rapide, discrète, avec un minimum de risque) aurait été favorisée. Le plaisir intense associé à une éjaculation rapide renforcerait cette fonction de reproduction.

Ce type d'éjaculation, bien que perçu aujourd'hui comme précoce ou problématique, aurait donc été historiquement la stratégie sexuelle dominante, adaptée à des conditions de vie précaires, sans intimité ni confort, et souvent sans souci du plaisir de l'autre.

Ce n'est que récemment, avec l'émergence de la révolution sexuelle, de l'égalité des genres et de la reconnaissance du plaisir féminin, que cette fonction biologique est devenue inadaptée.

L'homme contemporain est désormais attendu dans une performance sexuelle qui inclut la capacité à durer, à synchroniser son plaisir avec celui de sa/son partenaire, et à maîtriser son excitation.

C'est dans ce décalage entre nature et culture, instinct et norme relationnelle, que l'EP devient un symptôme, une souffrance, et une plainte clinique.

Phillipe Brenot évoque que, dans certains cas, le maintien ou le retour à l'éjaculation rapide pourrait aussi être une réaction inconsciente à une sexualité perçue comme douloureuse, contrôlante, voire castratrice, parfois sous la forme d'un sadisme symbolique de la partenaire.

Mais dans la grande majorité des cas, il invite à reconsidérer ce phénomène comme une expression naturelle, intense et spontanée du plaisir masculin, avant de la pathologiser à outrance.

IV. CONSÉQUENCES RELATIONNELLES

L'éjaculation précoce entraîne souvent des conséquences psychologiques importantes pour l'homme, affectant non seulement son estime de soi mais aussi la qualité de sa relation de couple.

Ce trouble peut susciter des émotions négatives telles que la frustration, la colère, le sentiment d'échec, ainsi qu'une culpabilité profonde, conduisant parfois à la dépression et à un sentiment de démission face à la vie sexuelle.

La peur d'être perçue comme « insuffisant » pousse certains hommes à éviter toute forme de stimulation génitale, se protégeant ainsi de la « ***contamination érotique*** » des réactions de leur partenaire, ce qui isole davantage le couple sur le plan émotionnel.

De son côté, la partenaire peut manifester des réactions variées. Elle peut d'abord faire preuve de tolérance et de patience, mais à mesure que la situation persiste, des sentiments de culpabilité, d'auto-blâme (« je suis trop lente », « je l'excite trop ») et de frustration émergente.

Cette frustration peut évoluer vers la résignation, accompagnée de détresse émotionnelle et parfois de comportements compensatoires comme la masturbation. L'espacement progressif des rapports intimes, souvent associé à une indifférence croissante et même à de l'agressivité, peut éventuellement conduire à un risque d'infidélité ou à une rupture affective et sexuelle, avec ou sans séparation physique du couple.

Le maintien d'une communication ouverte et l'engagement dans une thérapie adaptée sont essentiels pour prévenir l'aggravation de cette dynamique destructrice.

V. ÉVALUATION DIAGNOSTIQUE

L'évaluation de l'éjaculation précoce doit être exhaustive et préciser ses causes comme ses caractéristiques. Elle commence par l'analyse de la fréquence et des conditions de survenue afin de déterminer sa constance (présente dans toutes les relations) ou son caractère contextuel (limitée à certaines situations ou partenaires). Elle explore ensuite l'impact relationnel, c'est-à-dire les répercussions sur la satisfaction personnelle et la dynamique du couple.

Les facteurs psychologiques — anxiété, style d'attachement, attentes irréalistes — sont systématiquement recherchés.

Enfin, surtout en cas d'EP secondaire, une évaluation médicale est indiquée pour dépister une prostatite, un déséquilibre hormonal ou toute autre cause organique contributive.

VI. APPROCHES THÉRAPEUTIQUES

En fonction de la nature de l'EP — qu'elle soit influencée par des facteurs psychodynamiques, neurobiologiques, relationnels ou comportementaux — des stratégies thérapeutiques spécifiques sont envisagées.

Les traitements peuvent inclure des interventions cognitivo-comportementales, des techniques de relaxation pour moduler l'anxiété, ou des thérapies de couple pour résoudre les conflits relationnels.

Des traitements pharmacologiques, notamment ceux visant à moduler la sérotonine, sont également employés lorsque des causes neurobiologiques sont suspectées.

A. APPROCHES COMPORTEMENTALES

Les approches comportementales pour traiter l'éjaculation précoce (EP) reposent sur des techniques visant à renforcer la maîtrise de l'excitation sexuelle et à allonger le délai éjaculatoire.

Ces méthodes, souvent non invasives, permettent aux patients de réapprendre à gérer leur réponse sexuelle.

La technique du « Stop-Start » est une méthode utilisée pour améliorer le contrôle éjaculatoire. Elle consiste à interrompre temporairement la stimulation sexuelle juste avant le point de non-retour, c'est-à-dire le moment où l'éjaculation devient inévitable, afin de permettre une meilleure maîtrise du réflexe éjaculatoire.

L'homme apprend d'abord à identifier les sensations annonciatrices de l'éjaculation. Lorsque ce seuil est proche, la stimulation est arrêtée pendant trente secondes à une minute, puis reprise progressivement une fois l'excitation redescendue.

Ce cycle est répété plusieurs fois avant de laisser survenir l'éjaculation. Cette technique vise à prolonger le rapport sexuel, à aider le patient à développer une conscience fine de ses sensations corporelles et à réduire l'anxiété de performance grâce à une pratique régulière et détendue.

Elle peut être appliquée seul, lors de la masturbation, ou en couple, à condition d'être pratiquée fréquemment pour intégrer durablement le contrôle éjaculatoire.

La technique de compression, ou « Squeeze », développée par Masters et Johnson, est une méthode destinée à retarder l'éjaculation en exerçant une pression ferme sur le gland du pénis afin de réduire l'excitation sexuelle.

Comme pour la méthode « Stop-Start », le patient doit d'abord apprendre à reconnaître les sensations annonçant le point de non-retour. Lorsque ce seuil est atteint, une pression de quelques secondes est appliquée sur la base du gland, le plus souvent au niveau du frein, par le patient lui-même ou sa partenaire.

Cette manœuvre interrompt momentanément le réflexe éjaculatoire et fait baisser l'excitation, permettant ensuite de reprendre l'activité sexuelle.

Les objectifs principaux de cette technique sont de réduire l'excitation juste avant l'éjaculation, de renforcer la maîtrise du réflexe éjaculatoire et de favoriser la participation de la partenaire, renforçant ainsi communication et intimité au sein du couple.

Une bonne connaissance des sensations corporelles et un entraînement régulier sont nécessaires pour en tirer pleinement profit.

Cette approche peut aussi être associée à d'autres méthodes, telles que les exercices de respiration ou de relaxation, afin d'optimiser les résultats.

La rééducation sensorielle, quant à elle, vise à développer une meilleure conscience corporelle afin d'aider le patient à identifier et à moduler ses réactions sexuelles. Elle repose sur une exploration personnelle où le patient est encouragé à se masturber lentement, en portant une attention particulière à ses sensations physiques et émotionnelles.

L'intensité des caresses est progressivement augmentée, tout en restant attentif au niveau d'excitation, avec pour consigne d'interrompre la stimulation lorsque celle-ci devient trop intense, puis de la reprendre une fois que l'excitation a diminué.

Cette pratique permet d'apprendre à mieux connaître son corps et ses réactions sexuelles, à gérer consciemment l'excitation et à réduire l'anxiété liée à l'éjaculation en adoptant une approche progressive et maîtrisée.

Utilisable seule ou en combinaison avec d'autres techniques, elle doit être pratiquée régulièrement, sans pression quant à des résultats immédiats, afin d'ancrer durablement le contrôle éjaculatoire.

Les techniques comportementales sont des outils essentiels dans la prise en charge de l'EP. En aidant les patients à mieux comprendre et maîtriser leur excitation, ces méthodes favorisent une sexualité plus épanouissante.

Elles nécessitent cependant une implication active du patient et, idéalement, la participation de la partenaire pour maximiser leur efficacité.

B. THÉRAPIES COGNITIVES ET COMPORTEMENTALES

Les thérapies cognitivo-comportementales constituent des interventions structurées qui visent à modifier les pensées, les émotions et les comportements dysfonctionnels liés à la sexualité.

En agissant sur l'anxiété de performance, les croyances irrationnelles et les schémas négatifs, elles proposent des outils concrets pour améliorer la qualité de vie sexuelle des individus et des couples.

1. Consignes appliquées à l'éjaculation précoce

Dans la prise en charge de l'éjaculation précoce, certaines consignes cognitives et comportementales sont transmises afin de transformer les représentations et les habitudes sexuelles.

Sur le plan cognitif, il est essentiel d'expliquer au patient que l'orgasme féminin nécessite du temps, de la stimulation et un contexte favorable.

Sur le plan comportemental, le travail thérapeutique consiste à amener le partenaire à intégrer ce message en adaptant son attitude et son rythme. Il est encouragé à accorder plus d'importance aux préliminaires et aux caresses avant la pénétration.

Cette modification des pratiques favorise une meilleure synchronisation entre les partenaires, améliore la satisfaction féminine, réduit l'anxiété de performance et contribue à retarder l'éjaculation.

2. Réduction de l'anxiété de performance

L'anxiété de performance représente l'un des principaux facteurs des troubles sexuels, notamment de l'éjaculation précoce et de la dysfonction érectile.

Les TCC ont pour but d'identifier et de corriger les pensées négatives qui alimentent cette anxiété. Les patients apprennent d'abord à reconnaître leurs croyances dysfonctionnelles, telles que « je dois toujours satisfaire ma partenaire » ou « un rapport sexuel court signifie un échec », puis à les restructurer en adoptant des pensées plus réalistes et bienveillantes, comme « la qualité d'une relation sexuelle ne dépend pas uniquement de sa durée ».

En parallèle, des techniques de relaxation, comprenant des exercices de respiration et une détente musculaire progressive, sont introduites pour aider à réduire les tensions pendant les rapports.

Ces approches ont pour objectifs de diminuer la peur de l'échec sexuel, de permettre au patient de rester attentif à ses sensations plutôt qu'à ses inquiétudes et de réduire l'anticipation anxieuse qui entretient les troubles érectiles ou éjaculatoires.

3. Amélioration de la communication

Le manque de communication constitue un facteur aggravant fréquent dans les troubles sexuels. Les TCC intègrent des exercices favorisant le dialogue et l'expression émotionnelle afin de renforcer la complicité au sein du couple.

Les partenaires sont accompagnés pour aborder ouvertement leurs attentes, leurs préférences et leurs craintes dans un climat de respect et d'écoute. Ce travail de verbalisation permet d'instaurer un espace de confiance où chacun peut exprimer ses ressentis sans crainte du jugement.

Cette approche vise à réduire les malentendus à l'origine des tensions sexuelles et à consolider l'intimité émotionnelle et physique, créant ainsi un environnement propice à l'épanouissement sexuel partagé.

4. Renforcement de la confiance

Les TCC s'attachent également à restaurer la confiance en soi et en ses capacités sexuelles, car l'estime personnelle est un déterminant essentiel de la satisfaction érotique.

Les exercices proposés aident à diminuer la peur d'être jugé, à développer une perception positive de soi en tant que partenaire et à encourager une attitude plus spontanée, libérée du souci de la performance.

En cultivant une vision bienveillante de soi et de l'autre, le patient apprend à se concentrer sur le plaisir partagé plutôt que sur la réussite technique du rapport.

Les thérapies cognitivo-comportementales constituent ainsi une approche globale et efficace dans la prise en charge des troubles sexuels.

En combinant des outils destinés à réduire l'anxiété, à améliorer la communication et à renforcer la confiance, elles permettent aux individus et aux couples de développer une sexualité plus sereine, équilibrée et authentiquement épanouissante.

C. THÉRAPIE DE COUPLE

La thérapie de couple constitue une méthode particulièrement efficace dans le traitement de l'éjaculation précoce lorsque des tensions relationnelles en aggravent les manifestations.

En intégrant la partenaire dans le processus thérapeutique, cette approche favorise une compréhension réciproque, renforce la communication et permet une meilleure gestion de la sexualité au sein du couple.

1. Restauration de la communication

Une communication insuffisante ou altérée entre les partenaires accentue fréquemment les tensions émotionnelles et les frustrations sexuelles. La thérapie de couple vise à rétablir un dialogue ouvert et bienveillant, où chacun peut exprimer ses attentes et ses émotions sans crainte du jugement.

Cette démarche améliore la compréhension mutuelle, réduit les malentendus liés à la dysfonction et restaure la complicité affective. Le climat relationnel devient plus apaisé, créant ainsi un environnement favorable à l'intimité et à la confiance réciproque.

2. Résolution des conflits relationnels

Les conflits latents ou non résolus au sein du couple peuvent amplifier les troubles sexuels en générant des tensions constantes ou des attentes irréalistes.

La thérapie de couple aide à identifier ces désaccords sous-jacents et à en comprendre les origines, qu'elles soient liées à des frustrations, à des déceptions ou à un manque de reconnaissance mutuelle.

Le thérapeute accompagne les partenaires dans la gestion des reproches, en les aidant à dépasser la logique de culpabilité et de blâme souvent associée à la dysfonction sexuelle.

En favorisant un dialogue constructif et une écoute empathique, cette approche permet de rétablir un équilibre émotionnel et d'atténuer la charge anxieuse qui alimente l'éjaculation précoce.

La thérapie de couple apparaît ainsi comme une composante essentielle du traitement de l'éjaculation précoce dans son contexte relationnel.

En rétablissant la communication, en travaillant sur la résolution des conflits et en impliquant activement le partenaire dans le processus thérapeutique, elle transforme un trouble sexuel en une opportunité de renforcement du lien affectif.

Les bénéfices observés incluent une meilleure compréhension réciproque, un regain de complicité et une satisfaction sexuelle accrue pour les deux partenaires, contribuant à une relation plus harmonieuse et durable.

D. TRAITEMENTS MÉDICAUX

Les traitements médicaux occupent une place essentielle dans la prise en charge de l'éjaculation précoce, en particulier lorsqu'ils sont associés à des approches comportementales ou psychologiques.

Ces interventions pharmacologiques visent à moduler les mécanismes biologiques impliqués dans le réflexe éjaculatoire afin d'améliorer le contrôle du temps de latence et de diminuer la détresse émotionnelle liée au trouble.

1. Inhibiteurs sélectifs de la recapture de la sérotonine

Les inhibiteurs sélectifs de la recapture de la sérotonine, initialement développés pour le traitement de la dépression, se sont révélés efficaces pour prolonger le délai éjaculatoire en augmentant la disponibilité de la sérotonine dans le cerveau, un neurotransmetteur impliqué dans la régulation de la réponse sexuelle.

Parmi eux, la dapoxétine est le seul médicament disposant d'une autorisation de mise sur le marché spécifiquement pour l'éjaculation précoce. La sertraline, la paroxétine et la fluoxétine peuvent également être utilisées à faible dose en cas d'éjaculation précoce primaire ou secondaire, bien qu'elles n'aient pas d'indication officielle. Leur action repose sur la modulation des circuits neuronaux responsables du réflexe éjaculatoire et sur la réduction de l'anxiété de performance.

Ces traitements permettent une amélioration notable du délai éjaculatoire et réduisent l'anticipation anxieuse chez une majorité de patients. Cependant, certains effets indésirables tels que des nausées, une baisse de la libido, une somnolence ou des troubles gastro-intestinaux peuvent apparaître. Leur efficacité dépend souvent d'une utilisation régulière ou à la demande selon la molécule prescrite.

2. Antidépresseurs tricycliques

Les antidépresseurs tricycliques, dont la clomipramine est le représentant le plus utilisé, constituent une option thérapeutique de deuxième intention lorsque les ISRS n'apportent pas les résultats escomptés.

Leur mécanisme d'action repose sur l'inhibition de la recapture de la sérotonine et de la noradrénaline, ce qui augmente leur disponibilité au niveau cérébral et module les circuits impliqués dans le contrôle de l'éjaculation.

Ces molécules montrent une efficacité particulière dans certains cas d'éjaculation précoce résistante aux ISRS, notamment chez les patients appartenant au profil des Abstinents.

Elles induisent un effet retardateur plus marqué mais nécessitent une surveillance médicale attentive en raison d'effets secondaires fréquents, comme la sécheresse buccale, la somnolence, la constipation ou l'hypotension orthostatique, ainsi que d'un risque cardiovasculaire accru.

3. Anesthésiques locaux

Les anesthésiques locaux, sous forme de crèmes ou de sprays, constituent un traitement topique destiné à diminuer la sensibilité du gland afin de prolonger le délai éjaculatoire.

Leur action consiste à bloquer temporairement les signaux nerveux responsables de l'excitation excessive et à réduire la sensibilité tactile. Ils sont particulièrement efficaces chez les hommes présentant une hypersensibilité du gland et offrent un effet rapide et localisé sans impact systémique.

Toutefois, ils comportent certaines limites, notamment une possible diminution du plaisir pour le patient et son partenaire, ainsi qu'un risque d'irritation si le produit n'est pas correctement nettoyé avant le rapport.

Dans certains cas, une désensibilisation excessive peut entraîner une baisse de l'excitation globale et une perte partielle de l'érection.

4. Inhibiteurs de la phosphodiestérase de type 5 (IPDE5)

Les inhibiteurs de la phosphodiestérase de type 5, tels que le sildénafil et le tadalafil, sont principalement indiqués dans la prise en charge de la dysfonction érectile, mais peuvent être utilisés dans les situations où celle-ci est associée à une éjaculation précoce. Leur mécanisme repose sur l'augmentation du flux sanguin pénien, améliorant ainsi la qualité de l'érection.

En renforçant la confiance sexuelle et en diminuant l'anxiété de performance, ces médicaments contribuent indirectement à un meilleur contrôle éjaculatoire. Certains patients rapportent une amélioration simultanée de l'érection et de la durée du rapport sexuel, en particulier lorsque l'éjaculation précoce est liée à une anxiété anticipatoire ou à une érection instable.

Les traitements médicaux offrent donc des solutions efficaces et personnalisées aux patients souffrant d'éjaculation précoce, en ciblant les mécanismes neurobiologiques impliqués dans le contrôle éjaculatoire.

Bien qu'ils puissent être prescrits seuls, leur association à des thérapies comportementales et psychologiques maximise les chances de réussite thérapeutique, en agissant à la fois sur les dimensions physiologiques, émotionnelles et relationnelles du trouble.

E. APPROCHES COMBINÉES

Une prise en charge globale de l'éjaculation précoce repose sur la combinaison de plusieurs approches complémentaires : des techniques comportementales visant à améliorer le contrôle éjaculatoire, des interventions pharmacologiques destinées à moduler les mécanismes neurobiologiques impliqués, et un accompagnement psychologique pour atténuer les répercussions émotionnelles et relationnelles.

Cette approche intégrative permet de proposer un traitement personnalisé, plus efficace et adapté à la complexité de chaque situation.

CONCLUSION

Le traitement de l'éjaculation précoce repose sur une approche globale, personnalisée et multidimensionnelle, intégrant les dimensions médicales, comportementales et psychologiques.

Une évaluation clinique minutieuse, fondée sur l'écoute et la compréhension du vécu du patient, constitue la première étape essentielle pour déterminer la nature du trouble et orienter le choix thérapeutique.

Cette démarche permet d'adapter les interventions aux spécificités de chaque individu, en tenant compte de son histoire sexuelle, de son environnement relationnel et de ses facteurs psychologiques sous-jacents.

L'implication active de la partenaire occupe une place déterminante dans la réussite du traitement, car elle favorise la communication, la coopération et la réassurance affective. La prise en charge conjointe du couple contribue à réduire la culpabilité, à restaurer la confiance mutuelle et à rétablir une dynamique sexuelle plus sereine et équilibrée.

En combinant les apports complémentaires des traitements pharmacologiques, des thérapies cognitivo-comportementales et de la thérapie de couple, il devient possible d'agir efficacement sur les mécanismes biologiques, émotionnels et relationnels impliqués dans l'éjaculation précoce.

Cette approche intégrative permet non seulement d'atténuer la détresse et l'anxiété liées au trouble, mais aussi de promouvoir une sexualité épanouie, fondée sur le plaisir partagé, la complicité et la compréhension mutuelle.

Ainsi, l'objectif ultime du traitement n'est pas uniquement la maîtrise du réflexe éjaculatoire, mais la restauration d'une harmonie globale entre le corps, le désir et la relation.

INTRODUCTION AUX DYSFONCTIONS SEXUELLES FÉMININES

Les dysfonctions sexuelles féminines représentent un ensemble de perturbations touchant les différentes phases de la réponse sexuelle — le désir, l'excitation et l'orgasme — et affectent la satisfaction personnelle, la qualité de la relation de couple et la santé mentale globale.

Ces troubles, souvent méconnus, peuvent être à l'origine d'une profonde souffrance, d'une perte de confiance en soi et d'une altération de la communication intime.

Leurs causes peuvent être psychologiques, relationnelles, organiques ou iatrogènes, et s'entrecroisent fréquemment. Les dysfonctions sexuelles primaires, généralement présentes dès le début de la vie sexuelle, sont souvent associées à des vulnérabilités affectives précoces, à des expériences traumatiques ou à des croyances restrictives sur la sexualité. Les dysfonctions secondaires, quant à elles, apparaissent après une période de fonctionnement sexuel satisfaisant et peuvent résulter de facteurs médicaux, hormonaux, émotionnels ou contextuels.

La composante psychologique, les traumatismes de l'enfance, les carences affectives, mais aussi les normes sociales, les injonctions culturelles et les mythes liés au plaisir ou à la performance sexuelle jouent un rôle déterminant dans l'apparition et la persistance de ces troubles. Ces influences, en façonnant la représentation du corps et du désir, conditionnent la manière dont l'individu vit sa sexualité et entre en relation avec l'autre.

Étudier les dysfonctions sexuelles, c'est donc interroger la rencontre entre le biologique et le psychique, et le social. C'est aussi reconnaître la nécessité d'une approche thérapeutique intégrée — à la fois médicale, psychologique et relationnelle — visant à restaurer la sécurité affective, la confiance en soi et une sexualité vécue dans le respect et le plaisir partagé.

CHAPITRE 5

L'EXCITATION SEXUELLE FÉMININE

I. DÉFINITION DE L'EXCITATION FÉMININE

L'excitation sexuelle féminine est un état de stimulation du désir qui survient pendant ou dans l'anticipation d'une activité sexuelle. Elle est déclenchée par divers stimuli érotiques, qui peuvent être physiques (comme le toucher) ou mentaux (comme les fantasmes). Ces stimuli précipitent l'activité sexuelle et conduisent à une série de changements physiologiques dans le corps de la femme, préparant celui-ci à l'intimité.

II. MODIFICATIONS PHYSIOLOGIQUES ET ANATOMIQUES

La phase d'excitation est le point de départ de la réponse sexuelle. Elle est marquée par des changements physiologiques progressifs qui préparent le corps à la pénétration et au plaisir. Durant cette phase, le corps de la femme subit plusieurs transformations qui facilitent et intensifient la réponse sexuelle.

La ***congestion génitale*** constitue l'un des premiers signes : la tumescence, ou gonflement des tissus génitaux dû à l'augmentation du flux sanguin, entraîne un gonflement du clitoris, des lèvres et de la paroi vaginale.

La vasodilatation intensifie en parallèle la sensibilité des zones érogènes, marquant véritablement le début de cette phase.

La ***lubrification vaginale*** accompagne ce processus : la paroi vaginale sécrète un fluide lubrifiant qui réduit les frictions et facilite la pénétration. Cette lubrification est essentielle pour le confort et le plaisir pendant les rapports sexuels.

Des modifications de la structure vaginale complètent ces phénomènes.

La ***ballonisation*** du tiers proximal du vagin s'installe progressivement, élargissant l'espace vaginal afin de s'adapter aux mouvements et à la stimulation à venir, et atteint son apogée au moment de la pénétration.

À l'inverse, le *tiers distal* du vagin tend à se *resserrer* en raison de l'activation des muscles périnéaux, ce qui améliore le contact entre le vagin et le pénis et renforce la stimulation durant l'acte sexuel.

Ces modifications physiologiques jouent un rôle clé dans l'optimisation de l'expérience sexuelle, en rendant les sensations plus agréables et en favorisant l'atteinte d'un état de préparation pour des rapports intimes.

III. TROUBLES DE L'EXCITATION SEXUELLE

Les troubles de l'excitation se caractérisent par une incapacité persistante ou répétée à atteindre, ou à maintenir jusqu'à l'accomplissement de l'acte sexuel, un niveau d'excitation adéquat, incluant la lubrification et la tumescence génitale.

Ces dysfonctionnements peuvent engendrer une souffrance psychologique et des difficultés interpersonnelle.

Le trouble de l'excitation est diagnostiqué si les symptômes sont présents depuis au moins six mois et que la patiente présente au moins trois indicateurs.

Ces indicateurs peuvent être :

Une ***absence*** ou une ***diminution*** de la fréquence ou de l'intensité du ***désir*** pour l'activité sexuelle,

Une ***absence*** ou une ***diminution*** des pensées sexuelles ou des ***fantasmes***,

Une ***absence*** ou une ***diminution*** des ***sensations génitales*** et/ou non génitales lors de la majorité des rapports sexuels,

Une ***absence*** ou une ***diminution*** de ***l'excitation*** ou du ***plaisir*** durant la plupart des rapports, ou encore

Une ***excitation*** ou un ***plaisir*** sexuel ***absent*** ou rarement suscité par des stimulations sexuelles ou érotiques personnelles ou externes.

IV. ÉTIOLOGIES DES TROUBLES DE L'EXCITATION

Les troubles de l'excitation peuvent être influencés par divers facteurs qui compliquent la réponse sexuelle.

Parmi ceux-ci, on retrouve les ***facteurs liés au partenaire***, comme la dysfonction érectile, l'éjaculation précoce ou certains problèmes de santé.

Ils incluent aussi des ***facteurs relationnels*** tels que les conflits, le manque de communication ou les divergences d'idées et d'attentes sexuelles.

Les ***facteurs individuels de vulnérabilité***, comme l'anxiété, la dépression, la faible estime de soi ou les antécédents d'abus, jouent également un rôle.

À cela s'ajoutent les ***facteurs culturels*** ou ***religieux***, qui peuvent introduire des inhibitions ou des interdits liés à la sexualité.

Enfin, des ***facteurs médicaux*** tels que certaines pathologies, des interventions chirurgicales ou encore les effets secondaires de traitements spécifiques peuvent aggraver la situation.

Ces différents éléments peuvent interagir et accentuer le trouble de l'excitation, rendant nécessaire une approche thérapeutique adaptée qui prenne en compte les dimensions physiologiques, psychologiques et relationnelles de la patiente.

CONCLUSION

L'excitation sexuelle féminine constitue une étape clé du cycle de la réponse sexuelle, marquée par des changements physiologiques et psychologiques qui préparent le corps et l'esprit à l'intimité.

Elle illustre la finesse des mécanismes qui lient désir, stimulation et transformation corporelle. Toutefois, cette phase peut être perturbée par de multiples facteurs — individuels, relationnels, médicaux ou socioculturels — donnant lieu à des troubles de l'excitation.

Ces difficultés, souvent sources de souffrance et de tensions conjugales, rappellent que la sexualité ne peut être comprise uniquement à travers la mécanique du corps, mais doit être envisagée dans une approche globale et intégrée.

La reconnaissance de cette complexité ouvre la voie à des stratégies thérapeutiques personnalisées, visant à restaurer non seulement la fonction sexuelle, mais aussi l'harmonie relationnelle et le bien-être psychologique de la patiente.

CHAPITRE 6

L'ORGASME FÉMININ ET SES TROUBLES

INTRODUCTION

L'orgasme féminin demeure un sujet complexe et fascinant, aussi bien du point de vue physiologique que psychologique. Pour les professionnels de la santé sexuelle, il est essentiel de comprendre les mécanismes de l'orgasme féminin et d'identifier les facteurs pouvant mener à des troubles orgasmiques.

Cet article aborde les aspects physiologiques, théoriques et cliniques de l'orgasme féminin ainsi que les principaux troubles qui y sont associés.

I. DÉFINITION ET MODIFICATIONS ANATOMIQUES

A. DÉFINITION DE L'ORGASME FÉMININ

L'orgasme est une réponse psychosexuelle complexe correspondant à l'apogée du plaisir lors de l'activité sexuelle. Il résulte d'une interaction dynamique entre les processus anatomiques, physiologiques, neurologiques, psychologiques et émotionnels.

Sur le ***plan anatomique***, il se manifeste par des contractions rythmiques involontaires des muscles pelviens, vaginaux, utérins et anaux.

Sur le ***plan biologique***, une décharge neuroendocrinienne intense impliquant la dopamine, l'ocytocine et les endorphines, responsables de la sensation de plaisir et de détente.

Sur le ***plan psychique***, l'orgasme traduit une perte momentanée du contrôle conscient, une dissolution des frontières du moi et une expérience d'unité corporelle et émotionnelle.

Il représente, selon les approches contemporaines, une expérience intégrative du corps et de l'esprit, où la tension sexuelle accumulée se transforme en une sensation de libération, de bien-être et de satisfaction globale.

B. CONGESTION VASCULAIRE

Pendant la phase d'excitation, les vaisseaux sanguins autour de la région pelvienne se dilatent, ce qui augmente l'afflux de sang dans les tissus génitaux.

Cette vasocongestion entraîne un gonflement du clitoris, des lèvres et de la paroi vaginale, intensifiant la sensibilité et préparant la zone pour un orgasme potentiel.

C. CONTRACTIONS MUSCULAIRES RYTHMIQUES

L'un des éléments les plus distinctifs de l'orgasme féminin est la série de contractions rythmiques et involontaires des muscles du plancher pelvien. Ces contractions surviennent à intervalles réguliers d'environ 0,8 seconde et peuvent varier en nombre et en intensité d'une femme à l'autre. Les muscles concernés incluent le pubo-coccygien et d'autres muscles entourant le vagin, ainsi que les sphincters de l'anus. Ces contractions sont directement associées à des sensations de plaisir intense.

D. RÉPONSE CARDIOVASCULAIRE

Durant l'orgasme, la fréquence cardiaque et la pression artérielle augmentent de manière significative en réponse à l'excitation intense.

Cette réponse cardiovasculaire est temporaire mais peut se prolonger en cas d'orgasmes multiples, phénomène que de nombreuses femmes peuvent expérimenter en raison de l'absence de période réfractaire prolongée après l'orgasme.

E. DILATATION DU COL UTÉRIN

La dilatation du col de l'utérus lors de l'orgasme est un phénomène observé chez certaines femmes, qui peut permettre une légère aspiration du sperme dans l'utérus.

Cette réaction physiologique pourrait faciliter la migration des spermatozoïdes, mais elle reste variable et n'est pas systématique, ce qui en fait un sujet de débat dans la littérature scientifique.

Cette dilatation pourrait également être à l'origine de cas de grossesses non désirées après les premiers rapports sexuels, surtout si ceux-ci aboutissent à un orgasme chez les jeunes filles.

La combinaison d'un col utérin légèrement dilaté et de l'aspiration potentielle du sperme peut théoriquement augmenter les chances de fécondation.

Cependant, des recherches supplémentaires sont nécessaires pour confirmer l'ampleur de cet effet dans le contexte de la grossesse.

F. LUBRIFICATION VAGINALE

L'excitation sexuelle entraîne une lubrification accrue du vagin, ce qui facilite la pénétration. Pendant l'orgasme, les glandes de Bartholin, situées à l'entrée du vagin, produisent un supplément de sécrétions.

Cette lubrification supplémentaire contribue à un plaisir physique accru et réduit les sensations de friction ou d'inconfort.

G. LIBERATION DES NEUROTRANSMETTEURS

L'orgasme féminin déclenche la libération de divers neurotransmetteurs, notamment la dopamine et l'ocytocine, souvent appelée « hormone de l'attachement ».

La libération d'ocytocine est associée à une sensation de bien-être, de relaxation et de proximité émotionnelle avec le partenaire après l'acte sexuel.

H. DIMINUTION DE LA TENSION MUSCULAIRE

Après l'orgasme, le corps entre dans une phase de détente progressive. La vasocongestion se dissipe, les contractions musculaires cessent et le retour à un état de repos s'installe.

Contrairement aux hommes, qui traversent une période réfractaire limitant leur capacité à obtenir un nouvel orgasme, les femmes peuvent souvent expérimenter des orgasmes multiples sans nécessiter de phase de récupération importante.

L'orgasme féminin est donc une réponse sexuelle complexe, impliquant une coordination précise des mécanismes physiologiques, vasculaires et neurologiques.

Sa compréhension approfondie enrichit l'appréciation des divers aspects de la sexualité féminine et favorise une meilleure gestion des troubles éventuels.

II. ORGASME FÉMININ VS ORGASME MASCULIN

L'orgasme féminin présente plusieurs particularités physiologiques et fonctionnelles qui le distinguent nettement de celui de l'homme.

Ces différences concernent aussi bien les seuils de déclenchement que la fréquence, la durée ou la récupération après la phase orgasmique.

A. SEUIL DE DÉCLANCHEMENT PLUS ÉLEVÉ

L'accès à l'orgasme chez la femme nécessite en général une stimulation plus prolongée et plus spécifique que chez l'homme.

Les préliminaires jouent un rôle déterminant dans la montée du plaisir et la préparation psychocorporelle. En moyenne, une femme prête et consentante atteint l'orgasme après environ vingt minutes de stimulations, tandis qu'une femme non préparée mais consentante peut nécessiter près de quarante minutes.

En revanche, lorsqu'elle n'est ni prête ni consentante, l'orgasme devient pratiquement impossible à atteindre.

Cette différence témoigne du rôle central de la disponibilité émotionnelle et du contexte relationnel dans la réponse sexuelle féminine.

B. ORGASMES MULTIPLES

Contrairement aux hommes, les femmes peuvent connaître plusieurs orgasmes consécutifs sans nécessiter de période réfractaire, ce qui confère à leur réponse sexuelle une plasticité exceptionnelle.

Ces orgasmes peuvent se présenter sous plusieurs formes : un orgasme unique, intense et bref qualifié d'explosif, une succession d'orgasmes distincts survenant en série avec de courts intervalles, un orgasme prolongé caractérisé par une sensation continue de plaisir diffus, ou enfin une absence totale d'orgasme malgré un haut niveau d'excitation.

Ces variations dépendent des caractéristiques physiologiques individuelles, de l'état psychologique du moment, ainsi que du contexte émotionnel et relationnel dans lequel se déroule l'expérience sexuelle.

C. ABSENCE DE PÉRIODE RÉFRACTAIRE

Alors que l'homme présente généralement une période réfractaire après l'éjaculation, pendant laquelle un nouvel orgasme est impossible, la femme, elle, n'a pas cette limitation.

Cette absence de phase réfractaire permet d'enchaîner plusieurs orgasmes successifs, à condition que la stimulation reste agréable et adaptée.

Chez l'homme, cette période de récupération varie considérablement selon l'âge et l'état de santé, allant de quelques minutes à plusieurs heures, voire à plusieurs jours avec le vieillissement.

Cette différence confère à la sexualité féminine une plus grande diversité et flexibilité, mais la rend aussi plus sensible aux variations émotionnelles, psychologiques et contextuelles.

Ainsi, la qualité de la relation, la confiance mutuelle et le bien-être affectif influencent directement la capacité d'une femme à atteindre, maintenir ou répéter ses orgasmes.

III. ÉVOLUTION DES THÉORIES SUR L'ORGASME

L'approche de l'orgasme féminin a profondément évolué au fil des décennies, à travers plusieurs théories majeures qui ont chacune apporté une compréhension différente de la sexualité féminine.

A. LE "TOUT VAGINAL" DE FREUD

Sigmund Freud considérait l'orgasme vaginal comme la marque d'une sexualité féminine pleinement développée, tandis que l'orgasme clitoridien, selon lui, traduisait une immaturité psychosexuelle.

Il estimait que la transition de la stimulation clitoridienne vers la réponse vaginale représentait le passage à une féminité accomplie.

Cette théorie a exercé une influence considérable sur la psychanalyse et sur la perception culturelle du plaisir féminin au XXe siècle.

Cependant, elle a été largement contestée par la suite, notamment en raison des découvertes physiologiques et neuro-sexologiques démontrant le rôle central du clitoris dans la réponse orgasmique.

Ces critiques ont permis de remettre en cause l'idée d'une hiérarchie entre les formes d'orgasmes et d'ouvrir la voie à une vision plus inclusive et anatomiquement fondée.

B. APPROCHE DU "TOUT CLITORIS"

Les travaux de Masters et Johnson, puis de Kaplan et de Shere Hite, ont profondément bouleversé la compréhension de la sexualité féminine en affirmant la prééminence du clitoris dans le déclenchement de l'orgasme.

Contrairement à Freud, ces chercheurs ont montré que la majorité des femmes atteignent l'orgasme essentiellement par la stimulation clitoridienne, qu'elle soit directe ou indirecte.

Kaplan a intégré cette découverte dans son modèle de la réponse sexuelle humaine, tandis que Hite a mis en évidence la dimension sociale du problème en dénonçant les préjugés patriarcaux qui avaient longtemps minimisé le rôle du clitoris.

Ces contributions ont permis de revaloriser la sexualité féminine et d'émanciper les représentations du plaisir féminin des cadres restrictifs imposés par les théories antérieures.

C. POLÉMIQUE AUTOUR DU POINT G

Le Point G, ou zone érogène décrite sur la paroi antérieure du vagin, a été introduit pour la première fois en 1950 par le gynécologue allemand Ernst Gräfenberg, qui observait chez certaines femmes une sensibilité accrue susceptible de provoquer des orgasmes intenses.

Toutefois, l'absence de preuves anatomiques concluantes a alimenté une controverse scientifique durable. Certaines études ont suggéré que le Point G correspondrait à une extension interne du clitoris, richement innervée, tandis que d'autres ont nié son existence autonome, considérant l'orgasme vaginal comme une conséquence d'une stimulation indirecte des structures clitoridiennes.

Les recherches en imagerie médicale, notamment par échographie et IRM, ont cherché à localiser cette zone sans parvenir à un consensus.

Ce débat, opposant gynécologues et sexologues, a conduit à des interprétations divergentes, certains voyant dans le Point G une construction culturelle et psychologique plus qu'une entité anatomique.

Néanmoins, de nombreuses femmes témoignent d'une sensibilité particulière dans cette région et d'un plaisir distinct du plaisir clitoridien externe, confirmant la diversité des expériences orgasmiques féminines et la complexité de leur ancrage physiologique et psychique.

D. APPROCHE GLOBALE : An 2000 et au-delà

Depuis le début des années 2000, la compréhension de l'orgasme féminin s'oriente vers une vision intégrative dépassant l'opposition entre orgasme clitoridien et orgasme vaginal.

Les recherches en neurobiologie et en sexologie ont montré que le plaisir féminin résulte d'un ensemble de structures anatomiques interconnectées, fonctionnant en synergie.

Cette approche globale décrit l'orgasme comme un ***continuum orgastique***, impliquant à la fois le ***clitoris***, le ***vagin***, l'**urètre**, le **périnée** et **l'anus**. Le clitoris, dont les ramifications internes entourent la paroi vaginale, apparaît comme le centre névralgique de ce réseau, tandis que le vagin, bien que peu innervé en surface, participe indirectement par la stimulation des tissus clitoridiens voisins. L'urètre, situé au contact de ces structures, contribue également à la réponse orgasmique, tout comme le périnée et la région anale, particulièrement riches en terminaisons nerveuses.

Cette conception abolit la dichotomie historique entre orgasme clitoridien et vaginal, en mettant l'accent sur l'unité fonctionnelle et sensorielle du système génital féminin.

Elle souligne aussi l'importance du contexte émotionnel, des expériences passées et du bien-être psychique dans la qualité de la réponse orgasmique.

En intégrant les apports de la neuroanatomie, de la psychologie et de la culture, cette nouvelle approche permet d'envisager le plaisir féminin comme une expérience multidimensionnelle, propre à chaque femme, et ouvre des perspectives thérapeutiques innovantes pour la prise en charge des troubles de l'orgasme.

IV. CLINIQUE DES ANORGASMIES

Les troubles de l'orgasme féminin sont caractérisés par l'incapacité à atteindre l'orgasme ou par une diminution marquée de l'intensité des sensations orgastiques.

Le diagnostic repose sur plusieurs critères. Les symptômes principaux incluent au moins l'un des deux suivants :

Un ***retard*** ou une ***absence d'orgasme*** malgré une ***stimulation suffisante***, ou

Une ***réduction*** marquée de l'intensité des ***sensations orgastiques***.

La durée et la fréquence constituent un autre critère important.

Les ***symptômes*** doivent être présents ***depuis*** au ***moins six mois*** et survenir lors d'environ 75 % des activités sexuelles.

Enfin, **l'impact** sur la **vie personnelle** doit être pris en compte, les symptômes entraînant une ***souffrance marquée*** ou des ***difficultés interpersonnelles*** significatives.

Ces critères permettent de distinguer différents types de troubles de l'orgasme. Les troubles ***primaires*** apparaissent dès le début de la vie sexuelle et sont souvent d'origine ***psychogène***, tandis que les troubles ***secondaires*** surviennent après une période de fonctionnement sexuel normal.

On distingue également les troubles ***généralisés***, qui se manifestent dans toutes les situations, des troubles ***situationnels***, qui n'apparaissent que dans des contextes spécifiques.

V. ÉTIOLOGIES DES ANORGASMIES

Les causes des troubles orgasmiques sont fréquemment multifactorielles, impliquant l'interaction de dimensions psychologiques, relationnelles, culturelles et médicales. Il est essentiel d'en explorer chaque aspect pour une compréhension globale du problème.

Parmi les ***facteurs*** liés au ***partenaire***, les troubles sexuels tels que la dysfonction érectile ou l'éjaculation précoce peuvent perturber la qualité des rapports et réduire la capacité de la femme à atteindre l'orgasme.

Les ***facteurs relationnels*** jouent également un rôle déterminant, car une communication insuffisante, la présence de conflits conjugaux ou des divergences dans la perception de la sexualité créent un climat émotionnel défavorable à la détente et à la stimulation érotique.

Les ***facteurs individuels*** de ***vulnérabilité*** incluent des dimensions psychologiques et traumatiques : les femmes présentant des troubles anxieux, dépressifs ou une image corporelle dévalorisée sont plus sujettes à des difficultés orgasmiques, tandis que les antécédents d'abus sexuels ou d'expériences traumatisantes peuvent entraîner une inhibition durable de la réponse orgasmique.

Les ***facteurs culturels*** et ***religieux*** constituent une autre source d'influence, car les interdits et les représentations négatives associés à la sexualité féminine peuvent induire des sentiments de culpabilité ou de honte, bloquant ainsi le processus orgasmique.

Enfin, les ***facteurs médicaux*** doivent être considérés, puisque certaines pathologies chroniques, interventions chirurgicales pelviennes ou traitements pharmacologiques, notamment les antidépresseurs, peuvent altérer la réponse sexuelle et compromettre la survenue de l'orgasme.

VI. PRISE EN CHARGE DES ANORGASMIES

La prise en charge des troubles orgasmiques féminins repose généralement sur une approche multidimensionnelle qui associe différentes stratégies thérapeutiques.

La ***thérapie comportementale*** vise à identifier et à modifier les pensées négatives liées à la sexualité tout en renforçant la confiance en soi. Les exercices de focalisation sensorielle sont particulièrement efficaces pour développer la conscience corporelle et encourager l'atteinte de l'orgasme.

La ***thérapie cognitive***, combinée à une éducation sexuelle, peut également aider certaines femmes, notamment en améliorant leur compréhension du corps et de la sexualité. L'apprentissage des zones érogènes, en particulier du clitoris et de ses nombreuses ramifications internes, constitue un élément essentiel.

Lorsque les troubles orgasmiques sont liés à des difficultés relationnelles, la ***thérapie de couple*** offre un espace pour rétablir la communication et surmonter des blocages émotionnels ou psychologiques.

Les ***exercices de relaxation*** et ***l'hypnose*** peuvent, quant à eux, réduire l'anxiété de performance, atténuer la peur de l'échec et favoriser un état de détente propice à l'orgasme.

Enfin, dans certaines situations, une ***approche pharmacologique*** est envisagée afin de traiter des conditions sous-jacentes telles que la dépression ou l'anxiété, dont l'impact sur la sexualité est reconnu.

CONCLUSION

L'orgasme féminin est une expérience complexe influencée par de nombreux facteurs physiologiques, psychologiques et culturels.

Les troubles de l'orgasme sont fréquents et peuvent avoir des impacts significatifs sur la qualité de vie et les relations de couple.

Pour les professionnels de santé, il est essentiel d'adopter une approche empathique, sans jugement, afin de permettre aux patientes de se sentir à l'aise dans l'expression de leurs difficultés.

Une prise en charge bienveillante, alliant éducation, soutien psychologique et techniques adaptées, permet souvent d'atteindre des résultats satisfaisants et d'accompagner les femmes dans leur chemin vers une sexualité épanouie.

CHAPITRE 7
DYSPAREUNIE ET VAGINISME

INTRODUCTION

Le vaginisme, longtemps mal compris, a d'abord été décrit en 1834 comme un spasme involontaire, puis interprété en 1862 comme une étroitesse anatomique du vagin.

Cette divergence de perspectives a conduit à un débat historique entre une approche chirurgicale et une approche psychologique, chacune proposant des traitements différents.

Pendant des décennies, le vaginisme est resté un sujet méconnu et rarement abordé dans le domaine médical. Ce n'est qu'en 1950 qu'une définition plus précise a été proposée : une contracture réflexe, involontaire et invincible de la musculature périnéale, rendant toute pénétration vaginale impossible.

Cette avancée a permis une meilleure compréhension, mais la distinction entre le vaginisme et d'autres pathologies douloureuses n'était toujours pas claire, générant des confusions.

Ce n'est qu'en 1976, puis en 2005, que la distinction entre dyspareunie (douleur ressentie lors des rapports sexuels) et vaginisme a été pleinement reconnue dans le domaine de la médecine sexuelle.

La principale différence réside dans l'appréhension de la douleur : le vaginisme est marqué par une peur intense de la douleur, entraînant une contracture musculaire qui empêche la pénétration, tandis que la dyspareunie se caractérise par une douleur physique elle-même, sans réaction réflexe de blocage.

Aujourd'hui, cette clarification permet des approches thérapeutiques plus adaptées, prenant en compte les dimensions psychologiques et physiques de ces troubles dans la prise en charge des patientes.

Des études récentes, menées en 2013 et 2014 à l'aide d'outils validés, ont établi une association étroite entre le vaginisme et des troubles anxieux et phobiques, consolidant son statut de trouble sexuel distinct aux caractéristiques spécifiques.

Ces découvertes soulignent l'importance d'une prise en charge adaptée et centrée sur les particularités de ce trouble.

I. DÉFINITION ET DIAGNOSTIC

Le vaginisme est une contracture réflexe, involontaire et invincible des muscles du plancher pelvien, associé à une angoisse de la pénétration, rendant impossible toute tentative de pénétration vaginale.

Cette contracture musculaire peut survenir lors d'un rapport sexuel, de l'insertion d'un tampon ou d'un examen gynécologique, et rend l'acte difficile, voire impossible.

Le diagnostic repose sur plusieurs signes cliniques distinctifs. ***L'anxiété de pénétration*** en est un élément central : l'anticipation d'un rapport sexuel suscite une peur marquée, parfois intense, qui compromet l'intimité.

Une ***contraction musculaire involontaire*** et non douloureuse est également observée, réaction réflexe des muscles du plancher pelvien empêchant toute tentative de pénétration, même en l'absence de douleur physique.

À cela s'ajoute une ***attitude négative*** vis-à-vis de la ***sexualité***, nourrie par des croyances limitantes ou des appréhensions qui favorisent l'évitement sexuel.

Enfin, ***aucune cause organique identifiable*** n'explique cette incapacité de pénétration, ce qui oriente vers une ***origine psychologique ou émotionnelle***.

II. MÉCANISME PHYSIOPATHOLOGIQUE

Le ***vaginisme primaire*** est le plus souvent lié à une ***anxiété généralisée*** face à la pénétration et résulte d'une véritable phobie conditionnée.

Ce trouble apparaît fréquemment chez des femmes ayant développé une peur réflexe de la pénétration à la suite d'expériences anxiogènes ou d'informations négatives reçues sur la sexualité.

Le ***contexte socioculturel*** joue un rôle déterminant, notamment dans les milieux où la ***virginité*** est perçue comme un impératif moral ou social, en particulier dans plusieurs sociétés arabo-musulmanes.

Ces pressions culturelles renforcent les craintes liées à l'acte sexuel et alimentent des émotions de honte, de culpabilité ou de peur, accentuant la contraction involontaire du plancher pelvien. Cette ***contracture musculaire*** rend la pénétration difficile, voire impossible.

L'absence ***d'éducation sexuelle***, la méconnaissance du corps et la diffusion de ***croyances négatives*** sur la sexualité entretiennent ce cercle vicieux d'anxiété et d'évitement, maintenant la réponse phobique.

Le ***vaginisme secondaire***, quant à lui, se manifeste après une ***période*** de vie ***sexuelle satisfaisante*** et sans douleur.

Il survient souvent à la suite d'un ***traumatisme sexuel***, comme une agression ou un abus, pouvant profondément altérer la perception de la sexualité et engendrer une peur intense associée à une contraction réflexe des muscles périnéaux.

Dans d'autres cas, il est lié à des ***causes organiques initiales***, telles que le syndrome vestibulaire vulvaire ou certaines formes de vulvodynie, où la douleur chronique provoque un ***réflexe*** protecteur de ***défense musculaire*** face à la pénétration anticipée.

Ces phénomènes mettent en évidence l'interaction étroite entre les dimensions psychologiques, physiologiques et culturelles dans la genèse et la persistance du vaginisme, illustrant la nature multifactorielle de ce trouble.

III. FACTEURS ÉTIOLOGIQUES

Les causes du vaginisme sont souvent enracinées dans des peurs et des croyances liées à la sexualité.

Un ***mécanisme phobique*** majeur est fréquemment présent, avec des peurs et des croyances multiples associées aux rapports intimes.

Le ***sentiment de dégoût*** est souvent très élevé, certaines femmes exprimant un rejet intense envers la sexualité, renforcé par des pensées négatives et des appréhensions concernant le corps et ses fonctions sexuelles.

L'insécurité affective et les ***troubles*** de ***l'attachement*** jouent également un rôle important. Ils se traduisent souvent par des attachements anxieux-évitants, marqués par une aversion sexuelle et une immaturité émotionnelle.

Ces femmes entretiennent parfois des ***relations fusionnelles*** avec leur mère, elle-même souvent anxieuse, ce qui renforce l'évitement de l'intimité physique et de l'indépendance affective.

À cela s'ajoute une ***méconnaissance de leur propre*** corps et des peurs associées. De nombreuses patientes vaginiques connaissent mal leur anatomie et développent des représentations simplistes ou idéalisées de leur sexualité.

Cette méconnaissance entretient la peur et l'évitement, d'autant plus que la sexualité est souvent imaginée de manière romantique, en décalage avec une réalité perçue comme brutale ou inaccessible.

La ***représentation menaçante*** de la masculinité constitue un autre facteur fréquent. Les hommes et leurs organes génitaux sont perçus comme dangereux, agressifs ou inutiles, parfois en lien avec une homosexualité latente refoulée.

Dans certains cas, des ***abus sexuels*** ou des ***violences parentales***, bien que moins fréquents, laissent des séquelles affectives et émotionnelles durables, responsables de dysfonctions sexuelles.

Les ***phobies*** et ***traumatismes transgénérationnels*** doivent également être pris en compte. Les récits de violences ou d'expériences traumatisantes vécues par la mère ou la grand-mère se transmettent souvent à la patiente, accompagnés de discours négatifs sur la sexualité masculine, contribuant à maintenir une vision menaçante des hommes.

Ces éléments permettent de comprendre la complexité du vaginisme, qui résulte de l'interaction de facteurs individuels, culturels et transgénérationnels.

Le vaginisme est une ***condition multidimensionnelle***, impliquant des dimensions psychologiques, physiologiques et socioculturelles. Son diagnostic et sa prise en charge nécessitent une évaluation clinique approfondie, tenant compte des influences personnelles, familiales et culturelles dans lesquelles s'inscrit la patiente.

IV. SEXUALITÉ DU COUPLE ET VAGINISME

Les dynamiques conjugales observées chez les femmes souffrant de vaginisme présentent plusieurs profils distincts, étroitement influencés par la personnalité du partenaire, la qualité du lien affectif et les représentations culturelles de la sexualité.

Certains couples, malgré l'absence de rapports pénétrants, parviennent à construire une ***relation épanouissante*** et ***stable*** fondée sur d'autres formes d'intimité physique et émotionnelle. Ils développent une ***sexualité alternative*** centrée sur la tendresse, les caresses et la complicité.

Un *exemple typique* est celui d'un couple originaire du sud-est du Maroc ayant vécu harmonieusement pendant vingt ans sans pénétration, en trouvant d'autres moyens d'expression du désir et du plaisir.

D'autres couples, en revanche, se heurtent à des difficultés plus marquées lorsque le partenaire masculin présente un profil peu affirmé.

Les ***hommes timides***, ***anxieux*** ou ***manquant de confiance*** en eux ont tendance à entretenir une ***relation de dépendance affective*** avec leur compagne vaginique. Certains peuvent souffrir de troubles sexuels associés, tels que ***l'éjaculation précoce*** ou la ***dysfonction érectile***, aggravant la complexité de la situation et renforçant le cercle vicieux du dysfonctionnement conjugal.

À l'opposé, certains partenaires adoptent une attitude de ***responsabilisation excessive***, imputant à la femme la cause exclusive des difficultés sexuelles. Ils manifestent souvent une incompréhension des composantes psychologiques et culturelles du vaginisme, réagissant par le reproche ou le désengagement affectif.

Cette posture culpabilisante fragilise davantage la femme, déjà vulnérable face à son trouble, et accentue la distance émotionnelle au sein du couple.

L'influence des croyances culturelles et ***familiales*** joue également un rôle central dans la manière dont le vaginisme est perçu et interprété.

Dans le contexte marocain, ce trouble est fréquemment attribué à des causes ***surnaturelles***, notamment à des pratiques maraboutiques, à la ***magie blanche*** censée provenir de la famille ou à la ***magie noire*** supposée être l'œuvre de personnes jalouses ou malveillantes.

Ces explications mystiques, largement ancrées dans l'imaginaire collectif, contribuent à stigmatiser la femme, perçue comme victime d'un sort ou d'une malédiction, et augmentent la pression exercée sur le couple par l'entourage.

Ces croyances erronées, bien que profondément enracinées, retardent souvent la consultation médicale ou psychothérapeutique appropriée.

Elles illustrent la ***complexité culturelle*** et ***familiale*** entourant la sexualité féminine et soulignent combien ces représentations façonnent les interactions conjugales chez les femmes vaginiques.

Cette dynamique met en lumière la nécessité d'une approche thérapeutique globale et nuancée, prenant en considération les dimensions personnelles, relationnelles et socioculturelles du couple.

L'accompagnement doit viser à rétablir la communication, à restaurer la confiance mutuelle et à désamorcer les interprétations culturelles négatives, afin de permettre aux partenaires de reconstruire une sexualité épanouie fondée sur la compréhension, le respect et la bienveillance.

V. PRISE EN CHARGE DU VAGINISME

La prise en charge du vaginisme repose principalement sur des approches cognitivo-comportementales destinées à informer, dédramatiser et accompagner la patiente dans un processus thérapeutique progressif.

L'implication du partenaire, lorsqu'elle est possible, constitue un élément essentiel du traitement, car elle favorise la coopération, la confiance et le soutien émotionnel nécessaires à la réussite du parcours de soin.

A. ÉVALUATION ET INFORMATION

L'intervention thérapeutique débute par deux étapes fondamentales : informer la patiente et son partenaire sur la nature du vaginisme et le déroulement du traitement, puis évaluer le niveau d'anxiété spécifique à la pénétration.

Cette ***évaluation*** vise à identifier les pensées irrationnelles, les croyances erronées et les peurs conscientes ou inconscientes qui nourrissent le blocage psychologique.

Une phase ***d'auto-exploration*** corporelle est ensuite introduite pour favoriser la familiarisation progressive avec le corps et la région génitale. La patiente est invitée à ***observer son corps nu*** devant un miroir afin de développer une image positive d'elle-même, puis à **examiner** la ***région vulvaire*** pour en reconnaître l'apparence et les sensations.

Elle apprend à toucher progressivement cette zone, d'abord sans regard puis en la visualisant, et à explorer doucement l'entrée du vagin avec le bout du doigt, avant d'essayer une insertion partielle. Ce travail s'accompagne d'exercices de respiration et de relaxation destinés à réduire la tension musculaire.

Parallèlement, ***l'introduction du partenaire*** se fait graduellement, selon le rythme de la patiente. Le partenaire peut participer à travers des contacts non pénétrants, puis s'approcher plus directement de la vulve, avant d'envisager une pénétration douce, dans une position où la femme garde le contrôle. Cette progression renforce la confiance mutuelle et favorise la détente émotionnelle.

L'évaluation continue de ***l'anxiété*** à chaque étape permet d'adapter la progression et d'ajuster les exercices. L'utilisation de dilatateurs vaginaux de tailles croissantes constitue une autre étape clé, facilitant la désensibilisation musculaire et la maîtrise progressive des sensations liées à la pénétration.

L'ensemble de ce protocole vise à restaurer la confiance en soi, à diminuer la peur de la douleur et à rétablir une intimité harmonieuse au sein du couple.

B. LE SCHÉMA THÉRAPEUTIQUE DU VAGINISME

Le traitement du vaginisme repose sur une méthode structurée associant **relaxation**, exercices physiques et accompagnement psychologique afin d'aider la patiente à surmonter son angoisse liée à la pénétration.

La ***première séance*** est consacrée à des exercices de **relaxation** et de **respiration** destinés à réduire l'anxiété et à améliorer le contrôle musculaire. Les ***exercices*** de **Kegel**, combinant contraction et relâchement du périnée, permettent d'accroître la conscience corporelle et la maîtrise des muscles vaginaux.

Durant cette phase initiale, tout ***rapport sexuel*** avec pénétration est ***déconseillé*** afin de limiter la pression psychologique et d'éviter tout échec prématuré.

La ***deuxième séance*** introduit l'usage progressif des ***dilatateurs*** vaginaux, en commençant par de petits diamètres (10 à 14 mm) et en augmentant jusqu'à 30 mm selon la tolérance. Ces exercices s'effectuent après une phase de détente afin d'optimiser la réponse musculaire et d'améliorer la tolérance corporelle.

En cas de douleur, un ***travail psychothérapeutique*** est engagé pour identifier la signification émotionnelle des sensations et différencier la douleur liée à une tension musculaire de celle d'origine psychogène.

Un point important de cette phase concerne la gestion des ***sensations agréables*** ressenties lors de l'usage des dilatateurs. Certaines patientes, influencées par une éducation restrictive ou des croyances négatives, éprouvent de la **culpabilité** face au plaisir perçu et l'associent inconsciemment à la douleur ou à la perte de contrôle. Ce mécanisme de défense empêche la détente et entretient la contraction réflexe.

Le rôle du thérapeute consiste donc à accompagner la patiente dans ***l'acceptation*** de ces sensations positives et à l'aider à se réconcilier avec son corps, favorisant ainsi la redécouverte du plaisir sexuel sans crainte ni honte. Cette réappropriation sensorielle est essentielle pour la réussite du traitement et la réintégration d'une sexualité épanouie. Une fois la tolérance des dilatateurs obtenue, la patiente est invitée à observer la position de ceux-ci à l'aide d'un miroir, afin de renforcer la conscience anatomique et la confiance dans ses capacités corporelles.

Cette **visualisation** participe à la **désensibilisation** progressive et à la reconstruction d'une image corporelle positive.

Les thérapies cognitives et comportementales demeurent aujourd'hui les méthodes les plus efficaces pour traiter le vaginisme, avec des résultats démontrés par la recherche clinique.

À l'inverse, certaines pratiques non validées, telles que les **hyménotomies** ou les injections de **toxine botulique** ou d'acide **hyaluronique**, se révèlent coûteuses, **invasives** et **d'efficacité limitée**.

VI. EXEMPLES DE CAS CLINIQUES

Après avoir défini les contours théoriques du vaginisme primaire, ce chapitre se propose de l'incarner à travers une série d'études de cas concrètes.

Ces exemples, tirés de la pratique clinique, ont pour objectif d'illustrer la manière dont des facteurs psychologiques, culturels et sociaux s'entremêlent pour créer et maintenir ce trouble.

En examinant des situations variées, de la peur de la douleur nourrie par des mythes à la pression exercée par des normes culturelles oppressantes, nous mettrons en lumière la complexité des mécanismes en jeu.

Chaque cas sera suivi d'une analyse clinique et de pistes thérapeutiques adaptées, démontrant l'importance d'une approche personnalisée et multidimensionnelle.

A. EXEMPLE 1 : APPRÉHENSION DE LA DOULEUR

Mme FM, 23 ans, récemment mariée, consulte pour un cas de vaginisme accompagné d'une absence de désir sexuel.

Lors de la nuit de noces, une peur intense de ressentir de la douleur l'a amenée à refuser toute tentative de pénétration. En réaction, elle s'est recroquevillée, a fermé les jambes et a repoussé son mari, terrifiée à l'idée de subir une blessure.

Devant les échecs répétés, une matrone, suivant des pratiques traditionnelles locales, est intervenue pour « faciliter » la consommation du mariage. Cette dernière, dans un acte de contrainte, a attaché Mme FM au lit, jambes écartées, et a ordonné au mari de procéder à la pénétration.

Cet événement, vécu comme une agression, a profondément traumatisé la jeune femme, aggravant son vaginisme et sa peur de la sexualité.

Explication clinique

Le vaginisme de Mme FM est renforcé par une combinaison de facteurs psychologiques et culturels.

La peur de la douleur, souvent amplifiée par des récits ou des mises en garde transmises par l'entourage, crée une anticipation anxieuse qui déclenche une contraction involontaire des muscles du plancher pelvien.

Cette peur, associée à des croyances culturelles présentant la sexualité masculine comme agressive ou dominatrice, aggrave l'évitement de la pénétration.

Le traumatisme causé par l'intervention de la matrone ajoute une couche de stress post-traumatique, accentuant la crainte de toute forme d'intimité sexuelle.

Dans ce cas, l'expérience a consolidé un schéma réflexe de défense musculaire et psychologique, rendant toute tentative de pénétration non seulement impossible, mais également associée à une détresse émotionnelle intense.

Prise en charge recommandée

La stratégie thérapeutique repose sur plusieurs axes complémentaires.

L'éducation sexuelle vise à informer Mme FM sur l'anatomie sexuelle, le processus de pénétration et les sensations associées afin de déconstruire les croyances erronées liées à la douleur et à la sexualité masculine.

La thérapie cognitivo-comportementale (TCC) s'attache à travailler sur les pensées irrationnelles et les phobies associées à la pénétration dans le but de réduire progressivement l'anxiété et de réintroduire une perception positive de la sexualité.

Des techniques de relaxation et des exercices de Kegel permettent d'améliorer le contrôle des muscles du plancher pelvien et d'aider au relâchement des tensions corporelles.

L'utilisation progressive de dilatateurs vaginaux constitue une étape essentielle pour habituer la patiente à la sensation de pénétration dans un cadre sécurisant.

Une thérapie de couple peut être envisagée afin d'impliquer le partenaire, d'améliorer la communication et de favoriser une intimité non coïtale dans les premières étapes du processus.

Enfin, un soutien psychologique ciblé est nécessaire pour traiter le traumatisme causé par l'intervention de la matrone et réduire l'impact du stress post-traumatique.

Cette approche globale, adaptée au rythme et aux besoins spécifiques de Mme FM, vise à rétablir une relation positive avec la sexualité tout en tenant compte des influences culturelles et psychologiques qui contribuent au vaginisme.

B. EXEMPLE 2 : LES CONSEILS D'UNE TANTE

Une jeune femme, récemment mariée, consulte pour vaginisme après avoir été influencée par les conseils de sa tante.

Cette dernière, dans une tentative de « préparer » sa nièce, lui a recommandé de ne pas se laisser faire trop facilement par son époux, en lui expliquant que cela pourrait entraîner des saignements abondants et douloureux, mais aussi qu'une attitude trop conciliante pourrait la faire passer pour une fille légère ou facile.

Lors de sa nuit de noces, la patiente, envahie par la peur, se crispe, ferme les jambes et repousse son mari.

Ce comportement entraîne une perte d'érection chez ce dernier, renforçant l'anxiété des deux partenaires.

Explication clinique

Ce cas illustre comment des idées erronées et des avertissements anxiogènes peuvent profondément influencer le comportement sexuel, en provoquant un rejet réflexe et un blocage psychologique.

La peur d'une douleur intense ou d'un saignement abondant, alimentée par les récits de l'entourage, déclenche une réaction défensive empêchant toute tentative de pénétration.

Approche thérapeutique

La prise en charge consiste d'abord à fournir à la patiente une éducation sexuelle claire et scientifique sur l'anatomie féminine et les mécanismes de la pénétration afin de dissiper les mythes liés au saignement ou à la douleur.

Une thérapie cognitive et comportementale permet ensuite d'identifier et de restructurer les pensées irrationnelles héritées des avertissements de la tante.

Des exercices de relaxation musculaire sont proposés pour réduire la réaction réflexe de crispation.

Enfin, l'implication du mari dans une thérapie de couple contribue à restaurer la communication, renforcer la confiance et encourager des interactions intimes progressives et non centrées sur la pénétration.

C. EXEMPLE 3 : ABSENCE DE SAIGNEMENT

Un jeune couple consulte après une tentative de rapport sexuel marquée par l'absence de saignement, ce qui inquiète particulièrement le mari. Ce dernier, bien qu'ayant une érection normale, exprime des doutes sur le fait d'avoir atteint l'hymen.

La jeune épouse, perplexe, confirme avoir ressenti la pénétration sans douleur. Lors de l'examen gynécologique, il est constaté que l'hymen a été entamé, mais qu'aucun saignement n'a eu lieu.

Explication clinique

Ce cas reflète une confusion fréquente concernant l'hymen et les attentes socioculturelles liées à la virginité.

L'idée que l'hymen est une membrane rigide dont la rupture doit nécessairement provoquer un saignement et une douleur est un mythe qui persiste.

Cette méconnaissance peut générer une anxiété importante et des malentendus au sein du couple.

Approche thérapeutique

L'accompagnement repose d'abord sur une éducation sur l'hymen, en expliquant sa variabilité anatomique et les raisons pour lesquelles son déchirement peut être asymptomatique et sans saignement.

Une réassurance est ensuite nécessaire pour apaiser les craintes du mari en lui fournissant des preuves médicales et scientifiques, afin de réduire la tension au sein du couple.

Une sensibilisation culturelle permet également de déconstruire les mythes sociaux liés à la virginité et de diminuer la pression exercée sur la jeune épouse.

Enfin, une thérapie relationnelle est recommandée pour renforcer la confiance mutuelle et favoriser une sexualité épanouie, détachée des attentes irrationnelles.

D. EXEMPLE 4 : RÉPRESSIONS CULTURELLES

Une femme consulte pour vaginisme après avoir reçu de nombreux avertissements de son entourage au sujet de sa nuit de noces. On lui a expliqué que son mari devait prouver sa virilité par une érection parfaite, pénétrer sans éjaculer immédiatement et qu'une lubrification vaginale excessive serait jugée comme indécente. Ces normes, qu'elle ressent comme écrasantes, augmentent son anxiété.

Lors de la tentative de pénétration, elle se crispe, refuse tout contact intime et finit par se replier dans un rejet total de l'acte sexuel.

Explication clinique

Ce cas met en évidence l'impact des attentes culturelles sur la sexualité. La peur de ne pas correspondre aux critères de virginité ou de respectabilité crée une angoisse paralysante qui déclenche une réponse réflexe de défense musculaire. Les instructions contradictoires renforcent le sentiment d'échec et alimentent le vaginisme.

Approche thérapeutique

L'accompagnement thérapeutique commence par la déconstruction des mythes culturels afin d'aider la patiente à dissiper les idées fausses sur la sexualité et les attentes liées à la virginité.

Une psychothérapie individuelle permet d'explorer l'impact des injonctions sociales sur son estime de soi et sur sa perception de la sexualité.

Des exercices de désensibilisation introduisent progressivement des techniques d'auto-exploration pour l'aider à reprendre confiance en son corps.

Un soutien culturellement informé, respectant le cadre social tout en proposant une approche nuancée et adaptée, réduit les tensions entre normes collectives et besoins individuels.

Enfin, une thérapie de couple incluant le partenaire contribue à instaurer un environnement de soutien mutuel et à introduire des activités non coïtales permettant de reconstruire une intimité progressive.

CONCLUSION

Le vaginisme illustre l'interaction complexe entre les facteurs psychologiques, relationnels, culturels et sociaux.

Loin de se réduire à une pathologie organique, il représente l'expression somatique d'une détresse souvent enracinée dans l'histoire personnelle, familiale et les normes sociales oppressantes.

Qu'il soit primaire, lié à une phobie de la pénétration, ou secondaire, consécutif à un traumatisme, ce trouble traduit des conflits profonds que seule une analyse globale permet de comprendre.

La prise en charge ne saurait être uniforme ni limitée à une rééducation physique. Elle exige une approche multidimensionnelle qui associe sensibilisation, accompagnement psychothérapeutique et sexologique, ainsi qu'une éventuelle implication du couple.

En déconstruisant les croyances limitantes et en restaurant la confiance et la sécurité intérieure, il devient possible d'apaiser l'anxiété, de rétablir une sexualité épanouie et d'améliorer la qualité de vie des patientes.

Pour conclure, le vaginisme apparaît moins comme une pathologie que comme un signal d'alarme : le corps exprime une détresse que l'esprit ne peut parfois verbaliser.

Qu'il soit primaire, lié à une phobie de la pénétration, ou secondaire, consécutif à un traumatisme, ses causes sont profondément ancrées dans l'histoire personnelle, familiale et culturelle de la patiente.

Ce chapitre a souligné que le symptôme ne peut être compris sans analyser la psychologie du couple et l'influence, parfois écrasante, des normes sociales et des croyances.

Par conséquent, la prise en charge ne saurait se limiter à une rééducation physique ; elle exige une approche intégrée et culturellement sensible, visant à restaurer un sentiment de sécurité, à apaiser l'anxiété et à permettre à la femme, et au couple, de se réapproprier une intimité épanouie.

CONCLUSION DE LA DEUXIÈME PARTIE

L'exploration des dysfonctions sexuelles a montré que celles-ci dépassent largement la notion de « panne mécanique ». Elles constituent avant tout l'expression d'une souffrance où le corps prend la parole lorsque l'esprit demeure silencieux.

Qu'il s'agisse du désir qui s'efface, de l'érection qui vacille, de l'orgasme qui se dérobe ou de la pénétration entravée, chaque trouble révèle l'entrelacement de facteurs biologiques, psychologiques, relationnels et culturels.

Le rôle du clinicien n'est donc pas de réparer une fonction isolée, mais de décoder ce langage du corps, d'accompagner le patient dans la compréhension de ses conflits intimes et de construire ensemble un chemin de guérison adapté. L'objectif thérapeutique réside dans la restauration d'une sexualité épanouie, fondée sur la reconnexion à soi, au corps et à la relation de couple.

Après avoir éclairé le « comment » de la fonction et de la dysfonction sexuelles, il devient nécessaire de s'intéresser au « vers qui » et au « qui suis-je ». La prochaine étape de ce parcours portera ainsi sur les orientations sexuelles et les identités de genre, ouvrant la réflexion sur la diversité et la complexité de l'expérience humaine.

TROISIÈME PARTIE

ORIENTATION SEXUELLE ET IDENTITÉ DE GENRE

INTRODUCTION À LA TROISIÈME PARTIE

Après avoir analysé, dans les parties précédentes, la manière dont la sexualité se construit et les différents troubles qui peuvent entraver son expression, il est nécessaire d'élargir la réflexion. La sexualité humaine ne se limite pas aux mécanismes biologiques du désir, de l'excitation et de l'orgasme, ni aux dysfonctions qui peuvent les affecter. Elle s'inscrit aussi dans une dimension plus large qui touche à l'orientation du désir et au rapport que chacun entretient avec son identité de genre.

Cette troisième partie propose donc d'explorer ces aspects fondamentaux. L'orientation sexuelle et l'identité de genre, loin d'être de simples catégories, reflètent la diversité des trajectoires individuelles et des contextes culturels. Ces dimensions, situées à l'intersection de la biologie, de la psychologie et de la vie sociale, ont longtemps été réduites à des modèles normatifs rigides. Aujourd'hui, elles font l'objet d'une attention accrue dans les champs scientifique et clinique, non pas dans une logique de jugement, mais dans une volonté de compréhension.

L'objectif n'est pas ici de trancher des débats anciens sur l'origine de l'orientation sexuelle ou de définir ce que « devrait » être une identité de genre, mais de donner des repères pour appréhender la pluralité des expériences. Comprendre ces réalités permet au clinicien d'adopter une posture d'écoute et d'accompagnement adaptée, en tenant compte des enjeux psychologiques, relationnels et sociaux propres à chaque situation.

CHAPITRE 1
ORIENTATION SEXUELLE

INTRODUCTION

L'orientation sexuelle est un phénomène complexe, façonné par des mécanismes biologiques innés et influencé par des constructions culturelles variées.

Chez les mammifères, l'attraction sexuelle est souvent déclenchée par des signaux phéromonaux, renforçant l'importance des processus biologiques dans l'établissement de l'orientation sexuelle.

Toutefois, chez les humains, cette orientation est aussi profondément modelée par le contexte social et culturel, qui intègre des préférences, des normes et des pratiques sexuelles diversifiées.

I. ORIENTATION SEXUELLE : ENTRE NATURE ET CULTURE

A. BASES BIOLOGIQUES

Chez les mammifères inférieurs, le rôle des phéromones est central dans la sélection du partenaire (Johansson & Jones, 2007). Ces signaux chimiques, émis et perçus par les individus, déterminent l'attirance réciproque entre mâle et femelle et déclenchent les comportements instinctifs de reproduction (Roberts et al., 2010 ; Keller & Bakker, 2009).

Le signal phéromonal constitue ainsi un facteur clé dans l'orientation sexuelle, qui, de façon innée, est dirigée vers l'hétérosexualité chez les espèces animales.

Ce phénomène biologique souligne l'importance des signaux chimiques dans la formation des préférences sexuelles, profondément enracinées dans le comportement instinctif des espèces.

B. CONSTRUCTION CULTURELLE ET PRÉFÉRENCES

Le contexte culturel, influencé par l'activité cognitive et les normes sociales, joue un rôle essentiel dans la construction des préférences, qu'elles soient alimentaires, esthétiques ou sexuelles.

Ainsi, en Occident, certaines personnes éprouvent une aversion pour des aliments comme les escargots ou les grenouilles, pourtant considérés comme des mets raffinés dans certaines régions de France.

De même, le fromage à pâte persillée, tel que le roquefort, est perçu comme un délice par certains mais jugé répugnant par d'autres en raison de son odeur et de son apparence.

À l'inverse, dans d'autres cultures, des produits comme le durian, fruit à l'odeur intense, sont très appréciés malgré leur caractère déconcertant pour les non-initiés. De même, les œufs de cent ans, fermentés et au goût prononcé, sont considérés comme un régal en Asie du Sud-Est mais provoquent souvent un rejet chez les Occidentaux.

Ces exemples illustrent la manière dont les normes culturelles modèlent les préférences individuelles, même face à des stimuli sensoriels similaires, démontrant l'impact du conditionnement social sur la perception du plaisir.

C. LES SCÉNARIOS SEXUELS ET CONDITIONNEMENT

En matière de sexualité, chaque société élabore des scénarios culturels (Gagnon, 2008) qui définissent ce qui est valorisé, toléré ou réprouvé.

Les individus grandissent au sein de contextes spécifiques où ils intériorisent des modèles de comportements sexuels conformes aux attentes de leur milieu.

Pour la majorité des individus, les préférences sexuelles s'alignent sur les scénarios dominants.

Ainsi, dans une société où le couple hétérosexuel est valorisé et où l'homosexualité est marginalisée, les jeunes tendent à intégrer des modèles hétérosexuels, à développer des croyances cohérentes avec ces normes et à recevoir des récompenses sociales renforçant ce type de comportement.

De telles dynamiques, observées par Bell et al. (1981) et Van Wyk & Geist (1984), démontrent la puissance du conditionnement culturel dans l'organisation des désirs et des préférences.

D. DIVERSITÉ DES ORIENTATIONS ET CULTURES

Les cultures présentent des divergences marquées dans leur approche de la sexualité, notamment concernant l'homosexualité, l'attirance physique et les pratiques érotiques.

Dans les sociétés où l'homophobie reste modérée, l'hétérosexualité demeure souvent majoritaire, car elle bénéficie d'un accès facilité.

Chez les Trobriandais, par exemple, bien que l'homosexualité soit tolérée avec ironie, les normes sociales encouragent fortement les pratiques hétérosexuelles, rendant celles-ci prédominantes (Malinowsky, 1923).

À l'inverse, dans la Grèce antique, où la femme occupait une position subordonnée, l'amour entre hommes, qualifié d'amour céleste, était considéré comme la forme la plus noble de lien affectif et intellectuel (Platon, 2001 ; Plutarque, 2005).

L'hétérosexualité, limitée à la procréation et à la gestion du foyer, était perçue comme inférieure, ce qui favorisait une orientation homosexuelle valorisée par la culture.

E. ÉVOLUTION DES COMPORTEMENTS SEXUELS

Le contexte socioculturel peut également induire des variations temporelles dans les pratiques sexuelles.

À Hambourg, une étude a révélé qu'en période de libéralisation sexuelle, dans les années 1970, environ 18 % des adolescents avaient eu des expériences homosexuelles.

Ce chiffre est tombé à 2 % dans les années 1990, sous l'effet combiné de la peur du SIDA et des mutations sociales (Sigusch & Schmidt, 1973 ; Sigusch, 2004).

Ce constat met en évidence la plasticité des comportements et des préférences sexuelles, susceptibles d'évoluer en fonction du climat culturel, des représentations sociales et des contextes historiques.

F. COMPLEXITÉ ET DIVERSITÉ DES PRÉFÉRENCES

Les préférences sexuelles ne se limitent pas à l'opposition entre hétérosexualité et homosexualité. Elles englobent des dimensions multiples, telles que l'âge du partenaire, les contextes de rencontre et les styles de relation.

Selon Santtila et coll. (2010), la formation des préférences sexuelles dépend d'une interaction entre facteurs psychologiques, sociaux et culturels, conférant une profondeur et une diversité considérables à la sexualité humaine.

G. SEXUALITÉ ET CONSTRUCTION SYMBOLIQUE

Dans de nombreuses sociétés traditionnelles, les pratiques érotiques diffèrent largement des normes occidentales.

Certaines cultures privilégient les activités génitales, tandis que d'autres ignorent le baiser ou considèrent les pratiques anales comme répugnantes.

Ces préférences résultent de conditionnements culturels liés aux représentations symboliques du corps : la bouche est associée à l'alimentation, et l'anus à l'élimination, ce qui en limite la dimension érotique.

À l'opposé, certaines sociétés valorisent des attributs physiques jugés peu séduisants ailleurs.

Ainsi, dans certaines tribus africaines ou asiatiques, les femmes au cou allongé par des anneaux sont considérées comme particulièrement désirables, tandis que certains hommes exhibant des scarifications ou des modifications corporelles sont perçus comme virils.

À l'inverse, les canons occidentaux de beauté, incarnés par les mannequins médiatisés, ne correspondent pas toujours aux critères d'attractivité dans ces cultures (Allgeier & Allgeier, 1992).

Ces contrastes illustrent la diversité des codes érotiques et démontrent que la sexualité humaine est une construction éminemment culturelle, façonnée par les croyances, les valeurs et les normes sociales propres à chaque société.

CONCLUSION

Ces comparaisons interculturelles révèlent que le continuum des aversions et préférences pour différents types d'activités sexuelles – qu'elles soient auto-, bi-, hétéro-, homo-, poly-sexuelles, orales, génitales, anales, ou impliquant des animaux ou des objets – dépend largement du contexte culturel.

Les normes et pratiques sexuelles sont profondément ancrées dans les valeurs culturelles, illustrant ainsi la grande diversité des expressions de la sexualité humaine à travers le monde.

L'orientation sexuelle et les préférences qui l'accompagnent doivent être comprises dans une perspective holistique, tenant compte à la fois des influences biologiques et des contextes culturels. Pour les professionnels de la santé sexuelle, il est essentiel d'adopter une approche respectueuse et éclairée, qui intègre la diversité culturelle et biologique, afin de mieux appréhender la pluralité des expériences sexuelles humaines.

CHAPITRE 2
LES DÉSORDRES DE L'ORIENTATION SEXUELLE

INTRODUCTION

L'orientation sexuelle constitue une dimension fondamentale de l'identité humaine qui suscite encore aujourd'hui de nombreux débats scientifiques et sociétaux.

Ce chapitre se propose d'examiner les différentes facettes de l'orientation sexuelle et des phénomènes associés sous un angle clinique et psychologique.

L'approche adoptée ici reflète une perspective historique de la psychiatrie et de la psychanalyse, où certains aspects de l'orientation sexuelle ont été conceptualisés comme des "désordres".

Il convient de souligner que cette terminologie et ces conceptualisations ne reflètent pas nécessairement le consensus scientifique contemporain, qui reconnaît l'homosexualité comme une variation naturelle de la sexualité humaine.

Ce chapitre explore les mécanismes biologiques, psychologiques et sociaux qui sous-tendent l'orientation sexuelle, en s'appuyant sur les recherches génétiques, neurobiologiques et développementales.

Il examine également les différentes manifestations de l'homosexualité, ainsi que les phénomènes de pseudo-hétérosexualité qui révèlent la complexité des expressions de l'orientation sexuelle.

L'objectif est de fournir une compréhension nuancée de ces phénomènes, tout en gardant à l'esprit que la diversité des orientations sexuelles fait partie intégrante de la condition humaine et mérite respect et considération clinique appropriée.

I. HOMOSEXUALITÉ

A. DÉTERMINANTS BIOLOGIQUES ET PSYCHOLOGIQUES

L'homosexualité se définit comme une attitude érotique préférentielle envers les personnes de même sexe. Cette orientation peut s'exprimer sous diverses formes, incluant les relations sexuelles, les fantasmes érotiques ainsi qu'un large éventail d'identités personnelles et sociales.

Contrairement à l'idée reçue d'un choix volontaire, elle reflète souvent des mécanismes psychologiques et biologiques profonds.

Certaines personnes présentent une incapacité à investir sexuellement dans la différence sexuelle, ce qui peut être associé à des difficultés dans la stabilisation de l'identité sexuelle.

Dans ce cadre, certaines anxiétés spécifiques à l'égard des relations hétérosexuelles, que l'on pourrait qualifier d'hétérophobie, influencent le développement de l'orientation sexuelle.

Cette hétérophobie se manifeste par une aversion ou une peur vis-à-vis des relations hétérosexuelles, souvent enracinée dans des expériences traumatisantes, des conflits internes non résolus ou des schémas de pensée persistants.

Ainsi, l'homosexualité ne peut être réduite à un simple choix individuel, mais doit être comprise comme le produit d'un processus complexe d'identification et de construction psychologique.

Des débats persistent encore sur l'idée de l'homosexualité comme difficulté d'investissement dans la différence sexuelle ou comme question d'identification.

Cependant, il est aujourd'hui reconnu que l'orientation sexuelle, qu'elle soit homosexuelle ou hétérosexuelle, est multidimensionnelle et influencée par des facteurs biologiques, psychologiques et culturels.

Aucune théorie unique n'a pu expliquer pleinement ses origines, même si de nombreuses recherches ont apporté des éclairages complémentaires.

Parmi les ***facteurs génétiques***, plusieurs études de jumeaux ont montré que les jumeaux monozygotes ont une probabilité plus élevée de partager la même orientation sexuelle que les jumeaux dizygotes.

Bailey et Pillard (1991) ont par exemple observé que si un jumeau identique est homosexuel, l'autre a environ 52 % de chances de l'être également, contre seulement 22 % chez les jumeaux fraternels. Ces données suggèrent une composante génétique.

Des travaux menés par Hamer et al. (1993) ont aussi proposé l'existence de marqueurs génétiques situés sur la région Xq28 du chromosome X, associés à l'homosexualité masculine, bien que ces résultats aient fait l'objet de débats et de répliques mitigées.

Plus récemment, des recherches en génétique quantitative comme celles de Ganna et al. (2019) ont exploité de vastes bases de données génomiques et mis en évidence plusieurs loci génétiques liés à l'orientation sexuelle.

Toutefois, ces loci n'expliquent qu'une fraction limitée de la variabilité observée, soulignant que l'orientation sexuelle est un trait polygénique influencé par une multiplicité de facteurs génétiques et non génétiques.

Les ***facteurs neurobiologiques*** apportent également des éléments intéressants. Des études d'imagerie ont révélé des différences anatomiques dans certaines régions du cerveau entre homosexuels et hétérosexuels.

LeVay (1991) a par exemple montré que l'hypothalamus des hommes homosexuels se rapproche en taille de celui des femmes hétérosexuelles plutôt que de celui des hommes hétérosexuels.

D'autres recherches, menées par Savic et Lindström (2008), ont mis en évidence des différences dans l'asymétrie cérébrale et la connectivité.

En effet, l'hémisphère droit est plus grand chez les hommes hétérosexuels et les femmes homosexuelles, alors que les hommes homosexuels et les femmes hétérosexuelles montrent moins de cette asymétrie.

Les ***influences hormonales*** périnatales constituent une autre hypothèse forte. La théorie des hormones prénatales suggère que le niveau d'exposition du fœtus aux androgènes, hormones masculinisantes, in utero pourrait influencer l'orientation sexuelle. Une exposition moindre aux androgènes serait ainsi liée à une orientation homosexuelle chez les hommes.

Dans ce contexte, le ratio de la longueur des doigts (index/annulaire, dit 2D:4D) a été utilisé comme indicateur indirect de cette exposition. Certains chercheurs ont trouvé des différences entre homosexuels et hétérosexuels, mais les résultats restent contradictoires.

L'effet de fratrie constitue un autre facteur identifié. Blanchard et Bogaert (1996) ont montré que la probabilité pour un homme d'être homosexuel augmente avec le nombre de frères aînés qu'il possède.

Cet effet a été attribué à une réponse immunitaire maternelle cumulative au fil des grossesses masculines, qui influencerait le développement sexuel du fœtus.

Cette hypothèse rejoint celle de ***l'immunité maternelle***, selon laquelle la mère développerait des anticorps contre une protéine liée au chromosome Y, impliquée dans la différenciation sexuelle masculine. Lors des grossesses suivantes avec des garçons, ces anticorps interféreraient avec le développement cérébral masculin typique, favorisant une orientation homosexuelle.

D'autres hypothèses et recherches récentes complètent ce champ d'étude. ***L'épigénétique*** est explorée comme une voie potentielle, en étudiant comment des modifications héréditaires de l'expression des gènes, sans altération de la séquence ADN, pourraient influencer l'orientation sexuelle, bien que cela reste largement hypothétique.

Par ailleurs, certains ***facteurs environnementaux*** non partagés, tels que des événements périnataux, des stress maternels, des expositions chimiques ou des infections, pourraient également jouer un rôle dans la détermination de l'orientation sexuelle.

L'ensemble de ces données montre que l'orientation sexuelle est influencée par une interaction complexe de facteurs génétiques, neurobiologiques, hormonaux, immunitaires, épigénétiques et environnementaux.

Loin d'être le résultat d'un choix volontaire, elle apparaît comme le produit de processus biologiques et développementaux multiples.

Bien que de nombreuses zones d'ombre subsistent, cette accumulation de connaissances contribue à mieux comprendre l'homosexualité comme une dimension naturelle de la diversité humaine et invite à dépasser les conceptions simplistes ou stigmatisantes.

L'orientation sexuelle semble être influencée par une interaction complexe de facteurs génétiques, neurobiologiques, hormonaux et environnementaux. Ces recherches montrent que l'homosexualité n'est pas un choix volontaire, mais plutôt le résultat de divers processus biologiques et développementaux.

Bien qu'il reste encore beaucoup à apprendre, la reconnaissance de ces multiples influences aide à mieux comprendre l'orientation sexuelle comme un aspect naturel de la diversité humaine.

B. ASPECTS CLINIQUES ET PSYCHOLOGIQUES

L'homosexualité, en tant que phénomène clinique, soulève des questions fondamentales sur les mécanismes de développement de l'identité sexuelle et les processus d'individuation.

Ce chapitre examine les différentes manifestations de l'homosexualité à travers une grille de lecture psychodynamique, en s'appuyant sur l'observation clinique et l'analyse des dynamiques relationnelles.

L'approche développée ici considère l'homosexualité comme une modalité spécifique d'organisation du désir, caractérisée par une rupture dans le processus classique d'individuation sexuelle. Cette perspective, bien qu'empreinte d'une vision historique de la psychanalyse, permet d'analyser les mécanismes psychologiques sous-jacents aux différentes expressions homosexuelles.

Le chapitre explore les manifestations comportementales (homosexualité manifeste, fantasmatique, exclusive) et examine la dimension subjective du vécu homosexuel à travers la distinction entre homosexualité égo-syntonique et égo-dystonique.

Une attention particulière sera portée aux dynamiques intersubjectives révélées par l'observation clinique, notamment les mécanismes de reconnaissance mutuelle et les codes relationnels spécifiques.

1. Rupture du processus d'individuation sexuelle

Selon certaines perspectives, l'homosexualité a été interprétée comme une rupture du processus d'individuation sexuelle, c'est-à-dire le développement par lequel un individu adopte une identité sexuelle distincte.

Cette vision, largement critiquée pour son caractère pathologisant, suggère qu'il s'agirait d'une déviation menant à une attirance pour le même sexe plutôt que pour le sexe opposé.

Bien qu'elle ne fasse plus consensus aujourd'hui, elle illustre les tentatives passées de conceptualiser l'homosexualité dans une grille explicative qui la plaçait en opposition à l'hétérosexualité.

2. Manifestations de l'homosexualité

L'homosexualité peut se manifester de différentes manières et prendre des formes variées.

Elle est dite ***manifeste*** lorsque l'individu passe à l'acte et vit des relations sexuelles avec des personnes de son propre sexe, par exemple un homme ayant des rapports avec des hommes ou une femme avec d'autres femmes.

Elle peut aussi être ***fantasmatique***, lorsque la personne entretient des fantasmes érotiques impliquant le même sexe sans chercher à les réaliser.

Enfin, elle peut être ***exclusive***, lorsque l'attirance est uniquement dirigée vers des personnes du même sexe, comme chez un homme n'ayant d'attirance que pour des hommes ou une femme n'éprouvant de désir que pour des femmes.

3. Réflexion issue d'une consultation de sexologie

Une histoire issue d'une consultation illustre de manière éloquente la dynamique subtile de l'homosexualité dans les interactions sociales.

Le récit d'un homme homosexuel, marqué par un simple échange de regards dans l'espace public, met en évidence l'importance du regard dans l'expression du désir.

Le champ visuel d'un individu homosexuel est spontanément orienté vers les personnes du même sexe. Il s'agit d'un mécanisme inconscient guidant les perceptions et traduisant l'orientation du désir.

Chez les hommes homosexuels, l'attention se porte naturellement vers d'autres hommes, traduisant une exploration sociale et érotique implicite, et il en va de même pour les femmes homosexuelles à l'égard d'autres femmes.

Ce phénomène ne leur est pas exclusif : tout individu, quelle que soit son orientation, oriente instinctivement son attention vers les stimuli correspondant à ses préférences relationnelles ou érotiques.

Dans cette dynamique, la réciprocité du regard joue un rôle essentiel. Lorsqu'il est rendu, il devient une validation implicite de l'intérêt partagé et constitue un langage universel du désir.

Dans des contextes où l'homosexualité reste taboue, ce mode de communication discret revêt une importance particulière, permettant aux personnes concernées d'exprimer leur orientation sans s'exposer à un rejet ou à l'incompréhension.

La dimension sociale et culturelle renforce encore cette réalité. Dans les sociétés où l'homosexualité demeure stigmatisée, l'échange de regards devient une forme de reconnaissance implicite et une stratégie d'adaptation face à un environnement potentiellement hostile.

Ainsi, les individus naviguent grâce à des codes subtils, qui permettent d'affirmer leur identité et de se relier à autrui.

Cette observation clinique, si elle est née d'un cas particulier, soulève des questions universelles sur la manière dont l'orientation sexuelle influence les comportements sociaux et enrichit la compréhension de la diversité des interactions humaines. Elle invite à dépasser les cadres analytiques traditionnels pour adopter une lecture plus inclusive et nuancée des comportements liés à la sexualité.

4. Homosexualité égo-dystonique vs égo-syntonique

L'expérience homosexuelle peut varier selon qu'elle est vécue en conflit ou en harmonie avec l'identité consciente de l'individu.

On parle ***d'homosexualité égo-dystonique*** lorsque l'orientation est ressentie comme une source de détresse, car perçue comme incompatible avec l'image de soi ou les valeurs personnelles. La personne éprouve alors des sentiments homosexuels mais les rejette, souvent sous l'influence de pressions sociales, religieuses ou familiales.

À l'inverse, ***l'homosexualité égo-syntonique*** est intégrée en cohérence avec l'ego et acceptée comme une part naturelle de soi. Dans ce cas, l'individu reconnaît et assume son orientation sans conflit intérieur, ce qui lui permet de la vivre de manière épanouie.

Des exemples cliniques permettent d'illustrer ces variations. Un homme de trente ans, exclusivement attiré par les hommes et en couple stable depuis cinq ans, incarne une homosexualité manifeste et exclusive vécue dans la stabilité et l'épanouissement.

À l'opposé, une femme de vingt-cinq ans nourrit des fantasmes récurrents impliquant des femmes, mais n'ose pas les concrétiser. Elle vit ses désirs dans un conflit douloureux, en raison de ses croyances religieuses et des attentes de sa famille, illustrant une homosexualité fantasmatique et égo-dystonique.

Enfin, une femme de trente-cinq ans, qui a découvert son attirance pour les femmes à l'adolescence, l'a pleinement acceptée.

Elle a eu plusieurs relations homosexuelles et milite activement pour les droits LGBTQIA+, incarnant une homosexualité égo-syntonique assumée et valorisée comme une part de son identité.

L'homosexualité constitue une expérience humaine riche, complexe et plurielle, où se croisent des dimensions biologiques, psychologiques, sociales et culturelles. Elle peut être vécue dans l'épanouissement, lorsque le contexte social et familial permet l'acceptation de soi, ou dans le conflit, lorsque la stigmatisation et la peur du rejet imposent le silence et la dissimulation.

Loin d'être une anomalie, elle s'inscrit dans la diversité naturelle des orientations sexuelles humaines et reflète la multiplicité des formes du désir et du lien. Sa compréhension suppose une approche ouverte, inclusive et dénuée de jugement moral, attentive à la singularité de chaque parcours.

II. PSEUDO-HÉTÉROSEXUALITÉ

La pseudo-hétérosexualité désigne une expérience particulière où les relations hétérosexuelles ne traduisent pas une réelle attirance pour le sexe opposé. Derrière une apparente conformité aux normes sociales, l'excitation sexuelle provient souvent de fantasmes homosexuels ou de mécanismes compensatoires.

Ce phénomène met en lumière le conflit entre désir intime et pressions extérieures, en particulier chez les personnes homosexuelles qui tentent de masquer ou de nier leur orientation.

L'étude de cette dynamique permet de mieux comprendre la manière dont certains individus gèrent leurs contradictions internes et les attentes sociales autour de la sexualité.

A. DÉFINITION

La pseudo-hétérosexualité se réfère à des activités hétérosexuelles qui ne sont pas érotiquement codifiées pour l'individu et l'excitation qui en découle est soit alimentée par un fantasme homosexuel, soit le résultat d'une stimulation purement mécanique.

En d'autres termes, les relations hétérosexuelles ne suscitent pas une véritable excitation sexuelle liée à l'attirance envers le sexe opposé. C'est ce qu'on appelle communément la bisexualité.

B. ÉGO-DYSTONIE ET PSEUDO-HÉTÉROSEXUALITÉ

Cette forme de comportement est particulièrement fréquente chez les homosexuels ego-dystoniques, c'est-à-dire ceux qui éprouvent un conflit interne par rapport à leur orientation sexuelle.

Ces individus peuvent chercher à se conformer aux attentes sociales ou à éviter la stigmatisation en engageant des relations hétérosexuelles de surface.

Exemple de pseudo-hétérosexualité

Un homme de 28 ans, se décrit comme homosexuel. Cependant, en raison de la pression familiale et sociale, il entretient une relation hétérosexuelle avec sa collègue.

Bien qu'il n'éprouve pas d'attirance sexuelle réelle pour les femmes, il parvient à avoir des relations sexuelles avec sa partenaire en se concentrant sur des fantasmes impliquant des hommes. L'excitation qu'il ressent est donc alimentée par des pensées homosexuelles plutôt que par un désir érotique.

Ce type de comportement illustre la pseudo-hétérosexualité, où les relations hétérosexuelles sont maintenues en surface, sans véritable implication érotique envers le partenaire du sexe opposé.

Une femme de 30 ans, est en couple avec un homme depuis plusieurs années. Bien qu'elle éprouve une attirance émotionnelle et érotique pour les femmes, elle continue sa relation avec son partenaire pour répondre aux attentes familiales et éviter les questions.

Lors de leurs rapports intimes, elle simule souvent l'orgasme pour masquer son manque de véritable excitation envers son époux. Pendant l'acte, ses pensées s'éloignent souvent de la situation présente et se dirigent vers des fantasmes impliquant des femmes, ce qui lui permet de maintenir les apparences dans une relation où ses désirs réels sont ailleurs.

Cet exemple montre comment certaines femmes peuvent choisir de dissimuler leur orientation homosexuelle en simulant des réactions sexuelles dans des relations hétérosexuelles, souvent pour éviter la stigmatisation ou répondre aux pressions sociales.

C. CONFUSION AVEC LA BISEXUALITÉ

Il est important de distinguer la pseudo-hétérosexualité de la bisexualité. La bisexualité implique une attirance émotionnelle et érotique envers les deux sexes, tandis que la pseudo-hétérosexualité se caractérise par des activités hétérosexuelles sans véritable excitation érotique liée au sexe opposé.

Les individus pseudo-hétérosexuels peuvent être perçus comme bisexuels par leur entourage en raison de leur comportement, mais leur expérience interne est marquée par une dissociation entre leurs actions et leurs véritables désirs sexuels.

La pseudo-hétérosexualité représente une stratégie complexe pour gérer les conflits internes et les pressions sociales liées à l'orientation sexuelle. Comprendre cette dynamique est crucial pour offrir un soutien psychologique adéquat aux individus en conflit avec leur identité sexuelle et pour promouvoir une acceptation sociale plus large de la diversité des orientations sexuelles.

En reconnaissant et en différenciant clairement la pseudo-hétérosexualité de la bisexualité, les professionnels de la santé mentale peuvent mieux aider leurs patients à naviguer dans ces aspects complexes de leur vie sexuelle et émotionnelle.

III. TRANS-HOMOPHOBIE

La trans-homophobie est une notion encore méconnue dans le champ des sciences sociales et psychologiques. Elle ne renvoie pas à un rejet des personnes homosexuelles, comme c'est le cas pour l'homophobie, mais plutôt à une crainte tournée vers soi. Elle désigne la peur persistante et irrationnelle de voir son orientation sexuelle se modifier et de devenir homosexuel.

Cette appréhension peut générer une souffrance psychique importante et influencer divers aspects de la vie quotidienne. Comprendre cette forme particulière d'anxiété permet de mieux en saisir les manifestations, les impacts et les moyens d'accompagnement adaptés.

A. DÉFINITION

La trans-homophobie se définit comme la peur intense et irrationnelle de devenir homosexuel. Cette phobie est distincte de l'homophobie classique, qui se manifeste par une aversion envers les personnes homosexuelles.

Dans le cas de la trans-homophobie, l'individu ressent une angoisse liée à la possibilité de développer des désirs homosexuels ou de voir son orientation sexuelle changer.

B. MANIFESTATIONS CLINIQUES

La trans-homophobie peut se manifester de diverses manières dans la vie quotidienne et professionnelle des individus, influençant les comportements, les relations interpersonnelles et même les décisions de vie.

Un ***premier exemple*** est celui d'un homme de 30 ans qui, bien qu'il n'ait jamais ressenti d'attirance pour les hommes, vit dans la peur constante de devenir homosexuel. Il évite systématiquement toute situation où il pourrait être perçu comme tel, refuse de participer à des activités considérées comme typiquement féminines et limite ses contacts avec des amis homosexuels, craignant que cela ne suscite des doutes sur sa propre orientation.

Cette peur le conduit à adopter une posture d'hyper-masculinité destinée à compenser et à éloigner tout soupçon.

Un ***second exemple*** concerne une femme de 27 ans, en couple avec un homme depuis plusieurs années, qui est régulièrement assaillie par des pensées intrusives sur la possibilité de devenir homosexuelle.

Chaque fois qu'elle croise une femme attirante, elle s'interroge sur un éventuel changement d'orientation, ce qui la plonge dans une profonde anxiété. Pour se protéger, elle évite les lieux où elle pourrait rencontrer des femmes attirantes et consulte régulièrement des forums en ligne à la recherche d'assurances concernant sa véritable orientation sexuelle.

Impacts psychologiques et sociaux

Cette phobie peut entraîner des conséquences importantes sur la santé mentale et le bien-être. Elle engendre une anxiété persistante, des troubles obsessionnels et des comportements d'évitement. Les personnes concernées rencontrent souvent des difficultés à établir des relations interpersonnelles authentiques, craignant constamment le jugement ou la révélation de leur supposée orientation sexuelle.

C. DIFFÉRENCE AVEC L'HOMOPHOBIE

Il est essentiel de distinguer la trans-homophobie de l'homophobie. Alors que l'homophobie se caractérise par des attitudes négatives et des comportements discriminatoires envers les homosexuels, la trans-homophobie est une peur introspective et personnelle de devenir homosexuel. Cette distinction est fondamentale pour assurer une prise en charge adéquate et comprendre les dynamiques psychologiques spécifiques en jeu.

D. STRATÉGIES DE GESTION ET DE TRAITEMENT

La prise en charge de la trans-homophobie repose sur des interventions psychologiques adaptées. La thérapie cognitive-comportementale (TCC) se révèle particulièrement efficace pour aider les individus à identifier et restructurer les pensées irrationnelles associées à la peur de devenir homosexuel.

Des techniques de relaxation et de gestion de l'anxiété complètent souvent l'approche afin de réduire l'impact des pensées intrusives. L'exemple d'un homme de 35 ans illustre cette démarche.

En consultation, son thérapeute utilise la TCC pour l'aider à confronter ses pensées irrationnelles. Chaque fois qu'une pensée intrusive survient, le patient est encouragé à examiner les preuves concrètes qui la soutiennent ou la réfutent. Progressivement, il parvient à relativiser ces pensées et à réduire son anxiété, retrouvant un équilibre psychologique plus serein.

La trans-homophobie est une condition complexe qui nécessite une compréhension approfondie et une intervention adaptée. Sa reconnaissance permet de proposer des stratégies de gestion efficaces et d'aider les personnes concernées à dépasser leur peur pour mener une vie plus équilibrée et authentique.

La sensibilisation à ce phénomène et la distinction claire entre trans-homophobie et homophobie sont essentielles pour une prise en charge empathique, respectueuse et efficace.

IV. IDENTITÉ ET OBJET ÉROTIQUE

Dans le champ de la santé sexuelle, il est essentiel de comprendre les nuances d'identité et d'orientation sexuelle, en particulier en ce qui concerne l'objet érotique dans l'homosexualité.

Les concepts d'hétérogenralité et d'homogenralité permettent d'explorer comment les individus homosexuels peuvent être attirés par des qualités de genre spécifiques, indépendamment du sexe biologique de leur partenaire.

A. HÉTÉROGENRALITÉ

L'hétérogenralité désigne l'attirance pour un genre différent. Elle se manifeste lorsque l'objet du désir érotique est perçu comme appartenant à un genre distinct de celui de l'individu, même si l'orientation sexuelle demeure homosexuelle.

Un homosexuel hétérogenral ressent donc une attirance pour des caractéristiques de genre qui contrastent avec les siennes.

Chez les hommes, cela peut se traduire par une attirance envers des partenaires masculins présentant des traits féminins, associés à plus de sensibilité et de grâce. Ainsi, bien qu'ils recherchent des relations avec des hommes, leur désir s'oriente spécifiquement vers ceux dont l'expression de genre est perçue comme féminine, leur offrant une expérience érotique marquée par le contraste et la complémentarité.

Chez les femmes, l'hétérogenralité peut se manifester par une attirance envers des partenaires féminines adoptant une apparence ou des comportements masculins. Ce type de relation est vécu comme érotisant, car la masculinité exprimée par leurs partenaires leur procure un sentiment de complémentarité et renforce la dynamique du couple.

Ce concept met ainsi en lumière la manière dont certains homosexuels projettent des éléments de contraste dans leurs relations, montrant que l'attirance repose moins sur le sexe biologique que sur des qualités de genre perçues comme complémentaires.

B. HOMOGENRALITÉ

L'homogenralité, à l'inverse, désigne l'attirance pour un genre identique. Elle correspond à une orientation du désir vers des partenaires qui expriment des caractéristiques de genre similaires à celles de l'individu.

Chez les hommes, cela peut se traduire par une préférence pour des partenaires masculins partageant la même masculinité affirmée. Dans ce cas, l'attirance repose sur une résonance et une complicité, renforçant le sentiment d'identité masculine à travers une homogénéité de genre.

Chez les femmes, l'homogenralité se manifeste par une attirance envers des partenaires qui expriment également une forte féminité. Cette similitude est vécue comme source de proximité, de compréhension mutuelle et de réassurance identitaire.

Le désir repose alors sur une reconnaissance partagée et une affirmation commune de leur identité de genre. Ainsi, dans l'homogenralité, le lien érotique est renforcé par la ressemblance, qui devient un élément structurant de l'attirance.

Les concepts d'hétérogenralité et d'homogenralité enrichissent la compréhension des orientations et attirances homosexuelles en dépassant la simple dichotomie du sexe biologique. Ils montrent comment les personnes homosexuelles peuvent orienter leur désir en fonction de critères de genre, cherchant soit une complémentarité, soit une similitude.

Ces distinctions permettent aux professionnels de la santé sexuelle d'analyser plus finement les motivations érotiques de leurs patients et d'adapter leur accompagnement en tenant compte de l'identité et des préférences singulières de chaque individu.

V. LA NON-CONFORMITÉ DE GENRE, HÉTÉROPHOBIE ET HOMOSEXUALITÉ

La non-conformité de genre, l'hétérophobie et les tendances homosexuelles sont des phénomènes psychologiques et comportementaux qui trouvent souvent leurs racines dans des dynamiques familiales précoces, en particulier dans la relation de l'enfant avec les figures parentales.

Voici un cadre explicatif destiné aux professionnels de la santé sexuelle, illustré par des exemples concrets pour mieux comprendre ces concepts.

A. NON-CONFORMITÉ DE GENRE

La non-conformité de genre est l'identification avec le parent de sexe opposé. Elle peut être définie comme le fait de ne pas se conformer aux attentes et rôles traditionnels associés au genre de l'individu.

Ce phénomène peut découler d'une forte identification avec le parent de sexe opposé, qui influence les attitudes, comportements et préférences de l'enfant, parfois jusqu'à l'âge adulte.

Exemple clinique : un garçon de 10 ans, montre une forte proximité avec sa mère, son père étant souvent absent et émotionnellement distant.

La mère consulte car elle observe chez son fils des comportements qu'elle perçoit comme atypiques, tels qu'un intérêt pour des vêtements ou des activités traditionnellement associées aux filles.

Le garçon semble s'identifier à sa mère, adoptant certains de ses comportements et attitudes. Ce lien fort pourrait influencer son développement identitaire et ses relations futures, sans pour autant prédéterminer son orientation sexuelle ou son identité de genre.

Dans ce contexte, l'identification au parent du sexe opposé peut modeler la perception du genre de l'enfant et, plus tard, influencer ses préférences sexuelles. Cet attachement et cette identification renforcent souvent un schéma où l'enfant intériorise les caractéristiques et comportements du parent opposé comme étant « normaux » pour lui-même.

B. HÉTÉROPHOBIE

L'hétérophobie est la méfiance envers le sexe opposé. Elle est une forme d'aversion ou de méfiance vis-à-vis des relations hétérosexuelles, peut également trouver son origine dans la relation de l'enfant avec le parent du sexe opposé, surtout lorsque cette relation est marquée par la dévalorisation ou l'abandon.

Exemple clinique (femme) : une femme de 28 ans éprouve une méfiance profonde envers les hommes, qu'elle associe inconsciemment à des figures menaçantes et peu fiables. Durant son enfance, elle entretenait une relation difficile avec son père, qui se montrait distant et parfois autoritaire.

Ces expériences ont laissé une empreinte durable, influençant son comportement adulte. Elle évite désormais les relations avec des hommes, développant à la place une attirance envers les femmes, qu'elle perçoit comme plus sécurisantes et compréhensives.

Dans ce cas, les sentiments de dévalorisation et de rejet associés à la figure masculine de son enfance semblent avoir contribué au développement d'une aversion envers les hommes, pouvant être interprétée comme une forme d'hétérophobie.

Exemple clinique (homme) : un homme de 35 ans, consulte pour un suivi psychologique en raison de ses difficultés à établir des relations hétérosexuelles satisfaisantes. Sa mère, très protectrice et critique envers le rôle des femmes dans la société, l'a éduqué dans une perspective qui valorise l'indépendance face aux relations hétérosexuelles.

En grandissant, il développe une méfiance instinctive à l'égard des femmes, perçues comme « captatrices » ou « exigeantes ». Ce conditionnement contribue à son orientation homosexuelle, puisqu'il associe l'intimité avec des femmes à une perte de liberté ou d'autonomie.

C. HOMOSEXUALITÉ ET IDENTIFICATIONS PARENTALES

Les orientations homosexuelles peuvent parfois être influencées par des processus inconscients liés aux relations avec les parents. Dans certains cas, un homme homosexuel peut érotiser la masculinité pour éviter l'intimité avec les femmes, particulièrement si celles-ci sont perçues comme sources de douleur ou de rejet.

L'***exemple*** d'un homme ayant grandi avec une mère émotionnellement instable et dévalorisante illustre ce mécanisme. Cette mère minimisait ses réussites et le critiquait de manière excessive, ce qui a généré chez lui une appréhension et une méfiance envers les femmes, qu'il associait à un potentiel de rejet et de vulnérabilité émotionnelle.

À l'âge adulte, il a érotisé la masculinité, trouvant auprès des hommes le confort et la stabilité qui lui manquaient dans sa relation maternelle. L'intimité avec les hommes est ainsi devenue pour lui une « zone sûre », éloignée des angoisses liées aux relations féminines.

D'autres hommes homosexuels érotisent la masculinité parce qu'ils s'identifient fortement à leur mère et projettent leur propre féminité intériorisée sur leurs partenaires. Ce phénomène survient lorsqu'un homme a profondément intériorisé l'image maternelle et perçoit la féminité comme un modèle érotique inconscient.

L'exemple d'un patient en thérapie illustre cette dynamique. Cet homme décrivait une enfance marquée par une relation étroite avec une mère dominante et protectrice, à laquelle il s'était fortement identifié. En grandissant, il avait intériorisé certains aspects de la féminité maternelle, influençant son expression émotionnelle et sa perception de lui-même.

Dans ses relations, il se positionnait inconsciemment comme une figure féminine et son attirance se portait sur des partenaires aux traits masculins prononcés. Ces partenaires virils lui permettaient de recréer, dans une dynamique inversée, le lien de sécurité et de protection qu'il associait à sa mère. Ce choix de partenaires renforçait son identification féminine et lui permettait de s'affirmer dans une posture de féminité intériorisée au sein de ses relations amoureuses.

CONCLUSION

Les dynamiques familiales, en particulier les relations entre l'enfant et les parents, jouent un rôle fondamental dans la construction de l'orientation sexuelle, de la non-conformité de genre et de la méfiance envers le sexe opposé (hétérophobie).

Pour les professionnels de la santé sexuelle, une exploration approfondie de ces relations permet de mieux comprendre comment certains individus se développent en fonction de ces influences précoces.

Ces exemples illustrent comment les attachements, les expériences de valorisation ou de rejet et les projections de conflits non résolus contribuent à façonner les orientations sexuelles et les schémas de genre, en influençant les préférences et aversions érotiques de manière souvent complexe et profondément ancrée.

CHAPITRE 3
TROUBLES DE L'IDENTITÉ SEXUELLE ET DE GENRE

INTRODUCTION

Les troubles de l'identité sexuelle ou de genre comprennent plusieurs conditions où l'identité de genre, le sexe biologique et les comportements associés sont en désaccord.

Ces troubles incluent le transsexualisme, le travestisme anérogène et des identifications de genre nuancées, comme le gynémimétisme, l'andromimétisme, l'hypomasculinité et l'hypoféminité.

Cet article présente une exploration de ces troubles, avec des exemples cliniques pour illustrer la diversité des expériences et des vécus des personnes concernées.

I. LE TRANSSEXUALISME

A. DÉFINITIONS ET CARACTÉRISTIQUES

Le transsexualisme se caractérise par une conviction profonde et non délirante d'appartenir au sexe opposé. Sans qu'il y ait d'anomalie biologique, une personne née homme peut se percevoir et s'identifier comme une femme, et inversement.

Il ne s'agit ni d'un choix ni d'une psychose, mais plutôt d'une identification de genre complète, durable et souvent marquée dès l'enfance.

B. ASPECTS PSYCHOPATHOLOGIQUES

Le transsexualisme est parfois décrit comme une condition psychopathologique en raison de la prédominance d'une idée fixe d'appartenance à l'autre sexe. Ce sentiment profond entraîne souvent un conflit entre l'identité de genre de l'individu et son sexe biologique, ce qui peut générer des souffrances psychologiques et sociales.

Un ***exemple*** clinique permet d'illustrer cette distinction entre transsexualisme primaire et secondaire. Dans le cas ***primaire***, un enfant de cinq ans exprime dès son plus jeune âge qu'il est une fille et insiste pour porter des vêtements féminins, adoptant des comportements conformes aux stéréotypes de genre féminins.

Dans le cas ***secondaire***, une personne de trente ans traverse une longue période d'ambivalence et de confusion quant à son identité de genre. Après plusieurs années de vie homosexuelle et de thérapie, elle décide finalement de vivre en tant que femme, marquant ainsi une transition significative après une phase d'exploration personnelle.

C. COMPORTEMENT ET ATTITUDES

Chez certains hommes transsexuels, on observe une tendance à adopter des comportements protecteurs envers les femmes, en s'identifiant aux figures masculines de leur entourage, telles que leur père ou d'autres modèles masculins, qui incarnent ce rôle protecteur.

Cette identification contribue à consolider leur sentiment d'appartenance au genre masculin. De leur côté, certaines femmes trans expriment une attitude plus affirmée et compétitive vis-à-vis des hommes, ce qui reflète une volonté de se positionner dans un univers social où les rapports de genre sont marqués par des dynamiques de pouvoir et de reconnaissance.

D. TYPOLOGIES DU TRANSSEXUALISME

On distingue deux types de transsexualisme.

Le ***transsexualisme primaire*** se manifeste par un conflit identitaire détectable dès l'enfance, avec une identification claire à l'autre sexe.

Le ***transsexualisme secondaire***, quant à lui, apparaît après une phase d'ambivalence, lorsque l'individu développe progressivement un désir affirmé d'appartenance à l'autre sexe.

II. LE TRAVESTISME ANÉROGÈNE : Non fétichiste

A. DÉFINITIONS ET CARACTÉRISTIQUES

Le travestisme anérogène se caractérise par une imitation, plus ou moins marquée, des manières d'être et d'apparaître de l'autre sexe. Il concerne des individus qui s'identifient au sexe opposé en adoptant ses gestes, sa posture et sa voix, sans rechercher d'excitation sexuelle.

Ce comportement vise avant tout à procurer un sentiment de confort et de satisfaction intérieure, plutôt qu'un besoin érotique.

Un ***exemple clinique*** permet d'illustrer cette réalité. Un homme de quarante-cinq ans se sent apaisé en s'habillant en femme chez lui, reproduisant des manières féminines sans chercher de gratification sexuelle. Il trouve dans cette pratique une manière de se reconnecter avec un aspect de lui-même qu'il perçoit comme authentique et libérateur.

III. GYNEMIMÉTISME ET ANDROMIMÉTISME

A. DÉFINITIONS ET CARACTÉRISTIQUES

Le gynémimétisme et l'andromimétisme décrivent une imitation partielle de l'autre genre.

Le ***gynémimétisme*** correspond à l'imitation des comportements féminins par un homme, incluant souvent des postures délicates et des expressions douces.

L'andromimétisme, quant à lui, désigne l'imitation des comportements masculins par une femme, par exemple une démarche plus virile ou un ton de voix plus grave.

Un ***exemple*** clinique permet d'illustrer ces comportements.

Dans le cas du gynémimétisme, un homme qui travaille dans un salon de coiffure pour femmes adopte une gestuelle gracieuse et utilise des expressions corporelles douces pour s'identifier à la féminité, sans pour autant porter de vêtements féminins.

Dans le cas de l'andromimétisme, une femme routière préfère adopter une démarche assurée et utilise un ton de voix grave, s'identifiant ainsi à certains traits masculins sans aller jusqu'au travestissement complet.

IV. HYPOMASCULINITÉ ET HYPOFÉMINITÉ

A. DÉFINITIONS ET CARACTÉRISTIQUES

L'hypomasculinité et l'hypoféminité reflètent toutes deux un sentiment d'inadéquation par rapport aux attentes associées au genre biologique de l'individu.

L'hypomasculinité se manifeste chez un homme qui éprouve un sentiment d'insuffisance face aux exigences de la masculinité.

Il évite les activités associées à la virilité et se sent peu en phase avec l'identité masculine traditionnelle.

L'hypoféminité, quant à elle, se retrouve chez une femme qui ressent une distance vis-à-vis des attentes féminines, doutant de son pouvoir de séduction et de son attrait.

Un ***exemple clinique*** illustre ces phénomènes. Dans le cas de l'hypomasculinité, un homme de 28 ans évite les sports de contact et se sent mal à l'aise dans les environnements où la virilité est valorisée. Il se perçoit comme moins masculin, ce qui affecte sa confiance en lui.

Dans le cas de l'hypoféminité, une femme de 24 ans se considère peu attirante et doute de sa capacité à séduire. Elle évite les relations amoureuses, craignant de ne pas répondre aux attentes conventionnelles de féminité.

CONCLUSION

Les troubles de l'identité sexuelle ou de genre sont multiples et impliquent des dynamiques complexes d'identification et de rejet des normes de genre. Le transsexualisme, le travestisme anérogène, le gynémimétisme, l'andromimétisme, ainsi que l'hypomasculinité et l'hypoféminité, représentent différentes manifestations de la diversité des identités de genre.

Chaque individu vivant ces réalités peut bénéficier d'une approche thérapeutique adaptée et sensible, tenant compte des nuances de son expérience personnelle et de son histoire relationnelle.

Ces exemples et définitions montrent l'importance d'une compréhension approfondie pour les professionnels de la santé sexuelle. Une écoute attentive et une connaissance fine de ces troubles peuvent permettre un soutien thérapeutique efficace et respectueux des besoins spécifiques de chaque personne.

CHAPITRE 4
TROUBLES DE L'IDENTITÉ SEXUELLE ET PHÉNOMÈNES ASSOCIÉS

INTRODUCTION

La compréhension des troubles de l'identité sexuelle et des phénomènes associés est essentielle pour offrir un diagnostic et une prise en charge adaptés. Différencier le transsexualisme, le travestisme, et l'homosexualité implique de reconnaître des éléments distincts de l'identité, du comportement et de l'orientation sexuelle. Cet article explore ces troubles, accompagnés d'exemples concrets, pour clarifier les spécificités de chaque condition.

I. ÉTATS INTERSEXUELS ORGANIQUES ET AUTRES

A. SYNDROME DE KLINEFELTER (XXY)

Le syndrome de Klinefelter est une condition génétique dans laquelle un individu masculin possède un chromosome X supplémentaire (XXY).

Les personnes atteintes présentent un phénotype masculin avec des caractéristiques gynoïdes, telles que la gynécomastie (développement des seins) et un bassin large, dus à une distribution des graisses corporelles similaire à celle des femmes. Ces caractéristiques peuvent parfois être confondues avec des phénomènes transsexuels en raison de l'apparence féminisée.

Un ***exemple clinique*** illustre ce cas : un homme de 25 ans consulte pour un inconfort lié à son apparence féminine, notamment une gynécomastie prononcée. Les analyses révèlent un caryotype XXY, confirmant le syndrome de Klinefelter. Ce diagnostic permet de clarifier qu'il ne s'agit pas de transsexualisme, mais d'un état génétique spécifique influençant l'apparence.

B. HOMOSEXUELS MASCULINS ET ŒSTROGÈNES

Chez certains homosexuels masculins, un traitement hormonal par œstrogènes est administré pour accentuer les caractéristiques physiques féminines.

Contrairement aux transsexuels, l'objectif de ces individus est souvent centré sur des désirs et comportements sexuels, comme le masochisme ou les relations homosexuelles. Dans ces cas, le caryotype est essentiel pour différencier ces personnes des véritables transsexuels.

Un ***exemple clinique*** met en évidence cette distinction : un travesti de 30 ans, prostitué, présente des traits physiques féminins développés grâce à un traitement hormonal. Son caryotype XY confirme son sexe biologique masculin, ce qui démontre que son apparence féminisée résulte d'une intervention hormonale et non d'une dysphorie de genre ou d'un transsexualisme.

C. TRAVESTISSEMENT PUBLIC

Le travestissement peut également prendre une forme publique, notamment lorsque des hommes s'habillent en femmes pour incarner des rôles féminins dans un contexte artistique. Ce comportement n'implique pas nécessairement une tendance personnelle au travestissement ou à l'homosexualité, étant parfois motivé par des impératifs professionnels.

Toutefois, on observe que les personnes homosexuelles ou ayant une identité de genre plus fluide adoptent ce type de travestissement avec plus de facilité que celles strictement hétérosexuelles.

Un ***exemple clinique*** éclaire ce phénomène : un acteur marocain des années 1960, connu pour ses rôles féminins au théâtre, se travestissait uniquement pour ses performances scéniques, souvent afin de pallier le manque de femmes sur scène.

Bien qu'il incarne ses personnages féminins avec authenticité, il manifeste en dehors du cadre artistique des traits liés au travestisme et une orientation homosexuelle.

Ce cas montre que le travestissement, initialement motivé par des raisons professionnelles, peut aussi s'ancrer dans une expérience personnelle plus profonde, brouillant la frontière entre performance artistique et expression identitaire.

D. TRANSSEXUALISME INDUIT

Le transsexualisme induit se distingue par le fait qu'il est motivé par des pressions sociales ou familiales, plutôt que par une conviction intime de l'individu. Dans certaines cultures, des familles incitent un membre homosexuel à modifier son état civil afin de le protéger de la stigmatisation sociale.

Un ***exemple clinique*** illustre ce phénomène : un jeune homme de 18 ans, homosexuel, est poussé par sa famille à demander un changement d'état civil pour être reconnu en tant que femme, réduisant ainsi la stigmatisation.

Ce cas reflète un transsexualisme imposé par l'entourage, sans réelle identification au sexe opposé.

E. MASOCHISME ET TRANSSEXUALISME

Dans certains couples homosexuels, l'un des partenaires peut rechercher des mutilations corporelles comme une forme de masochisme afin de renforcer l'érotisme de la relation.

Ce phénomène combine des désirs masochistes et une présentation féminine pour intensifier la dynamique de domination et de soumission.

Un ***exemple clinique*** illustre cette situation : dans un couple homosexuel, le partenaire soumis souhaite subir des interventions chirurgicales pour acquérir des traits féminins, augmentant ainsi la satisfaction sexuelle du partenaire dominant.

Ici, le transsexualisme n'est pas vécu comme une identité propre, mais comme un élément érotisé au service de la relation.

F. DÉVIANCE SEXUELLE ATYPIQUE : Cas des psychopathes

Certains individus présentent des comportements déviants tels que le travestissement, l'exhibitionnisme ou la prostitution, souvent en lien avec des traits psychopathiques.

Un ***exemple clinique*** met en évidence ce type de situation : un homme de 35 ans, avec un passé marqué par des comportements antisociaux, est arrêté pour exhibitionnisme en public. Lors de son arrestation, il est retrouvé vêtu de vêtements féminins et impliqué dans des activités de prostitution. Son dossier révèle une combinaison de troubles du comportement et de déviances sexuelles.

II. DIFFÉRENCIATION FONDAMENTALE

Ces conditions reflètent des manifestations complexes de l'identité, du comportement et de l'orientation sexuelle. Il est essentiel de les différencier pour une prise en charge appropriée.

A. IDENTITÉ, COMPORTEMENT ET ORIENTATION

Le ***transsexualisme*** se définit comme un trouble de l'identité dans lequel un individu manifeste une conviction durable et irréversible d'appartenir à l'autre sexe. Cette conviction dépasse le simple comportement et s'enracine dans une identification profonde au sexe opposé.

Le ***travestisme***, quant à lui, constitue un trouble du comportement. Il se traduit par une identification temporaire au sexe opposé, exprimée par l'habillement et les manières, sans qu'existe un besoin permanent de changer de sexe.

L'homosexualité relève d'une orientation sexuelle et non d'un trouble de l'identité de genre. Elle implique une attirance envers des individus du même sexe, sans modification de genre ni de rôle sexuel.

B. PRATIQUE CLINIQUE

Comprendre les différences entre ces états est crucial pour les professionnels de la santé.

Le transsexualisme, le travestisme et l'homosexualité peuvent coexister avec d'autres comportements ou troubles psychosexuels, et leur gestion requiert une approche approfondie.

En reconnaissant et en respectant les distinctions entre troubles de l'identité de genre, du comportement et de l'orientation, les cliniciens sont en mesure d'offrir une assistance psychologique, médicale et sociale mieux adaptée et plus efficace.

C. PERSPECTIVES SOCIOCULTURELLE : Mon point de vue

Il est légitime de s'interroger sur la plus grande visibilité des transsexuels et des travestis en Occident par rapport aux pays du Maghreb. Une explication pourrait résider dans la relation entre le système sociétal et les comportements sexuels.

Dans les sociétés permissives, les homosexuels et travestis, même sans présenter de troubles de l'identité de genre, ont souvent un accès plus facile au changement de sexe.

À l'inverse, dans les sociétés conservatrices et répressives, les pressions sociales et politiques tendent à limiter les comportements transgressifs à des espaces invisibles ou, paradoxalement, à favoriser des sexualités refoulées mais intensément débridées dans la clandestinité.

Ainsi, dans un système trop libéral, la diversité des expressions sexuelles et des choix identitaires peut se développer sans répression. Inversement, dans un système rigide et répressif, les comportements transgressifs apparaissent refoulés, mais tendent parfois à s'exprimer en secret.

CONCLUSION

Les cliniciens doivent prendre en compte les influences sociétales et les réalités culturelles pour offrir des interventions appropriées. Une compréhension sensible des réalités locales permet de proposer des soins adaptés, sans jugement normatif, et de favoriser une expression plus authentique de l'identité et de l'orientation de chaque individu.

CONCLUSION DE LA TROISIÈME PARTIE

Au terme de cette troisième partie, consacrée à l'orientation sexuelle et à l'identité de genre, il apparaît que la sexualité humaine dépasse largement les catégories traditionnelles.

L'exploration de ces dimensions a montré combien l'attirance et l'identité se construisent dans un entrelacs de facteurs biologiques, psychologiques et sociaux. Les vécus homosexuels et bisexuels, tout comme les expériences de transidentité ou de travestisme, ont révélé la diversité des trajectoires et les tensions qui peuvent surgir entre identité ressentie, corps biologique et attentes collectives. Ces réalités soulignent qu'il n'existe pas de modèle unique, mais des parcours singuliers que le clinicien doit aborder avec une posture d'ouverture et de compréhension.

Cette partie a déconstruit l'idée d'une norme unique et universelle. L'homosexualité est apparue comme une orientation structurante de l'être, avec ses propres dynamiques de désir, ses conflits internes (égo-dystoniques) et ses modes d'affirmation (égo-syntoniques). De même, les questions de genre, du transsexualisme au travestisme, nous ont forcés à interroger la solidité des catégories du masculin et du féminin, en montrant comment l'identité ressentie peut entrer en tension avec le corps biologique.

Nous avons également vu comment le regard de la société façonne l'expérience individuelle, engendrant des angoisses spécifiques comme la trans-homophobie, ou des stratégies de survie complexes comme la pseudo-hétérosexualité.

Pour le clinicien, la leçon est claire : il n'y a pas de sexualité "normale" à rétablir, mais des parcours de vie singuliers à accompagner. La posture thérapeutique requiert ici une écoute affranchie des préjugés, une capacité à reconnaître la légitimité de chaque identité et à comprendre la souffrance qui naît souvent, non pas de la différence elle-même, mais du rejet de cette différence.

Jusqu'à présent, notre voyage nous a menés des fondations de la sexualité à ses dysfonctions, puis aux diverses orientations du désir. Nous avons exploré les variations de l'attirance et de l'identité. Mais il existe un autre territoire, encore plus troublant et controversé, où le désir s'écarte non plus de la norme hétérosexuelle, mais des cadres du consentement, de l'empathie et de l'altérité.

C'est le domaine des paraphilies, ou "perversions". Après avoir compris qui nous sommes et qui nous désirons, il nous reste à explorer les recoins les plus sombres et les plus énigmatiques de l'imaginaire érotique. C'est à ce nouveau défi que la suite de cet ouvrage nous convie.

QUATRIÈME PARTIE

LES PARAPHILIES

INTRODUCTION À LA QUATRIÈME PARTIE

Si l'orientation et l'identité traduisent la direction et la manière dont le désir s'exprime dans un cadre relationnel et reconnu, il existe aussi d'autres formes où le désir prend des chemins plus déroutants. C'est à ce stade que l'étude de la sexualité conduit vers un territoire différent : celui des paraphilies et des organisations de personnalité qualifiées de perverses. Ici, ce n'est plus seulement la diversité des objets ou des identités qui interroge, mais le rapport même au consentement, à l'altérité et à la place de l'autre dans la relation érotique.

La quatrième partie se propose donc d'apporter un cadre théorique et diagnostique à ces phénomènes. Elle cherchera à distinguer ce qui relève d'une variation singulière du fantasme de ce qui constitue un trouble paraphilique cliniquement significatif. Elle examinera également comment certaines structures de personnalité peuvent donner au désir une dimension perverse, où l'autre n'est plus perçu comme sujet, mais comme objet de satisfaction. Aborder ce champ demande de la rigueur conceptuelle et une attention particulière au diagnostic différentiel, car de cette distinction dépendent la compréhension clinique et l'évaluation du risque pour autrui.

1ER VOLET
LES PARAPHILIES ET LES PERSONNALITÉS PERVERSES

INTRODUCTION

Les comportements et fantasmes sexuels humains présentent une grande diversité, allant de pratiques conventionnelles à des manifestations plus inhabituelles, parfois qualifiées de paraphilies. Ces dernières se définissent par des fantasmes, des désirs ou des comportements sexuels intenses et récurrents, centrés sur des objets, des situations ou des individus spécifiques.

Si certaines paraphilies restent inoffensives dans le cadre de relations consentantes, d'autres peuvent engendrer une souffrance individuelle ou un risque pour autrui, et sont alors considérées comme des troubles paraphiliques.

Comprendre les paraphilies nécessite de distinguer les comportements sexuels non pathologiques des conduites problématiques.

Les premiers, lorsqu'ils s'inscrivent dans un contexte consensuel, peuvent enrichir les relations et ne présentent aucun risque de dommage psychologique.

À l'inverse, les troubles paraphiliques altèrent le fonctionnement quotidien et peuvent provoquer des préjudices importants dans la vie intime et sociale des individus concernés.

I. DÉFINITION DES PARAPHILIES

Les paraphilies se définissent comme des fantasmes ou des comportements sexuels récurrents et intenses, centrés sur des objets inanimés, des situations particulières, des animaux, ou encore des personnes, notamment des enfants ou des adultes non consentants.

Elles peuvent également inclure des scénarios impliquant la souffrance ou l'humiliation, que ce soit de soi-même ou du partenaire.

Lorsqu'elles provoquent une détresse significative, altèrent le fonctionnement quotidien de l'individu ou présentent un risque de préjudice pour autrui, elles prennent la forme de troubles paraphiliques.

A. COMPORTEMENT SEXUEL ET PARAPHILIES

Il est essentiel de distinguer les comportements sexuels non pathologiques des troubles paraphiliques. Une diversité de fantasmes et de pratiques inhabituelles peut exister dans les relations adultes saines. Lorsqu'ils sont librement consentis et partagés, ces comportements non conventionnels peuvent enrichir la relation en renforçant la complicité et l'intimité, sans provoquer de détresse ni causer de dommages.

En revanche, ils deviennent pathologiques lorsqu'ils entraînent une souffrance significative pour l'individu, souvent liée à la culpabilité ou à la honte découlant des normes sociales perçues, lorsqu'ils causent un préjudice à autrui, comme c'est le cas dans les comportements non consensuels ou agressifs, ou encore lorsqu'ils interfèrent avec la vie quotidienne en limitant la capacité d'une personne à développer des relations affectueuses et réciproques.

B. IMPACT DES TROUBLES PARAPHILIQUES

Les troubles paraphiliques entraînent des répercussions profondes sur la vie intime et sociale. Ils peuvent empêcher une personne de vivre une sexualité réciproque et affectueuse, entraînant une dynamique déséquilibrée dans la relation.

Le partenaire d'une personne présentant de tels troubles peut se sentir réduit à un simple objet, négligé ou inutile dans l'acte sexuel, ce qui fragilise le lien affectif et la satisfaction relationnelle.

C. DÉVELOPPEMENT DES PARAPHILIES

Les paraphilies émergent généralement à la fin de l'enfance ou au début de l'adolescence, période où les premières associations sexuelles commencent à se former. L'excitation sexuelle peut alors se fixer sur des objets, des contextes ou des scénarios spécifiques, ce qui rend ces paraphilies particulièrement résistantes au changement et souvent persistantes tout au long de la vie.

Bien que les pratiques sexuelles soient très variées entre les individus, les troubles paraphiliques nécessitent une attention clinique particulière dès lors qu'ils provoquent une souffrance, perturbent le quotidien ou représentent un risque pour autrui.

II. DÉFINITION DE L'OMS DE LA PERSONNALITÉ

La personnalité est définie par l'Organisation Mondiale de la Santé (OMS) comme une modalité structurée de pensée, de sentiment et de comportement. Cette modalité caractérise le type d'adaptation et le style de vie d'un individu, résultant à la fois de facteurs constitutionnels, de son développement et de son expérience sociale.

La notion de structure de personnalité renvoie à l'organisation psychique profonde et stable du sujet, construite par une interaction complexe entre la génétique, la biologie et le vécu.

A. CLASSIFICATION DES PERSONNALITÉS PATHOLOGIQUES

Selon le DSM-IV, les troubles de la personnalité se définissent comme des modes de fonctionnement durables et rigides, qui s'écartent de manière significative des attentes culturelles propres à l'individu.

Ces déviations apparaissent dans au moins deux des domaines suivants.

Cognition : la cognition désigne la manière dont une personne perçoit et interprète la réalité. Une altération de ce domaine peut amener un individu à attribuer une intention hostile à des comportements pourtant neutres ou bienveillants, traduisant un jugement biaisé et des pensées sociales inadaptées.

Affectivité : l'affectivité concerne l'intensité, la stabilité et l'adéquation des réponses émotionnelles. Elle peut se manifester par des réactions disproportionnées à des événements mineurs, ou encore par une instabilité émotionnelle chronique qui complique la vie relationnelle et entrave le fonctionnement quotidien.

Fonctionnement interpersonnel : ce domaine renvoie à la manière dont une personne entre en relation avec les autres et construit ses liens sociaux. Lorsqu'il est perturbé, il peut se traduire par une difficulté à créer ou à maintenir des relations proches, par une méfiance excessive vis-à-vis d'autrui ou encore par des comportements manipulateurs ou exploitants. Ces perturbations compromettent la qualité des interactions et fragilisent la capacité à établir des relations saines et équilibrées.

Contrôle des impulsions : ce domaine concerne la capacité d'un individu à réguler ses pulsions et ses comportements. Une altération se traduit par une tendance à agir de manière impulsive, en adoptant des comportements à risque ou imprévisibles, comme des accès de colère, des conduites dangereuses ou des actes impulsifs nuisibles à soi-même ou à autrui.

III. TRAITS DE PERSONNALITÉS PERVERSES

A. CLASSIFICATIONS OFFICIELLES

Les classifications psychiatriques les plus utilisées, telles que le DSM-IV (Manuel diagnostique et statistique des troubles mentaux, 4e édition) et la CIM-10 (Classification internationale des maladies, 10e révision), n'incluent pas de catégorie spécifique pour la "personnalité perverse".

Cela signifie qu'aucune définition officielle ni critères diagnostiques standardisés ne permettent d'identifier formellement une telle personnalité.

Cependant, ce concept est souvent discuté dans la littérature psychologique et psychiatrique à travers des traits de personnalité ou des comportements pathologiques associés à d'autres troubles de la personnalité.

B. CONCEPT DE PERSONNALITÉ PERVERSE

Même si la personnalité perverse n'est pas définie comme une entité clinique autonome, elle peut être appréhendée à travers un ensemble de traits comportementaux et de mécanismes psychologiques.

Plusieurs auteurs ont contribué à clarifier ce concept en identifiant des caractéristiques essentielles qui permettent d'en mieux saisir les dynamiques sous-jacentes.

Parmi ces éléments, on retrouve notamment le choix ***d'objets pervers***, où les individus sélectionnent leurs cibles en fonction de leur potentiel à exercer une domination ou une exploitation. Ces choix sont guidés par un besoin de contrôle et de soumission.

Le ***fantasme pervers*** constitue un autre aspect central et implique une satisfaction sexuelle ou psychologique obtenue par la domination, l'humiliation ou la dégradation de l'autre. Ces fantasmes peuvent être récurrents et parfois mis en action.

Dans la ***relation perverse***, les comportements manipulateurs visent à exploiter l'autre pour satisfaire des besoins égoïstes et narcissiques. Ils incluent la manipulation émotionnelle, où les faiblesses de l'autre sont exploitées, la dévalorisation, qui consiste à réduire l'estime de soi de la victime pour maintenir une position dominante, et le chantage ou l'isolement, qui éloignent la personne de son entourage afin d'accroître sa dépendance. Ces tactiques sont destinées à maintenir un contrôle durable tout en infligeant des dommages psychologiques profonds.

Le ***narcissisme pervers*** illustre une estime de soi hypertrophiée et une vision grandiose de sa propre personne, souvent accompagnées d'un mépris manifeste pour les besoins et les émotions d'autrui.

Les individus concernés tendent à justifier leurs comportements en minimisant ou en niant la souffrance qu'ils provoquent.

Les ***mécanismes pervers*** recouvrent l'ensemble des stratégies employées par ces personnalités. Ils reposent sur des comportements subtils mais destructeurs, tels que le mensonge, la manipulation psychologique, l'intimidation ou encore l'usage stratégique de la séduction pour consolider leur emprise.

Enfin, la ***reconnaissance subjective*** des traits de personnalité perverse reste dépendante des contextes culturels et des orientations théoriques des cliniciens. Ces manifestations peuvent se retrouver dans divers environnements sociaux et professionnels, où certains individus utilisent leur pouvoir ou leur influence pour exploiter autrui.

Lorsque ces comportements dépassent la sphère individuelle pour toucher des groupes ou des communautés entières, ils traduisent des formes d'abus de pouvoir systémiques.

Cette extension du phénomène souligne l'importance d'une analyse non seulement clinique mais aussi sociale et institutionnelle, afin de comprendre comment ces dynamiques perverses s'inscrivent dans des rapports de domination plus larges.

Bien que le concept de personnalité perverse ne figure pas dans les classifications psychiatriques officielles, il désigne un ensemble de traits et de comportements marqués par la manipulation, le narcissisme et l'exploitation.

Ces individus cherchent à satisfaire leurs désirs égoïstes tout en exerçant un contrôle souvent subtil mais destructeur sur leur entourage. Leur capacité à se cacher derrière une façade charmante ou bienveillante les rend particulièrement dangereuses dans les relations interpersonnelles.

Les dommages psychologiques causés par leur comportement peuvent être profonds, permettant la reconnaissance et la compréhension de ces traits essentiels pour prévenir et traiter leurs effets.

IV. PARAPHILIE ET CONSENSUS

Les comportements paraphiliques non consensuels constituent une dimension particulière et complexe de la sexualité humaine, où les désirs et fantasmes sexuels s'entrelacent souvent avec des émotions négatives telles que la haine, la colère ou le ressentiment.

La compréhension de ces manifestations nécessite d'examiner non seulement les actes eux-mêmes, mais également les motivations psychologiques sous-jacentes qui les accompagnent.

Dans ce chapitre, nous explorerons deux perspectives psychanalytiques majeures. D'une part, Robert Stoller décrit la perversion comme une érotisation de la haine, soulignant comment certaines conduites sexuelles reflètent des tentatives de réappropriation du pouvoir face à des expériences de frustration ou de souffrance passées.

D'autre part, Nicolas Abraham met en lumière l'érotisation de l'inérotisable, montrant comment des objets ou situations non sexuels peuvent devenir des sources d'excitation, révélant la plasticité de la sexualité humaine et ses mécanismes de sublimation.

A. ÉROTISME DE LA HAINE

Le psychanalyste américain Robert Stoller a décrit la perversion comme une érotisation de la haine. Selon lui, les actes pervers prennent racine dans des sentiments de ressentiment, de colère ou de haine, qui se transforment en sources d'excitation sexuelle.

Ces comportements reflètent des dynamiques complexes, dans lesquelles l'individu tente de renverser des expériences passées de haine, d'impuissance ou de douleur en les sublimant sous forme d'excitation sexuelle.

Ainsi, la violence dans la relation sexuelle peut devenir une manifestation de cette dynamique. Un individu recherche alors des actes sexuels violents ou dégradants envers son partenaire, motivé non par amour ou affection, mais par un désir de domination, de contrôle ou de punition.

Par exemple, une personne ayant subi des abus dans son enfance peut trouver une excitation sexuelle dans des pratiques où elle impose sa volonté, cherchant à inverser les rôles et à érotiser sa haine envers ses anciens agresseurs.

De la même manière, l'humiliation peut constituer une source de satisfaction sexuelle. Dans ce cas, la jouissance provient du fait d'abaisser ou de rabaisser un partenaire, ce qui permet à l'individu de libérer des ressentiments ou une colère refoulée.

Par exemple, une personne peut utiliser des paroles ou des actes humiliants pendant les rapports sexuels pour renforcer son propre sentiment de supériorité ou de contrôle.

B. ÉROTISME DE L'INTERDIT

Le psychanalyste hongrois Nicolas Abraham a proposé que la perversion se manifeste par la capacité de rendre érotique ce qui, normalement, ne l'est pas. Autrement dit, elle consiste à transformer des objets ou des situations qui ne sont généralement pas associés à la sexualité en sources d'excitation sexuelle.

Le fétichisme en est une illustration marquante. Certaines personnes érotisent des objets ou des parties du corps non sexuels, comme des chaussures, des vêtements ou encore les pieds.

Par exemple, un individu peut développer une fixation sexuelle sur des chaussures et ressentir une excitation intense en les voyant ou en les touchant, transformant un objet banal en une source majeure de plaisir.

Une autre manifestation est observable dans des pratiques de jeu de rôle extrême, où des scénarios non érotiques, voire tabous, deviennent des déclencheurs d'excitation sexuelle.

Par exemple, un couple peut s'engager dans un jeu de rôle entre patient et infirmière, dans lequel des actes médicaux, normalement considérés comme purement fonctionnels ou professionnels, sont érotisés.

Le patient feint alors la soumission et la vulnérabilité, tandis que l'infirmière adopte une posture de contrôle et de domination, transformant des gestes médicaux ordinaires en actes sexuellement chargés.

Ce type de jeu peut inclure des procédures médicales simulées telles que des examens, des injections ou des bandages, où la dynamique de pouvoir et de contrôle devient le centre de l'excitation.

C. ANALYSE ET IMPLICATIONS CLINIQUES

Les concepts de Stoller et Abraham mettent en lumière la complexité psychologique de la perversion. Ils révèlent que ces comportements sont souvent des moyens pour l'individu de gérer des émotions conflictuelles ou des traumatismes, en transformant des expériences douloureuses ou non sexuelles en sources d'excitation.

Pour Stoller, la perversion est avant tout une tentative de réappropriation du pouvoir face à des expériences d'impuissance ou de souffrance.

Pour Abraham, la capacité de rendre érotique l'inérotisable souligne la plasticité de la sexualité humaine, mais également les mécanismes de sublimation qui peuvent dévier vers des comportements pathologiques.

La perversion, qu'elle soit une forme érotique de la haine ou une érotisation de ce qui ne l'est pas, illustre des dynamiques complexes où sexualité, émotion et cognition s'entrelacent. Ces comportements peuvent être une réponse à des traumatismes ou à des frustrations, mais lorsqu'ils causent de la souffrance ou du préjudice, ils nécessitent une attention clinique adaptée.

Une compréhension approfondie de ces mécanismes est essentielle pour les professionnels, afin de mieux accompagner les individus concernés tout en respectant les nuances de leur vécu.

V. FONDEMENTS ET ORIGINES DES PARAPHILIES

Les paraphilies, parfois désignées sous le terme de perversions, ainsi que les personnalités perverses, bien que non systématiquement reconnues dans les classifications psychiatriques officielles telles que le DSM ou la CIM, représentent des troubles psychosexuels complexes. Ils impliquent souvent des dynamiques de domination, de manipulation et d'érotisation de la souffrance ou de la haine.

Ces comportements trouvent leurs origines dans des expériences développementales, des mécanismes de défense pathologiques et des dynamiques sociales.

A. ORIGINES PSYCHOLOGIQUES ET DÉVELOPPEMENTALES

Un élément récurrent dans les histoires des individus présentant des traits pervers est l'exposition précoce à des ***expériences d'humiliation*** ou de ***maltraitance***.

Ces expériences, vécues durant l'enfance, peuvent altérer le développement émotionnel et psychosexuel de l'individu.

Un ***exemple clinique*** illustre ce processus : un enfant régulièrement humilié par un parent ou un enseignant pour ses échecs scolaires peut développer une personnalité manipulatrice à l'âge adulte.

En réponse à un sentiment profond d'infériorité, cet individu cherchera à ***dominer les autres***, utilisant des stratégies telles que la ***manipulation émotionnelle*** ou l'exploitation pour regagner un sentiment de pouvoir. Face à une douleur psychologique ou à un sentiment de rejet, certains individus recourent à des mécanismes pervers pour transformer leur impuissance en une source de plaisir.

Cette dynamique de défense contre la vulnérabilité se manifeste souvent dans des comportements destructeurs ou manipulatoires.

B. MANIFESTATIONS DES PARAPHILIES

Les paraphilies varient en termes de gravité et de manifestations, allant de ***comportements*** socialement ***inappropriés*** à des ***actes criminels graves***.

Certains individus présentent des traits pervers de manière constante, avec des comportements manipulateurs, exploitants ou dominants dans différents aspects de leur vie.

Un ***exemple clinique*** illustre cette dimension : un escroc de haut niveau utilise son intelligence et son charisme pour tromper des victimes et obtenir des avantages financiers. Il agit sans remords, considérant les autres comme de simples moyens pour atteindre ses objectifs.

Les cas les plus graves incluent des individus qui infligent délibérément des ***souffrances extrêmes*** à autrui, tels que les meurtriers en série ou les pédophiles. Ces comportements, souvent ritualisés, révèlent une absence totale d'empathie et une fixation sur des fantasmes destructeurs.

Les ***meurtriers en série*** choisissent leurs victimes en fonction de critères spécifiques qui nourrissent leurs fantasmes pervers, la souffrance infligée devenant un élément central de leur satisfaction psychique.

Quant aux ***pédophiles***, ils exploitent la vulnérabilité des enfants, souvent en rationalisant leurs actes par des distorsions cognitives. Par exemple, un pédophile peut justifier ses actes en prétendant que l'enfant était consentant, niant ainsi la gravité de ses crimes.

C. CLASSIFICATION ET COTATION CLINIQUE

1. Lien avec le DSM

Bien que les perversions ne soient pas explicitement nommées comme une catégorie dans le DSM, certains comportements peuvent être cotés sur l'axe I en raison de leur gravité et de leur impact clinique. Cet axe inclut les troubles mentaux majeurs, soulignant la nécessité d'une prise en charge spécialisée pour ces individus.

2. Approche clinique

La reconnaissance des traits pervers est essentielle pour différencier ces comportements des troubles de la personnalité « classiques » ou des comportements criminels isolés.

Une évaluation complète doit inclure une analyse des antécédents familiaux et développementaux, une exploration des fantasmes, des comportements et des mécanismes de défense, ainsi qu'une évaluation de l'impact des comportements sur la vie sociale et psychologique.

D. IMPLICATIONS CLINIQUES ET PRISE EN CHARGE

1. Défis thérapeutiques

Les individus présentant des traits pervers montrent souvent une résistance au traitement, en raison de leur absence de culpabilité et de leur faible introspection.

Leur capacité à manipuler leur entourage, y compris les professionnels de santé, peut compliquer la prise en charge.

2. Stratégies d'intervention

Plusieurs approches thérapeutiques peuvent être envisagées. La psychothérapie individuelle vise à explorer les traumatismes et les mécanismes de défense sous-jacents.

Les approches cognitivo-comportementales permettent de cibler les distorsions cognitives et les schémas de pensée manipulateurs. Dans certains cas, une intervention médicale peut également s'avérer nécessaire afin de gérer des comportements impulsifs ou violents.

E. EXEMPLES : ORIGINES DES PARAPHILIES

1. Origines développementales

Les expériences ***d'humiliation*** constituent une origine fréquente des paraphilies.

Un ***premier exemple*** clinique illustre ce processus : un homme de quarante ans a grandi avec un père autoritaire qui le critiquait sévèrement pour ses faibles résultats scolaires. Humilié devant ses frères et sœurs, il a développé une personnalité manipulatrice.

À l'âge adulte, il est devenu un homme d'affaires impitoyable, exploitant ses collègues pour des gains financiers. Il utilise son charme pour obtenir des informations sensibles qu'il retourne contre ses victimes, satisfaisant ainsi un besoin de domination directement lié à son sentiment d'infériorité infantile.

Un ***second exemple*** montre le même mécanisme dans le ***domaine relationnel***. Une femme de trente-cinq ans, moquée à l'école pour son apparence, recherche à l'âge adulte des partenaires plus vulnérables qu'elle domine psychologiquement.

Elle tire une satisfaction perverse en les dévalorisant et en les isolant socialement, reproduisant un cycle de contrôle qu'elle n'avait pas pu exercer dans son enfance.

2. Sévérité et manifestations

Certaines paraphilies s'expriment à travers un ***fonctionnement*** psychique et social ***permanent***.

Une femme de cinquante ans illustre ce cas par sa capacité innée à détecter les faiblesses émotionnelles des autres.

Elle exploite ces vulnérabilités pour manipuler ses amis et collègues, créant volontairement des conflits qu'elle contrôle. Elle trouve une satisfaction perverse en voyant les autres souffrir et se débattre, sans jamais éprouver de culpabilité.

D'autres ***manifestations*** atteignent des formes **extrêmes**.

Un meurtrier en série de quarante-cinq ans, abandonné émotionnellement par sa mère et battu par son père, choisit à l'âge adulte des victimes féminines qui lui rappellent sa mère. Ses actes de violence extrême sont ritualisés et centrés sur l'imposition de la souffrance. Pour se justifier, il affirme que ses victimes « méritent leur sort », une rationalisation qui masque un ressentiment profond.

Dans un autre cas, un homme adulte ***rationalise*** ses ***comportements*** envers des mineurs en prétendant leur « offrir une ***éducation émotionnelle*** ». Il manipule leur confiance et exploite leur vulnérabilité, minimisant la gravité de ses actes à travers des distorsions cognitives et cherchant à échapper à toute responsabilité morale ou légale.

3. Manifestations spécifiques de la paraphilie

Les paraphilies peuvent également se manifester sous des formes plus spécifiques.

L'érotisation de la haine, décrite par Stoller, est illustrée par le cas d'un homme de quarante-deux ans qui trouve du plaisir dans des pratiques sexuelles violentes où il humilie systématiquement ses partenaires. Ce comportement est nourri par un ressentiment profond envers les figures féminines, enraciné dans une relation conflictuelle avec sa mère qui l'avait dévalorisé durant son enfance.

L'érotisation de l'interdit se manifeste, quant à elle, à travers des formes telles que le fétichisme ou le jeu de rôle extrême. Ainsi, un homme de vingt-neuf ans est incapable de ressentir de l'excitation sexuelle sans la présence de chaussures spécifiques, en l'occurrence des tongs. Cette fixation remonte à un événement de son adolescence où il a associé les tongs de sa tante à son éveil sexuel. Sa vie intime est fortement limitée, car il ne peut engager de relation sans inclure cet objet.

Dans un autre exemple, un couple adulte pratique des jeux de rôle médicaux simulant des examens, des injections ou des bandages.

Bien que ces actes ne soient pas intrinsèquement sexuels, ils deviennent une source d'excitation érotique en raison de la dynamique de pouvoir et de contrôle qu'ils impliquent.

4. Classification et intervention

La reconnaissance clinique et la prise en charge des paraphilies reposent sur une analyse approfondie.

Une femme de quarante-sept ans consulte pour des ***relations dysfonctionnelles***. Elle manipule systématiquement ses proches pour obtenir des avantages financiers. La thérapie révèle des traumatismes liés à une enfance marquée par la négligence et l'exploitation parentale.

Une approche combinant psychothérapie et thérapie cognitivo-comportementale est mise en place afin de l'aider à reconnaître et à modifier ses schémas destructeurs.

Dans un autre cas, un homme de trente-cinq ans, condamné pour ***actes pédophiles***, commence une thérapie en prison. Reconnaissant la gravité de ses actes, il cherche des outils pour gérer ses pulsions et réduire le risque de récidive. Une combinaison de psychothérapie individuelle et de traitements pharmacologiques est alors instaurée pour soutenir son processus de réhabilitation.

Les paraphilies et les personnalités perverses, souvent issues d'expériences traumatiques précoces, représentent des troubles psychosexuels complexes qui se manifestent de manière variée, allant de manipulations subtiles à des actes violents ou destructeurs.

Pour les professionnels de la santé sexuelle, une approche empathique, rigoureuse et multidisciplinaire est essentielle. Elle implique la compréhension des origines développementales, l'établissement de limites claires et la mise en place de stratégies thérapeutiques adaptées.

L'objectif est de réduire les comportements nuisibles, tout en accompagnant une gestion plus saine des mécanismes psychologiques sous-jacents et de leurs impacts relationnels.

VI. DIAGNOSTIC DIFFÉRENTIEL

Le diagnostic différentiel des paraphilies représente un enjeu majeur pour les professionnels de la santé mentale et sexuelle. Les comportements dits « pervers » sont souvent confondus avec des manifestations de troubles psychologiques ou comportementaux voisins, tels que les addictions ou les troubles de la personnalité.

Cette confusion rend indispensable une approche clinique rigoureuse et individualisée.

A. ADDICTIONS ET COMPORTEMENTS APPARENTS

Les addictions, qu'elles soient liées à l'alcool, aux drogues ou au sexe, peuvent engendrer des comportements manipulateurs ou agressifs qui miment des traits pervers. Cependant, ces comportements relèvent avant tout des mécanismes de dépendance et non de dynamiques psychiques orientées vers la domination ou l'humiliation.

Exemple clinique : manipulation liée à l'addiction. Un homme sans domicile fixe de trente-huit ans, dépendant à l'alcool, recourt à des menaces émotionnelles et à des mensonges pour obtenir de l'argent des passants afin de financer sa consommation. Bien que ces conduites puissent être perçues comme manipulatrices ou perverses, elles s'inscrivent principalement dans le cadre de son état de dépendance et traduisent son incapacité à gérer son addiction de manière constructive.

B. TROUBLES DES CONDUITES SEXUELLES

Les troubles des conduites sexuelles, comme l'addiction sexuelle, et les troubles alimentaires, tels que la boulimie, incluent souvent des comportements de contrôle, de dissimulation et de manipulation. Ces manifestations peuvent être interprétées comme perverses, bien qu'elles relèvent d'une dynamique pathologique distincte.

Exemple clinique : ***manipulation alimentaire***. Une femme de vingt-neuf ans, atteinte de boulimie cache de la nourriture dans sa chambre et ment à ses proches sur ses habitudes alimentaires pour éviter d'être jugée.

Si ces conduites paraissent manipulatrices, elles témoignent avant tout d'un trouble alimentaire et non d'une volonté de dominer ou d'humilier autrui.

Exemple clinique : ***addiction sexuelle***. Un homme de quarante-deux ans souffre d'addiction sexuelle et recherche compulsivement des partenaires pour des relations sans engagement. Il lui arrive de manipuler ses partenaires pour obtenir ce qu'il désire, mais ces comportements sont motivés par une impulsion incontrôlable et non par une intention perverse de contrôle.

C. ÉVALUATION DES PARAPHILIES

Contrairement à d'autres troubles psychologiques, il n'existe pas de test standardisé pour mesurer la paraphilie. Le diagnostic repose sur une observation clinique approfondie et sur l'interprétation des comportements dans leur contexte, ce qui souligne la nécessité d'une évaluation individualisée et nuancée.

D. APPROCHE CLINIQUE ET PSYCHANALYSE

La psychanalyse offre une perspective particulière pour comprendre les dynamiques psychiques sous-jacentes aux comportements pervers. Elle met en lumière des mécanismes tels que l'érotisation de la haine décrite par Stoller ou la pulsion de mort conceptualisée par Freud. Ces cadres théoriques permettent d'explorer les origines inconscientes des paraphilies et d'approfondir la compréhension des motivations et des mécanismes de défense.

Exemple psychanalytique : ***érotisation de la destruction***. Un individu qui cherche volontairement à infliger de la douleur à son partenaire dans un contexte sexuel peut, dans une lecture freudienne, exprimer une tentative inconsciente de canaliser des pulsions destructrices refoulées en les érotisant.

Ce type de conduite reflète souvent une interaction complexe entre dynamiques de contrôle, mouvements de haine et besoin inconscient de maîtriser des conflits internes liés à l'agressivité.

E. CLASSIFICATIONS MODERNES

Les classifications contemporaines, telles que le DSM-5 et la CIM-10, n'emploient plus les termes de « perversion » ou de « névrose ». Cette évolution reflète une volonté de modernisation et, dans certains cas, de dépathologisation de comportements sexuels, tout en laissant parfois un vide pour l'identification clinique de certains traits pervers. Ces systèmes nosographiques demeurent évolutifs et s'appuient sur les avancées de la recherche clinique pour affiner leurs définitions.

F. LA PARAPHILIE : UN CONCEPT PLURIDIMENSIONNEL

La paraphilie, entendue ici au sens de « perversion », recouvre un spectre large de conduites, incluant le choix d'objets pervers, les fantasmes pervers, les relations perverses et le narcissisme pervers. Ces traits se caractérisent fréquemment par une quête de domination et de contrôle, associée à une faible considération pour les besoins ou les droits d'autrui.

La trilogie centrale de la paraphilie « perversion » peut se résumer à trois axes : l'***égocentrisme***, où l'individu demeure centré sur ses propres désirs en ignorant ceux des autres ; la ***tentation de l'emprise***, qui correspond à une volonté constante de contrôler ou de dominer autrui ; le ***déni d'altérité***, c'est-à-dire l'incapacité à reconnaître l'autre comme sujet distinct doté de droits propres.

Exemples de paraphilies. Dans une dynamique de ***domination manipulatrice.*** Un homme entretient une relation où il invalide systématiquement les besoins et les ressentis de sa partenaire, allant jusqu'à tourner en dérision ses émotions.

Cette attitude illustre un profond mépris de la reconnaissance de l'autre en tant qu'individu, caractéristique de personnalités à tendance perverse.

Dans un registre d'***exploitation professionnelle***, une dirigeante d'entreprise manipule ses employés en les surchargeant de travail sans reconnaissance ni rémunération équitable ; elle justifie ses décisions par un sentiment de supériorité, ignorant les répercussions sur leur santé mentale et physique.

Le diagnostic différentiel des paraphilies exige une démarche clinique approfondie tenant compte à la fois des dynamiques psychiques et des comportements observables. Il demeure essentiel de distinguer ces tableaux des conduites liées aux addictions ou à d'autres troubles afin d'éviter un étiquetage erroné. La collaboration entre psychanalyse, neurosciences et thérapies cognitivo-comportementales est centrale pour comprendre et traiter efficacement les personnalités à traits pervers. Les professionnels doivent reconnaître les limites des classifications actuelles et adapter leurs interventions à chaque sujet, en intégrant la complexité de son histoire et de son fonctionnement psychique.

VII. LA CLINIQUE DES PARAPHILIES

Les paraphilies, en tant que phénomène psychologique et comportemental, touchent des dimensions complexes du psychisme humain. Elles révèlent des tensions entre interdits sociaux, pulsions, narcissisme et capacités d'intégration émotionnelle. Ce chapitre explore les origines, les manifestations et les typologies des comportements pervers, en offrant des perspectives cliniques pour une meilleure compréhension et une gestion adaptée.

Et si la paraphilie n'était qu'une des variations possibles de notre propre désir ?

Les paraphilies, souvent qualifiées de « perversions », ne sont pas l'apanage exclusif des individus catégorisés comme pervers. Elles peuvent s'insinuer dans la psyché humaine sous forme de tentations ou de fantasmes, parfois anodins, mais parfois amplifiés par des frustrations ou des désirs de vengeance.

Les psychanalystes expliquent, par exemple, pourquoi certaines œuvres de fiction populaires, telles que les romans à suspense ou les récits d'espionnage, captivent autant. Ces récits intègrent des éléments de frustration, de souffrance et parfois de vengeance, offrant une échappatoire dans un univers fantasmé où l'érotisation de la haine trouve une expression voilée.

A. LA TENTATION PERVERSE

La capacité à résister à la tentation perverse varie en fonction de plusieurs facteurs psychologiques et sociaux.

1. Intériorisation des interdits

Une forte intégration des normes sociales peut protéger contre le passage à l'acte pervers.

Ainsi, une femme élevée dans une famille stricte éprouve une forte culpabilité à l'idée de transgresser les règles et les valeurs qu'on lui a inculquées. Cette intériorisation des normes limite ses comportements manipulateurs ou dominants, la protégeant de tendances perverses.

2. Le niveau du narcissisme

Les individus présentant un narcissisme modéré, équilibré par une empathie suffisamment développée, sont moins enclins à exploiter les autres.

Par exemple, un homme doté d'une estime de soi équilibrée établit des relations fondées sur le respect mutuel et l'authenticité. Contrairement à une personnalité narcissique pathologique, il n'éprouve pas le besoin d'utiliser la manipulation pour valoriser son égo ou asseoir sa confiance en lui-même.

3. Reconnaitre l'altérité

La capacité à reconnaître l'autre comme un individu distinct, avec ses droits et ses besoins, constitue également une barrière contre les comportements pervers.

Une femme qui valorise les relations empathiques et mutuellement enrichissantes se montre ainsi réfractaire aux comportements exploitants ou dominants.

B. LE PROFIL DU PERVERS

1. Les sujets névrotiques

Les sujets névrotiques sont globalement protégés par leur culpabilité et leur respect des interdits sociaux. Cependant, certaines personnalités hystéroïdes présentant des traits narcissiques peuvent manifester des comportements manipulateurs ou une séduction excessive.

C'est le cas d'un homme souffrant d'une névrose hystérique qui cherche fréquemment à attirer l'attention en influençant subtilement les émotions des personnes qui l'entourent. Toutefois, son fort sentiment de culpabilité limite ces comportements et les empêche de devenir envahissants.

2. Les sujets impulsifs ou borderline

Les personnalités impulsives ou borderline présentent un risque accru de comportements pervers, notamment lorsqu'elles sont sous l'influence de substances. Chez ces individus, l'intégration des interdits sociaux est fragile.

Leur rapport à la transgression repose moins sur une culpabilité structurante que sur un sentiment de honte, lequel ne joue pas le même rôle protecteur.

Une femme présentant des traits borderline, associée à une consommation excessive d'alcool, agit ainsi de manière impulsive et parfois violente, sans considération pour les conséquences sur autrui.

3. Les sujets narcissiques

Contrairement aux sujets névrotiques marqués par la culpabilité et le doute, les personnalités à dominante narcissique se caractérisent par un sentiment exagéré de toute-puissance. Protégés par un déni de leurs propres failles, ces individus ont tendance à imposer leur volonté aux autres. Leurs comportements sont dominés par la recherche de contrôle, l'exploitation et la manipulation, sans réelle considération pour l'altérité. L'absence d'empathie et le besoin constant de se valoriser au détriment d'autrui expliquent leur vulnérabilité particulière aux conduites perverses.

Ainsi, un manipulateur chronique exploite les vulnérabilités des autres pour satisfaire ses intérêts sans jamais éprouver le moindre remords.

C. MANIFESTATIONS CLINIQUES DE LA PARAPHILIE

La clinique de la paraphilie illustre l'absence de frontières claires entre les différentes catégories psychopathologiques.

La tentation perverse, présente de manière universelle, ne se traduit pas toujours par un passage à l'acte.

Celui-ci dépend de plusieurs facteurs déterminants, notamment ***l'intégration*** des ***interdits*** sociaux, la capacité à ***ressentir*** de la ***compassion*** et l'accès à la ***culpabilité*** en tant que ***frein*** comportemental.

Un ***exemple clinique*** met en évidence cette dynamique : un homme ayant peu intégré les interdits sociaux et manifestant une absence notable de compassion présente des comportements exploitants dans ses relations personnelles et professionnelles. Ses actions sont dépourvues de remords et exclusivement motivées par une quête de satisfaction personnelle.

Cas extrêmes de paraphilie

Dans les formes les plus sévères, ***l'absence*** totale de ***culpabilité*** et de compassion favorise l'expression sans limite de la paraphilie.

Ces individus, souvent décrits comme pervers, exploitent autrui pour leur propre satisfaction sans considération pour les conséquences de leurs actes.

Un ***premier exemple*** clinique illustre ce mécanisme : dans sa relation conjugale, un homme tend à minimiser l'importance des besoins émotionnels de son épouse et utilise la manipulation comme moyen de maintenir une emprise psychologique. Il dévalorise systématiquement ses efforts pour exprimer ses sentiments, ce qui renforce son isolement affectif.

Un ***second exemple***, issu du monde professionnel, montre un responsable commercial qui instrumentalise les aspirations de ses employés en leur promettant des promotions qu'il n'accorde jamais. Il manipule subtilement leur motivation pour obtenir des résultats au détriment de leur bien-être, instaurant un climat de tension et de désillusion.

Réflexion clinique : ***entre emprise et altérité***

Le diagnostic et la prise en charge des comportements pervers requièrent une compréhension fine et nuancée des dynamiques psychologiques impliquées. La capacité à intégrer les interdits sociaux et à mobiliser la culpabilité comme frein interne joue un rôle central dans la prévention du passage à l'acte pervers.

Lorsque ces mécanismes sont absents, l'individu est plus susceptible de développer des comportements destructeurs et exploitants, compromettant ainsi la possibilité d'une relation fondée sur la reconnaissance de l'altérité.

D. APPROCHE INTÉGRATIVE

La paraphilie, loin d'être un état figé ou une entité rigide, doit être comprise comme un continuum dynamique façonné par des facteurs psychologiques, sociaux et culturels. Elle s'ancre dans des mécanismes relationnels et émotionnels complexes et appelle à une approche multidisciplinaire impliquant psychanalystes, neuroscientifiques et thérapeutes comportementaux.

La compréhension et la prise en charge de ces comportements nécessitent de dépasser les simples étiquettes pathologiques pour explorer des notions essentielles telles que l'altérité, l'intégration des interdits et les dynamiques d'emprise.

Ce cadre permet d'aborder avec plus de justesse les défis cliniques et éthiques liés aux perversions et aux personnalités perverses, tout en favorisant une réflexion approfondie sur leurs origines et leurs manifestations.

E. PRISE EN CHARGE DES PARAPHILIES

1. Le pervers : apparence trompeuse

Les individus présentant des traits pervers apparaissent souvent brillants et charismatiques, capables de séduire et de manipuler leur entourage tout en préservant une image sociale positive. Cette façade masque en réalité des comportements centrés sur la domination, l'emprise et la déshumanisation.

Ainsi, un homme apprécié pour son charme utilise subtilement sa position pour exploiter et dévaloriser ses collègues. Ce type de manipulation, perçu au départ comme inoffensif, révèle en profondeur une dynamique d'exploitation.

Dans les relations où un partenaire exerce une emprise sexuelle ou psychologique sur l'autre, la vigilance est de mise. Le thérapeute doit trouver un équilibre entre la poursuite du travail clinique et la protection de la personne vulnérable.

Souvent, une approche interdisciplinaire et collégiale est indispensable afin de réduire les risques d'erreur de jugement et d'assurer une prise en charge adaptée.

2. Violences conjugales

Les violences conjugales, bien qu'elles puissent relever de traits pervers, impliquent fréquemment des personnalités borderline, psychopathiques ou paranoïaques.

La spirale de violence se caractérise par un cycle répétitif dans lequel l'auteur demande pardon après chaque épisode tout en reproduisant inlassablement ses comportements. La victime se retrouve piégée dans un processus de honte et de dépendance.

Par exemple, un homme violent alterne entre des agressions et des promesses de changement, enfermant son partenaire dans une forme de pseudo-masochisme qui complique la volonté de se protéger. La prise en charge de ces situations exige une compréhension empathique des deux parties, tout en posant des limites claires destinées à interrompre la dynamique abusive.

3. Harcèlement et paraphilie

Dans les cas de harcèlement, il est fréquent que la tentation surgisse d'attribuer trop rapidement un diagnostic de paraphilie sur la base du seul témoignage de la victime. Or, les questionnaires et autres outils cliniques ne fournissent que des indices et ne suffisent pas pour établir un diagnostic définitif.

Une évaluation approfondie et directe de l'individu incriminé demeure indispensable. Ainsi, lorsqu'une femme accuse son collègue de harcèlement, l'enquête clinique peut révéler un contexte relationnel complexe dans lequel le comportement de ce dernier relève davantage de maladresses sociales que d'une intention perverse réelle.

4. Après divorce

Les séparations et les divorces peuvent désinhiber des comportements pathologiques jusque-là masqués. Dans ce contexte, des traits paranoïaques, manipulateurs ou violents peuvent apparaître et s'exacerber sous l'effet du traumatisme lié à la perte.

Un exemple en témoigne : un homme auparavant stable développe un délire paranoïaque après son divorce, allant jusqu'à accuser son ex-conjointe de comploter contre lui. Cette transformation révèle une facette perverse qui s'est cristallisée à la suite de la séparation.

5. Le syndrome d'aliénation parentale

Le syndrome d'aliénation parentale, souvent mis en avant dans les conflits parentaux, illustre la complexité de la perversion dans le cadre familial. Les accusations de manipulation des enfants par un parent contre l'autre appellent une grande prudence clinique et une évaluation détaillée.

Dans un cas typique, une femme accuse son ex-mari de retourner leurs enfants contre elle. Pourtant, une enquête approfondie met en évidence une dynamique réciproque où les deux parents manipulent leurs enfants pour consolider leur propre position.

6. Jeux et paraphilie

Dans le contexte de jeux sexuels consensuels, la frontière entre consentement et domination peut devenir floue. Lorsqu'un partenaire exprime ultérieurement un inconfort, cela ne signifie pas nécessairement que l'autre présente des traits pervers. Une analyse attentive du contexte, des intentions et de la dynamique relationnelle est indispensable avant d'envisager un diagnostic.

Dans ce travail d'évaluation, l'utilisation du contre-transfert peut apporter des indices précieux, bien qu'il ne puisse remplacer une analyse clinique rigoureuse.

7. Une trilogie clinique

Le cœur des personnalités perverses peut se résumer à trois axes fondamentaux : l'égocentrisme, qui traduit l'incapacité à prendre en compte les besoins ou les sentiments d'autrui, l'emprise, qui correspond à une volonté constante de domination ou de contrôle, et le déni d'altérité, qui réduit l'autre à un simple objet de satisfaction personnelle.

Réflexion clinique

La tentation de la perversion, universelle, ne se traduit pas systématiquement par un passage à l'acte.

Celui-ci dépend largement de la capacité de l'individu à intégrer les interdits sociaux, à mobiliser la culpabilité comme frein interne et à développer une empathie authentique envers autrui.

Les personnalités névrotiques, même lorsqu'elles sont ponctuellement impliquées dans des dynamiques perverses, sont protégées par leur sentiment de culpabilité.

En revanche, les personnalités narcissiques ou borderline, souvent dominées par le déni, sont plus exposées à ce type de comportements, car leur fonctionnement psychique les rend moins sensibles à la reconnaissance de l'autre comme sujet.

CONCLUSION

En tant que concept multidimensionnel, la perversion se situe au croisement de différentes disciplines, illustrant des frontières floues entre manipulations, dominations et comportements relationnels complexes.

Une approche clinique nuancée est essentielle pour naviguer dans ces zones d'ambiguïté psychologique, où les dynamiques de pouvoir, de plaisir et de souffrance s'entrelacent, et pour distinguer les comportements pathologiques des expressions atypiques mais non pathologiques de la sexualité ou des relations humaines.

Les professionnels de la santé mentale et sexuelle doivent adopter une posture éthique et rigoureuse. Cela suppose une analyse minutieuse des dynamiques relationnelles, une vigilance face aux biais diagnostiques et une capacité d'adaptation des stratégies thérapeutiques aux besoins spécifiques de chaque individu.

En développant des outils cliniques intégratifs et en approfondissant notre compréhension des concepts d'emprise, de culpabilité et d'altérité, il devient possible d'offrir des réponses plus adaptées aux défis qui présentent les personnalités perverses. L'objectif ultime demeure de préserver à la fois la dignité des individus et leur bien-être psychologique.

2e VOLET
CLASSIFICATION DES PARAPHILIES

INTRODUCTION

Après avoir étudié les origines et les mécanismes des paraphilies, cette cinquième partie s'intéresse à leurs formes cliniques concrètes. Nous passons de la théorie générale à l'analyse des principaux troubles, afin de donner au clinicien des repères clairs pour identifier, comprendre et différencier ces comportements sexuels atypiques.

Les paraphilies constituent un ensemble vaste et diversifié. Elles regroupent des troubles bien connus en pratique, comme l'exhibitionnisme, le fétichisme, le voyeurisme, le frotteurisme, la pédophilie, le masochisme et le sadisme sexuels. Elles incluent aussi d'autres formes moins fréquentes mais cliniquement importantes, comme la nécrophilie (attirance pour les cadavres), la zoophilie (attirance pour les animaux) ou le partialisme (focalisation sur une partie non génitale du corps).

Il est essentiel de distinguer une préférence sexuelle atypique d'un trouble paraphilique. Celui-ci n'est défini comme tel que s'il entraîne une souffrance significative, interfère avec le fonctionnement quotidien ou implique des personnes non consentantes, avec un risque pour autrui.

La prise en charge est souvent compliquée par des comorbidités, notamment certains troubles de la personnalité, qui renforcent les difficultés cliniques et relationnelles.

Cette partie est organisée comme un guide pratique. Chaque chapitre sera consacré à un trouble spécifique, en s'appuyant sur les classifications diagnostiques de référence (DSM-5). Nous y examinerons leurs caractéristiques, leurs manifestations, leurs conséquences psychosociales et légales, ainsi que les approches thérapeutiques disponibles.

L'objectif est d'offrir au clinicien un cadre clair et rigoureux pour aborder ces situations souvent sensibles et entourées de tabous.

CHAPITRE 1
L'EXHIBITIONNISME

INTRODUCTION

L'exhibitionnisme, une paraphilie souvent méconnue, suscite de nombreuses interrogations sur le plans clinique, éthique et sociétal.

Ce comportement se caractérise par l'exposition de ses organes génitaux ou par une recherche d'attention sexuelle à travers des moyens visuels explicites. Il peut se manifester sous des formes variées, allant de l'exposition directe à des inconnus à des pratiques plus subtiles, comme le port de vêtements très révélateurs.

Bien qu'il soit parfois perçu comme une provocation ou une singularité, l'exhibitionnisme peut révéler des pulsions sous-jacentes, parfois complexes et problématiques.

Cet article vise à éclairer les professionnels de la santé sexuelle sur les aspects cliniques, diagnostiques et thérapeutiques de ce comportement, en s'appuyant sur des exemples concrets.

L'exhibitionnisme est une paraphilie, une forme de déviation sexuelle, caractérisée par le fait d'obtenir du plaisir sexuel en exposant ses organes génitaux ou en s'exhibant dans des situations publiques non destinées à cet effet. Ce comportement, souvent associé à une forte excitation sexuelle, peut se manifester de diverses manières,

I. DÉFINITION ET MANIFESTATIONS CLINIQUES

L'exhibitionnisme se définit comme le fait d'obtenir une excitation sexuelle en s'exhibant, que ce soit en exposant ses organes génitaux ou en adoptant des comportements visant à attirer l'attention sexuelle. Cette pratique peut prendre différentes formes.

L'exhibitionnisme direct correspond au comportement d'un homme qui expose volontairement ses organes génitaux à des passants dans un parc public, cherchant à surprendre, choquer ou impressionner ses victimes, généralement des femmes ou des enfants.

L'exhibitionnisme subtil, quant à lui, repose sur des stratégies moins explicites, comme porter des vêtements serrés ou révélateurs afin de mettre en évidence ses organes génitaux ou ses fesses, dans le but de provoquer une réaction. Cela peut se traduire par un homme en pantalon moulant dans un lieu public ou une femme mettant en valeur ses formes dans une salle de sport.

Dans d'autres cas, l'***exhibitionnisme*** prend la forme de comportements en ***public***, par exemple lorsqu'un couple a des relations sexuelles dans un parc ou sur une plage, espérant être observé par des inconnus.

Enfin, il existe un ***exhibitionnisme socialement accepté***, qui se manifeste par des comportements tels que le port de vêtements provocants. Bien que tolérés dans certains contextes sociaux, ces attitudes peuvent traduire une tendance exhibitionniste lorsqu'elles sont motivées par un désir compulsif d'attirer l'attention sexuelle.

II. DIAGNOSTIC DU TROUBLE EXHIBITIONNISTE

Le trouble exhibitionniste est identifié lorsque ces comportements provoquent une ***détresse significative*** ou interfèrent avec le fonctionnement quotidien de l'individu.

Les critères diagnostiques incluent une ***excitation sexuelle intense*** et ***récurrente*** liée à l'exposition de ses parties génitales, l'expression de ces pulsions à travers des fantasmes ou des comportements incontrôlés, ainsi qu'une ***souffrance psychologique*** ou des ***conséquences négatives*** dans la vie sociale, affective ou professionnelle.

Selon le DSM-5, la durée et la fréquence constituent également des éléments essentiels pour le diagnostic : le comportement doit persister pendant au moins six mois pour être qualifié de trouble exhibitionniste.

III. EXHIBITIONNISME, GENRES ET SOCIÉTÉ

Si l'exhibitionnisme direct est plus fréquemment observé chez les hommes, les femmes peuvent également adopter des comportements exhibitionnistes. Toutefois, ces manifestations sont souvent perçues différemment en raison des normes sociales et culturelles. Les expressions subtiles, comme le choix de vêtements très révélateurs ou la participation à des activités médiatiques sexualisées, sont souvent normalisées dans certaines sociétés.

Une femme qui décide de mettre en avant son corps par une tenue particulièrement suggestive dans le but d'attirer l'attention pourrait ainsi illustrer une forme d'exhibitionnisme subtil.

Dans un autre registre, certaines professions de l'industrie du divertissement pour adultes, comme les acteurs de films pornographiques ou les danseurs de cabaret, peuvent exprimer des tendances exhibitionnistes, mais dans un cadre socialement approuvé et valorisé.

IV. EXHIBITIONNISME ET TROUBLES PSYCHIATRIQUES

L'exhibitionnisme peut coexister avec divers troubles psychiatriques.

Il est parfois associé à un trouble de la ***personnalité antisociale***, où il prend la forme d'un défi aux normes sociales et d'une provocation délibérée.

Chez certains jeunes adultes ou adolescents souffrant de ***troubles des conduites***, l'exhibitionnisme peut servir à choquer, à attirer l'attention ou à tester les limites de l'autorité.

Par ailleurs, il peut également s'inscrire dans le contexte de ***troubles anxieux*** ou ***dépressifs***. Dans ces situations, le comportement exhibitionniste apparaît comme une tentative de compenser des sentiments de vide, de dévalorisation ou de dépression en recherchant une stimulation intense qui procure, temporairement, un sentiment d'existence renforcé.

V. TRAITEMENTS DISPONIBLES

A. PSYCHOTHÉRAPIES

La ***thérapie cognitivo-comportementale*** (TCC) constitue l'une des approches les plus utilisées. Elle permet d'aider les patients à identifier les schémas de pensée qui déclenchent leurs comportements exhibitionnistes et à les remplacer par des réponses plus adaptées et socialement acceptables.

La ***thérapie psychodynamique***, quant à elle, s'intéresse aux traumatismes ou aux conflits inconscients qui peuvent avoir contribué à l'émergence de ces comportements, en offrant un espace d'exploration approfondie des racines émotionnelles et relationnelles du trouble.

B. GROUPES DE SOUTIEN

Les groupes de soutien offrent un cadre collectif et non jugeant dans lequel les individus peuvent partager leurs expériences, échanger sur leurs difficultés et trouver des stratégies pratiques pour gérer leurs pulsions. Ce dispositif favorise la responsabilisation et permet de rompre l'isolement souvent ressenti par les patients concernés.

C. MÉDICAMENTS

Sur le plan pharmacologique, les ***inhibiteurs sélectifs de la recapture de la sérotonine*** (ISRS) peuvent être prescrits. Ces antidépresseurs réduisent les impulsions sexuelles inappropriées en modulant les circuits cérébraux impliqués dans le contrôle des pulsions.

Dans les cas les plus extrêmes, des ***traitements hormonaux*** comme le leuprolide ou l'acétate de médroxyprogestérone peuvent être envisagés afin de diminuer l'excitation et de contrôler la libido. Toutefois, ces interventions nécessitent toujours un consentement éclairé et un suivi médical strict, compte tenu de leurs effets potentiellement lourds.

VI. EXEMPLES DE CAS CLINIQUES

Un homme de trente-deux ans a été interpellé après avoir exposé ses parties génitales à des passants dans un parc. Il décrit une excitation intense au moment de l'acte, suivie d'un profond sentiment de honte. Son profil met en évidence des comportements impulsifs associés à des troubles anxieux.

La prise en charge proposée s'articule autour de plusieurs axes. Une psychothérapie individuelle est mise en place afin d'explorer les causes sous-jacentes de ses comportements et de travailler sur la régulation de ses émotions.

Le patient intègre également un groupe de soutien destiné aux hommes confrontés à des problématiques similaires, ce qui lui permet de trouver un espace d'échange et de responsabilisation.

Enfin, un traitement par ISRS est prescrit dans l'objectif de réduire ses impulsions sexuelles et de limiter les passages à l'acte.

CONCLUSION

L'exhibitionnisme représente une paraphilie complexe, enracinée dans des dynamiques psychologiques, biologiques et socioculturelles multiples.

Si la majorité des comportements exhibitionnistes ne nécessitent pas forcément d'intervention, le trouble exhibitionniste, lorsqu'il s'accompagne de détresse ou de conséquences négatives, impose une prise en charge multidisciplinaire.

Les professionnels de la santé sexuelle ont ici un rôle central à jouer, en assurant la détection, le diagnostic et le traitement de ce trouble. Leur intervention vise à fournir aux patients des outils concrets pour comprendre et réguler leurs comportements, tout en réduisant leur impact délétère sur la vie personnelle, sociale et relationnelle.

CHAPITRE 2

LE FÉTICHISME

INTRODUCTION

Le fétichisme, une paraphilie, se caractérise par une attirance sexuelle intense et récurrente envers des objets inanimés ou des parties spécifiques du corps non génitales.

Bien qu'il puisse s'intégrer harmonieusement dans une sexualité consensuelle et enrichissante, le fétichisme devient problématique lorsque ces pulsions provoquent une détresse significative, interfèrent avec le fonctionnement quotidien ou impliquent des comportements non consentis.

Il est crucial de distinguer le fétichisme en tant que préférence sexuelle, qui peut être inoffensif et même épanouissante, du trouble fétichiste. Ce dernier est prévu lorsque le fétiche devient indispensable pour une satisfaction sexuelle, engendrant des souffrances personnelles ou des répercussions négatives sur la vie quotidienne et sociale.

Cette distinction permet de différencier un comportement atypique mais non pathologique d'une condition nécessitant une intervention clinique.

Cette introduction vise à explorer le fétichisme sous ses diverses formes, ses implications cliniques et sociales, tout en fournissant des repères pour mieux comprendre quand ce comportement relève d'un trouble nécessitant une prise en charge.

I. CARACTÉRISTIQUES DU FÉTICHISME

A. DÉFINITION ET MANIFESTATIONS

Le fétichisme se définit comme une dépendance psychosexuelle dirigée vers des ***objets inanimés*** ou des ***parties spécifiques du corps***, qui deviennent des sources privilégiées, voire indispensables, d'excitation.

Parmi les objets inanimés les plus fréquents, on retrouve les ***vêtements*** tels que la ***lingerie***, les basses résilles ou les uniformes, les ***chaussures*** comme les talons hauts ou les bottes, ainsi que certains matériaux spécifiques tels que le cuir, le latex, le caoutchouc ou la soie.

En parallèle, certaines ***zones corporelles*** peuvent aussi constituer un objet de fixation érotique, en particulier les pieds, qui peuvent être caressés, massés ou simplement observés, ainsi que les cheveux, qui deviennent une source d'excitation lorsqu'ils sont touchés, coiffés ou admirés.

Le fétichisme des chaussures illustre bien cette dynamique. Un individu peut ressentir une excitation intense simplement en caressant ou en contemplant une paire particulière, comme des talons hauts ou des bottes en cuir. Dans certains cas, cette fixation peut même prendre le pas sur la relation intime avec un partenaire.

Le fétichisme des pieds suit la même logique : une personne peut concentrer son désir presque exclusivement sur le contact, le massage ou l'observation des pieds de son partenaire, reléguant d'autres formes d'interactions sexuelles au second plan.

Le fétichisme des vêtements prend, quant à lui, différentes formes. Il peut s'agir du port de sous-vêtements appartenant à une autre personne, parfois obtenus par vol ou collection, et utilisés comme principal moyen d'excitation sexuelle.

Il peut aussi concerner des vêtements fabriqués dans des matériaux jugés particulièrement érotiques, comme le caoutchouc ou le cuir, qui sont portés durant l'acte sexuel pour intensifier le plaisir.

Dans d'autres cas encore, l'excitation repose sur la manipulation ou même l'odeur d'objets spécifiques, comme des chaussures à talons, qui deviennent indispensables pour éveiller le désir.

B. PRINCIPALES CARACTÉRISTIQUES

La caractéristique essentielle du fétichisme réside dans le rôle central que prend **l'objet** ou la **partie** du **corps** ***fétichisée***. Sans leur présence, l'excitation sexuelle et l'accès à l'orgasme deviennent difficiles, voire impossibles.

Certains individus préfèrent manipuler leur objet de fixation, qu'il s'agisse de sous-vêtements ou de chaussures, plutôt que d'entretenir une relation intime classique avec un partenaire.

D'autres, au contraire, parviennent à intégrer leur fétiche dans leurs rapports sexuels avec un partenaire consentant, transformant ainsi l'objet de leur fixation en une composante incontournable et structurante de leur vie érotique.

II. ÉVOLUTION ET DÉVELOPPEMENT

Le fétichisme apparaît le plus souvent à l'adolescence et se construit généralement autour d'une expérience sexuelle marquante ou d'une association répétée entre un objet et l'excitation sexuelle.

Ainsi, un homme rapporte avoir développé un fétichisme pour les collants après avoir observé sa voisine en porter lors de ses premières expériences de curiosité sexuelle. Cette association symbolique s'est maintenue dans le temps, au point de rendre les collants indispensables à son plaisir sexuel, y compris dans le cadre de ses relations intimes.

Les théories psychanalytiques expliquent ce phénomène par une fixation inconsciente ou par un déplacement symbolique.

Le fétiche peut alors représenter une figure d'attachement de l'enfance ou encore constituer une réponse à une angoisse profonde liée à la sexualité.

III. IMPACT SEXUEL ET SOCIAL

Le fétichisme peut enrichir la vie sexuelle lorsqu'il s'inscrit dans un cadre consensuel. Cependant, lorsque la pratique devient exclusive ou compulsive, elle peut engendrer des difficultés relationnelles et entraîner des répercussions sociales.

Dans certains cas, les comportements associés au fétichisme peuvent conduire à des ***problèmes légaux***, comme lorsqu'une personne fétichiste des sous-vêtements féminins commet des vols dans des magasins, mettant ainsi en péril sa situation juridique et professionnelle.

Sur le ***plan relationnel***, l'insistance répétée sur l'utilisation d'un fétiche peut aussi générer des ***conflits***, le partenaire se sentant alors négligé ou réduit à un simple objet de désir.

IV. DIAGNOSTIC ET CRITÈRES CLINIQUES

Le trouble fétichiste est établi lorsque certaines conditions cliniques précises sont remplies. Les comportements ou pulsions doivent persister depuis au moins ***six mois*** et provoquer une ***détresse significative*** ou une ***altération du fonctionnement social, professionnel*** ou ***relationnel***.

De plus, le diagnostic est confirmé lorsque les pratiques impliquent des ***actes non consensuels*** ou ***illégaux***, ce qui distingue une pratique fétichiste non problématique d'un véritable trouble nécessitant une prise en charge clinique.

V. FÉTICHISME ET TRAVESTISME FÉTICHISTE

Il existe des différences notables entre le fétichisme, le travestisme fétichiste et le travestisme, bien que ces concepts soient parfois confondus.

Tous relèvent de comportements en lien avec la sexualité ou l'identité de genre, mais chacun se distingue par des caractéristiques propres.

A. LE FÉTICHISME

Le fétichisme se définit comme un trouble paraphilique dans lequel l'excitation sexuelle intense et récurrente est provoquée par un objet inanimé, comme des chaussures, des sous-vêtements ou du cuir, ou par une partie spécifique du corps humain, comme les pieds ou les cheveux, qui ne sont pas traditionnellement considérés comme érotiques.

Dans ce contexte, l'objet ou la partie du corps devient le centre exclusif de l'excitation sexuelle, au point de supplanter l'intérêt pour une relation conventionnelle avec un partenaire.

Par ***exemple***, une personne peut ressentir une forte excitation en caressant des chaussures en cuir au point de les rendre indispensables à son désir sexuel.

Le DSM-5 (Manuel Diagnostique et Statistique des Troubles Mentaux) classe le fétichisme comme une paraphilie lorsqu'il engendre une détresse significative chez l'individu ou interfère avec le fonctionnement quotidien de l'individu.

B. LE TRAVESTISME FÉTICHISTE

Le travestisme fétichiste constitue un sous-type particulier de fétichisme. Il se caractérise par l'excitation sexuelle obtenue en portant des vêtements du sexe opposé. Dans ce cas, l'acte de se travestir est directement lié à la stimulation sexuelle et fait partie intégrante d'un fantasme.

Par ***exemple***, un homme peut éprouver une excitation en portant des sous-vêtements féminins ou en s'habillant entièrement comme une femme, le travestissement devenant alors la source principale de son excitation.

Comme le fétichisme, ce comportement est considéré comme une paraphilie dans le DSM-5 lorsqu'il provoque une détresse cliniquement significative ou altère la vie sociale, professionnelle ou personnelle de l'individu.

C. LE TRAVESTISME

Le travestisme, parfois appelé transvestisme, désigne le fait de porter des vêtements traditionnellement associés au sexe opposé, sans que ce comportement soit nécessairement motivé par une excitation sexuelle. Il peut répondre à différents objectifs, tels que l'expression de soi, l'exploration de l'identité de genre ou encore le plaisir personnel.

Contrairement au travestisme fétichiste, il n'a pas toujours de lien avec des fantasmes ou des pratiques sexuelles.

Une personne qui s'y adonne ne souffre pas obligatoirement de dysphorie de genre et ne cherche pas forcément à changer de sexe. Elle peut simplement apprécier porter des vêtements associés au sexe opposé dans sa vie quotidienne, lors d'événements sociaux ou pour explorer d'autres facettes de son identité.

D. RÉSUMÉ DES DIFFÉRENCES

Le fétichisme, le travestisme fétichiste et le travestisme sont trois comportements distincts.

Dans le fétichisme, l'excitation sexuelle est centrée sur des objets inanimés ou des parties du corps non génitales, sans lien nécessaire avec les vêtements du sexe opposé.

Dans le travestisme fétichiste, c'est le port de vêtements du sexe opposé qui constitue la source principale de l'excitation, l'acte étant inséré dans un scénario sexuellement motivé.

En revanche, le travestisme en lui-même consiste simplement à porter des vêtements associés à l'autre sexe, sans que ce comportement implique nécessairement une motivation sexuelle.

Le fétichisme et le travestisme fétichiste sont répertoriés comme des paraphilies dans le DSM-5 lorsqu'ils causent une détresse significative ou interfèrent avec le fonctionnement global de l'individu, tandis que le travestisme simple relève souvent d'une pratique d'expression personnelle ou identitaire, non pathologique et non classée dans le champ des paraphilies.

Ainsi, même si ces comportements peuvent parfois se recouper, leur différenciation clinique est essentielle pour éviter toute confusion et permettre une prise en charge adaptée aux besoins de chaque individu.

VI. PRÉVENTION ET SENSIBILISATION

L'éducation sexuelle joue un rôle central dans la prévention et la compréhension des fétichismes.

Elle consiste à fournir des informations claires et nuancées sur la diversité des préférences sexuelles et à encourager une approche non stigmatisante envers les pratiques fétichistes lorsqu'elles sont consensuelles.

La ***reconnaissance des signes précoces*** est également essentielle. Les parents, les éducateurs et les professionnels de la santé doivent rester attentifs aux comportements sexuels atypiques chez les adolescents, tout en évitant de pathologiser de manière excessive des curiosités ou des préférences émergentes qui peuvent faire partie intégrante d'un développement sexuel normal.

VII. EXEMPLES DE CAS CLINIQUES

Le ***premier exemple*** illustre une ***intégration réussie***. Un couple consulte pour des tensions liées au fétichisme de l'homme envers les bas résille. Grâce à une thérapie de couple, ils parviennent à intégrer cet objet fétiche dans leur sexualité tout en développant d'autres formes d'intimité.

Le ***second exemple*** met en lumière un ***impact négatif***. Une femme, dépendante des gants en cuir pour atteindre l'orgasme, évite toute relation sexuelle sans cet accessoire. Une thérapie individuelle lui permet d'explorer les origines de son fétichisme et de diversifier ses sources de plaisir.

VIII. ASPECT SOCIÉTAL ET ÉTHIQUE

Le fétichisme soulève des interrogations sur la frontière entre normalité et déviance dans la société. Certains fétiches, comme les talons hauts ou la lingerie, sont intégrés dans les pratiques sexuelles courantes et largement acceptés, tandis que d'autres demeurent perçus comme tabous.

Les professionnels de la santé sexuelle jouent ici un rôle déterminant, non seulement en contribuant à normaliser les comportements consensuels et inoffensifs, mais également en identifiant et en traitant les comportements compulsifs ou destructeurs qui peuvent nuire à l'individu et à son entourage.

IX. PRISE EN CHARGE ET TRAITEMENT

La ***psychothérapie*** constitue une approche privilégiée.

La thérapie cognitivo-comportementale (TCC) aide à identifier et à restructurer les schémas de pensée dysfonctionnels liés au fétichisme, tout en encourageant l'exploration et le développement d'intérêts sexuels plus diversifiés.

La thérapie de couple, quant à elle, favorise une meilleure communication sur les préférences sexuelles et contribue à réduire les tensions générées par le fétichisme dans une relation.

Un exemple clinique illustre cette approche : un homme souffrant de détresse à cause de son fétichisme des bottes consulte un thérapeute et, grâce à la TCC, parvient à réduire sa dépendance en explorant d'autres sources de plaisir et en renforçant sa confiance en lui-même.

Les ***médicaments*** peuvent également être prescrits dans les cas de fétichisme compulsif. Les inhibiteurs sélectifs de la recapture de la sérotonine (ISRS) permettent de réduire les compulsions sexuelles et l'anxiété qui y est associée. Dans certaines situations plus graves, d'autres médicaments peuvent être utilisés pour contrôler des comportements obsessionnels.

Enfin, les ***groupes de soutien*** offrent un espace sécurisé où les individus peuvent partager leurs expériences, réduire leur sentiment de honte et découvrir des stratégies efficaces pour mieux gérer leurs comportements compulsifs.

Même si les traitements ne permettent pas de guérir le trouble fétichiste à proprement parler, leur objectif principal est de réduire la souffrance et d'améliorer le fonctionnement quotidien des individus, notamment en facilitant le maintien de relations sociales et intimes plus équilibrées.

CONCLUSION

Le fétichisme, en tant que paraphilie, reflète la richesse et la complexité de la sexualité humaine. Lorsqu'il reste consensuel et ne cause pas de détresse, il peut être une expression légitime de désir. Cependant, les formes envahissantes ou compulsives ont nécessairement une prise en charge adaptée. Une approche clinique empathique et nuancée, combinée à une éducation sexuelle inclusive, peut aider à intégrer ces préférences dans une vie affective et sexuelle équilibrée.

CHAPITRE 3
LE FROTTEURISME

INTRODUCTION

Le frotteurisme est une paraphilie qui se caractérise par une excitation sexuelle obtenue par des frottements non consentis contre une autre personne.

Ces comportements se produisent souvent dans des lieux publics bondés, où l'agresseur peut toucher des parties intimes du corps d'une personne sans son consentement, tout en feignant que l'acte est accidentel. Les espaces publics tels que les transports en commun sont des lieux privilégiés pour ces actes en raison de la proximité forcée entre les individus.

Dans les pays en voie de développement, où les infrastructures publiques, notamment les systèmes de transport, sont souvent surchargées et mal gérées, le frotteurisme peut être plus fréquent. La pauvreté, le manque d'éducation, et l'absence de mécanismes de protection et de répression efficaces renforcent l'impunité de ces comportements.

Ces contextes offrent aux frotteurs des opportunités de s'adonner à leurs pulsions dans des environnements où les victimes ont peu de moyens de se protéger ou de signaler les abus

Ce chapitre explore les caractéristiques du frotteurisme, les facteurs socioculturels qui le favorisent, et les impacts sur les victimes, tout en proposant des pistes d'intervention adaptées aux professionnels de santé sexuelle et au public averti.

I. CARACTÉRISTIQUES DU FROTTEURISME

Le frotteurisme se manifeste principalement dans des espaces publics où la promiscuité rend les actes difficilement détectables. Il se traduit par des ***frottements intentionnels***, au cours desquels l'individu recherche un contact direct avec les parties intimes de la victime, souvent en profitant de l'encombrement dans les transports en commun ou de tout autre environnement bondé.

Le ***comportement*** est généralement ***dissimulé***, l'agresseur feignant un contact accidentel ou banal, ce qui complique la possibilité pour la victime ou pour les témoins de reconnaître l'agression.

Les ***contextes surpeuplés***, comme les transports publics, les marchés ou les événements de masse, deviennent des lieux privilégiés, car ils permettent au frotteur de se fondre dans la foule et de masquer ses actes.

Un ***exemple*** marquant est celui d'un ***industriel bien établi*** dans un quartier populaire, qui, bien qu'habituellement propriétaire d'une voiture de luxe, choisit délibérément de prendre les transports en commun pour satisfaire ses pulsions.

Dans ces environnements surchargés, il se frotte intentionnellement contre des passagères, tout en prétendant que le contact est involontaire. Ce cas illustre que le frotteurisme n'est pas lié à un statut socio-économique ou à un groupe particulier et que même des individus occupant des positions respectées dans la société peuvent adopter ce type de comportement déviant.

Un autre ***exemple*** concerne une ***secrétaire*** prenant un bus bondé. Elle devient la cible d'un homme qui, sous couvert de la foule, se frotte à elle de manière intrusive et va jusqu'à exhiber ses parties génitales. Paralysée par la honte et incapable de se dégager dans cet espace saturé, elle subit cet acte humiliant sans pouvoir réagir.

Dans ce type de contexte, la victime n'a souvent pas les moyens de dénoncer l'agression, que ce soit par peur de la stigmatisation sociale, par manque de confiance dans le système judiciaire ou encore par crainte d'être ignorée ou mal comprise.

Dans certaines sociétés, ces comportements ne sont pas toujours considérés comme des délits graves, et les femmes qui en sont victimes peuvent être injustement blâmées pour avoir soi-disant « provoqué » la situation, renforçant ainsi un climat d'impunité pour les agresseurs.

II. FACTEURS SOCIOCULTURELS DU FROTTEURISME

A. SURPOPULATION ET INFRASTRUCTURES

Les systèmes de transport surchargés dans les pays en voie de développement, dépourvus de mesures de sécurité suffisantes, favorisent l'émergence des comportements de frotteurisme. La promiscuité y rend difficile l'identification des agresseurs et complique toute tentative de prévention des abus.

B. ÉDUCATION ET SENSIBILISATION

Dans de nombreuses sociétés, les notions de consentement et de respect des limites corporelles sont peu enseignées. Les victimes ne connaissent pas toujours leurs droits, tandis que les témoins hésitent à intervenir, soit par crainte de représailles, soit en raison d'une banalisation de l'acte.

Cette absence de sensibilisation contribue à maintenir un climat où le frotteurisme est rarement remis en question.

C. IMPUNITÉ ET FAIBLE RÉPRESSION

Les lois contre le harcèlement sexuel sont souvent mal appliquées, et le frotteurisme, en particulier, souffre d'un vide juridique dans de nombreux pays.

Ce comportement est perçu comme une infraction mineure, voire comme un simple désagrément social, et n'est pas toujours explicitement mentionné ou criminalisé dans certaines législations. Ce manque de cadre légal clair rend difficile la poursuite judiciaire des agresseurs.

Dans certains cas, même lorsque les victimes déposent plainte, leurs déclarations ne sont pas prises au sérieux, ne sont pas enregistrées ou sont classées sans suite. Ce manque de considération alimente un climat d'impunité dans lequel les agresseurs se sentent encouragés à persister, convaincus qu'ils ne feront face à aucune conséquence légale ou sociale.

D. NORMES CULTURELLES ET VICTIMISATION

Dans certaines cultures, les victimes d'agressions comme le frotteurisme sont fréquemment blâmées en raison de leur tenue vestimentaire ou de leur comportement jugé provocateur. Cette culpabilisation sociale dissuade non seulement les victimes de dénoncer les faits, mais elle renforce également un contexte où les agresseurs se sentent légitimés dans leurs actes.

Par ailleurs, une dynamique plus complexe peut parfois émerger, dans laquelle certaines victimes recherchent inconsciemment une forme de validation ou d'attention en s'exposant à des situations où elles risquent d'être frottées. Bien que ce phénomène soit rare et difficile à quantifier, il brouille davantage la perception des agressions dans l'espace public, car il fragilise la distinction entre actes non consentis et interactions ambiguës.

Ce double standard social, où les victimes sont tour à tour blâmées ou soupçonnées de complicité tacite, protège indirectement les agresseurs et entretient un cycle d'abus où le frotteurisme est minimisé, voire toléré.

Pour rompre ce cercle vicieux, il est essentiel de promouvoir une éducation centrée sur la notion de consentement explicite et de renforcer la sensibilisation des communautés à l'importance du respect des limites individuelles dans les espaces publics.

III. CONSÉQUENCES POUR LES VICTIMES

Les impacts psychologiques et sociaux du frotteurisme sont souvent sous-évalués, mais ils restent particulièrement marqués.

Sur le plan psychologique, les victimes peuvent développer de **l'anxiété**, des symptômes de **stress *post-traumatique*** ou encore des ***troubles dépressifs*** après une agression.

Ces expériences alimentent également une méfiance généralisée vis-à-vis des environnements publics, ce qui limite leur liberté de mouvement et leur capacité à se déplacer sereinement.

À cela s'ajoute la ***stigmatisation sociale*** qui, dans certaines cultures, touche même les victimes d'abus considérés comme mineurs. Elles peuvent être ostracisées par leur entourage, ce qui aggrave leur isolement et amplifie la souffrance liée à l'agression.

IV. TRAITEMENT ET PRÉVENTION

A. SENSIBILISATION ET ÉDUCATION

La prévention repose en grande partie sur des actions de sensibilisation et d'éducation.

Les ***campagnes publiques*** jouent un rôle central pour informer les citoyens sur les droits des victimes et sur les moyens de signaler les abus.

L'éducation sexuelle doit également intégrer des modules sur le consentement et le respect des limites corporelles dès le plus jeune âge, afin de renforcer la conscience collective et de favoriser une culture de respect.

B. RENFORCEMENT DES INFRASTRUCTURES

Le développement ***d'infrastructures*** adaptées peut contribuer à ***réduire les risques*** de frotteurisme.

Dans les transports publics, la mise en place **d'espaces *réservés*** aux femmes constitue une mesure préventive efficace.

De même, l'installation de caméras de ***surveillance*** dans les lieux très fréquentés et la formation des conducteurs ou superviseurs à réagir face aux incidents renforcent la sécurité et dissuadent les agresseurs.

C. SOUTIEN DES VICTIMES

La prise en charge des victimes est essentielle pour limiter les ***conséquences psychologiques*** et ***sociales*** des agressions.

La création de ***services d'assistance***, comme des lignes téléphoniques anonymes ou des centres d'accueil spécialisés, permet aux victimes de trouver rapidement du soutien. ***L'accompagnement psychologique*** doit être assuré afin de traiter les séquelles émotionnelles, en offrant un espace sécurisé pour exprimer la souffrance et favoriser un processus de reconstruction.

D. RÉPRESSION JUDICAIRE

La lutte contre le frotteurisme nécessite aussi un ***renforcement*** des réponses judiciaires.

Des ***sanctions*** plus ***sévères*** doivent être prévues pour ces actes, tandis que les forces de l'ordre doivent être formées pour mieux accueillir et traiter les plaintes.

Par ailleurs, il est crucial de développer une politique ***d'identification*** proactive des ***agresseurs***. Les témoins doivent être encouragés à signaler les comportements suspects tout en bénéficiant d'une garantie d'anonymat afin de renforcer la confiance dans le système judiciaire et d'assurer une protection efficace des victimes.

CONCLUSION

Le frotteurisme est un problème largement sous-estimé dans les pays en voie de développement, où des facteurs sociaux, culturels et infrastructurels exacerbent sa prévalence. Les exemples cités, illustrent les diverses formes que peuvent prendre ces comportements déviants.

Pour réduire l'impact de ce phénomène, il est essentiel de combiner éducation, sensibilisation, renforcement des infrastructures et répression judiciaire.

Les professionnels de santé sexuelle ont un rôle clé à jouer en sensibilisant le public, en soutenant les victimes et en encourageant une culture de respect et de consentement dans les espaces publics.

CHAPITRE 4
LA PÉDOPHILIE

INTRODUCTION

La pédophilie constitue l'une des problématiques les plus sensibles et complexes du domaine de la santé mentale et de la protection de l'enfance.

Ce trouble, classé parmi les paraphilies, suscite des réactions émotionnelles intenses dans la société tout en nécessitant une approche scientifique rigoureuse.

Longtemps considérée exclusivement masculine, la pédophilie révèle aujourd'hui des manifestations féminines méconnues et sous-diagnostiquées. Cette réalité soulève des défis cliniques et juridiques particuliers, notamment en raison de l'invisibilité de certains actes et des biais socioculturels.

Ce chapitre offre une compréhension globale intégrant les aspects diagnostiques, les typologies comportementales et les approches thérapeutiques actuelles. Une attention particulière sera accordée aux spécificités de la pédophilie féminine et aux défis qu'elle pose en termes de détection.

L'objectif demeure la protection des enfants par une meilleure connaissance des mécanismes en jeu et le développement d'approches préventives et thérapeutiques adaptées.

I. DÉFINITION DE LA PÉDOPHILIE

La pédophilie est un trouble complexe classé parmi les paraphilies. Elle se caractérise par des comportements, des fantasmes ou des pulsions sexuelles intenses et récurrentes impliquant des enfants, généralement prépubères (âgés de 13 ans ou moins).

Les pédophiles, en général des hommes mais aussi des femmes, peuvent se sentir attirés par les jeunes garçons, des filles ou les deux, et cette attirance peut s'étendre uniquement aux enfants ou inclure également des adultes.

Ce trouble peut se manifester de différentes manières, allant d'un simple regard ou d'un contact non spécifique à des comportements plus invasifs, tels que le toucher des parties génitales ou les rapports sexuels.

II. APPROCHES CLINIQUES DES PÉDOPHILES

Les pédophiles peuvent adopter des comportements divers pour approcher leurs victimes.

Certains agissent en prédateurs explicites, utilisant la force ou la contrainte pour abuser de l'enfant. Ils peuvent également recourir à des menaces pour s'assurer du silence de leur victime, allant jusqu'à proférer des menaces de violence envers l'enfant ou son animal domestique.

D'autres pédophiles adoptent une approche méthodique et manipulative, développant des stratégies sophistiquées pour "gagner" la confiance de leur victime. Ces individus peuvent observer et suivre un enfant pendant des jours, des semaines, voire des mois, dans le but de comprendre ses habitudes, ses comportements, et son environnement. Ils utilisent ces informations pour créer des situations où ils peuvent approcher l'enfant sans éveiller de soupçons.

Ce type de comportement illustre une forme de manipulation préméditée, où chaque interaction est soigneusement calculée avant le passage à l'acte.

III. DIAGNOSTIC DE LA PÉDOPHILIE

Le diagnostic de la pédophilie s'appuie sur des critères précis établis par les classifications psychiatriques comme le DSM-5.

Il suppose la présence de ***fantasmes***, de ***pulsions*** ou de ***comportements*** sexuels ***persistants*** impliquant des ***enfants prépubères***, et cela sur une durée d'au moins ***six mois***.

Ces pensées ou pulsions doivent être à l'origine d'une ***détresse significative*** ou d'une altération du fonctionnement de l'individu dans sa vie personnelle, professionnelle ou sociale.

Un critère d'âge est également exigé : le sujet doit avoir au moins 16 ans et être âgé d'au moins cinq ans de plus que l'enfant concerné.

Un exemple clinique illustre ces critères. Il s'agit d'un homme de 35 ans, enseignant dans une école primaire, qui consulte un thérapeute en raison de ***pensées sexuelles obsessionnelles*** dirigées vers ses élèves âgés de 9 à 12 ans, et plus particulièrement vers les filles présentant une corpulence grassouillette.

Bien qu'il n'ait jamais agi sur ces pulsions, sa détresse psychologique est manifeste et son incapacité à se concentrer sur son travail justifie un diagnostic de pédophilie. Ses fantasmes récurrents depuis plus d'un an perturbent profondément son bien-être mental et son équilibre professionnel.

IV. TYPOLOGIES DE LA PÉDOPHILIE

La pédophilie peut être différenciée selon plusieurs typologies qui tiennent compte du genre des victimes, du contexte relationnel et du type d'activité sexuelle impliquée.

En ce qui concerne le ***genre des victimes***, certains pédophiles présentent une attirance exclusive pour les garçons, souvent accompagnée de comportements méthodiques de séduction et d'approches soigneusement planifiées.

D'autres orientent leur préférence vers les filles, dans un cadre où la proximité relationnelle joue un rôle important, par exemple au sein de la famille ou du voisinage.

Enfin, certains individus n'affichent pas de préférence spécifique et peuvent manifester une attirance à la fois pour les garçons et pour les filles.

Le ***contexte relationnel*** permet également de distinguer deux formes.

La ***pédophilie incestueuse*** concerne des abus perpétrés au sein de la famille et se dissimule généralement derrière des relations de confiance ou de dépendance affective.

En dehors des liens familiaux, les comportements pédophiles visent le plus souvent des ***enfants issus du voisinage*** ou de cercles sociaux proches, où l'agresseur exploite des situations de proximité et de familiarité.

Enfin, la typologie repose aussi sur le ***type d'activité***. Dans les formes ***exclusives,*** le pédophile n'est attiré que par les enfants, et cette orientation représente la totalité de ses intérêts sexuels. Dans les formes ***non exclusives***, l'individu peut également être attiré par des adultes, mais les enfants demeurent une source privilégiée et centrale d'excitation.

V. FACTEURS CONTRIBUTIFS

La pédophilie est fréquemment liée à d'autres troubles psychologiques qui jouent un rôle dans l'émergence et le maintien de ce comportement.

Parmi eux, on retrouve la ***personnalité antisociale***, marquée par une absence de remords ou d'empathie, et la ***personnalité narcissique***, caractérisée par un besoin excessif de gratification personnelle qui pousse l'individu à instrumentaliser autrui.

Par ailleurs, de nombreux pédophiles ont eux-mêmes été victimes ***d'abus sexuels*** durant leur enfance, ce qui peut contribuer à la reproduction d'un cycle de victimisation et de violence.

Un exemple de comportement prédateur illustre ces dynamiques. Un homme de 48 ans, animateur dans une colonie de vacances, développe une relation privilégiée avec un enfant de 11 ans. Pour gagner sa confiance, il lui offre des cadeaux et lui accorde une attention constante, créant une relation asymétrique qui place l'enfant dans une position de dépendance affective. Ce processus méthodique, appelé « toilettage », témoigne d'un mode opératoire prédateur qui prépare et facilite l'abus.

VI. LA PÉDOPHILIE FÉMININE

Les actes pédophiles commis par des femmes présentent une spécificité troublante : ils passent souvent inaperçus, notamment parce qu'ils ne laissent pas de traces physiques visibles lors d'une expertise médicale.

Contrairement aux abus pédophiles masculins, qui peuvent impliquer des pénétrations laissant des lésions corporelles détectables, les agressions perpétrées par des femmes revêtent fréquemment des formes moins évidentes et plus insidieuses, comme des attouchements, des jeux sexuels ou des comportements basés sur la coercition psychologique.

A. NATURE DES ACTES COMMIS PAR LES FEMMES

Les abus sexuels commis par des femmes se manifestent de diverses manières. Bien qu'ils n'impliquent pas nécessairement de violences physiques directes, ils entraînent souvent des conséquences psychologiques profondes.

Les femmes pédophiles peuvent toucher, caresser ou inciter l'enfant à caresser ses zones érogènes, dissimulant ces gestes sous des comportements affectueux ou maternels qui brouillent la distinction entre tendresse et agression.

Elles peuvent également pousser l'enfant à participer à des actes sexuels impliquant une interaction directe, parfois jusqu'à manipuler la situation pour que l'enfant paraisse être l'initiateur.

Dans d'autres cas, elles exploitent des jeux ou des rituels pour introduire progressivement des comportements sexualisés, déguisant leurs gestes sous une apparente normalité éducative.

Certaines vont jusqu'à exposer l'enfant à des contenus pornographiques, en l'obligeant à observer ou à reproduire des scènes sexuelles, ou en lui demandant de se déshabiller sous prétexte de jeu ou d'apprentissage.

Par exemple, une femme travaillant dans une crèche peut justifier ses comportements par des « gestes éducatifs » ou des « initiations innocentes », ce qui rend les abus particulièrement difficiles à identifier.

B. DIFFICULTÉS DIAGNOSTIQUES

Les abus commis par des femmes ne s'accompagnent en général pas de pénétrations, et ne laissent donc pas de blessures corporelles permettant une confirmation médicale. Cette absence de traces physiques complique grandement le diagnostic.

Les professionnels de santé et les experts légistes doivent alors s'appuyer sur des témoignages ou des indices comportementaux, ce qui s'avère délicat, en particulier chez les jeunes enfants qui peinent à verbaliser leur expérience.

Une enseignante de maternelle soupçonnée d'abus, par exemple, peut masquer ses gestes en les intégrant à des activités de soin comme le bain ou l'habillage, sans qu'aucune preuve tangible ne puisse être constatée. Dans de telles situations, le témoignage des enfants peut paraître vague, confus ou incohérent, renforçant les obstacles à la reconnaissance de l'abus.

C. ABUS PSYCHOLOGIQUE ET ÉMOTIONNEL

Les femmes pédophiles exploitent fréquemment la dépendance affective et la vulnérabilité de leurs victimes. Elles manipulent les enfants afin d'obtenir leur silence, les persuadant que ce qui s'est passé est normal ou qu'il s'agit d'un secret à conserver.

Cette stratégie réduit considérablement les probabilités de révélation, car l'enfant, souvent dans l'incapacité de percevoir l'acte comme une agression, peut demeurer prisonnier du silence ou du déni.

Un exemple typique est celui d'une tante ou d'une belle-mère qui insiste auprès de l'enfant pour que les « jeux » demeurent secrets, en s'appuyant sur l'affection ou la crainte de décevoir une figure respectée.

D. STIGMATISATION ET DÉNI SOCIAL

Les stéréotypes sociaux jouent un rôle majeur dans l'invisibilité des actes pédophiles féminins. La femme est généralement perçue comme une figure protectrice et bienveillante, ce qui engendre un biais dans lequel ses comportements suspects sont minimisés ou rejetés d'emblée.

Cette perception réduit la probabilité qu'une enquête approfondie soit constatée ou qu'une suspicion initiale soit envisagée.

Dans un cas médiatisé, une femme pédophile exploitant son rôle dans un cadre éducatif n'a été démasquée qu'après les témoignages concordants de plusieurs enfants, mais les premières accusations avaient été ignorées, jugées inconcevables en raison de l'image maternelle et rassurante qu'elle renvoyait.

E. CONSÉQUENCES POUR LES VICTIMES

L'invisibilité de ces actes aggrave considérablement le traumatisme subi par les victimes. Lorsque les abus passent inaperçus ou ne sont pas pris au sérieux, les enfants se retrouvent privés de protection et de soutien adéquat, ce qui intensifie leurs séquelles psychologiques. L'absence de preuves matérielles les confronte souvent à l'incrédulité ou au rejet de leurs témoignages.

Un garçon de dix ans, abusé par une voisine, n'a par exemple été entendu qu'après l'apparition de symptômes alarmants tels que des crises de colère et une phobie du contact physique, mais l'absence d'indices médicaux a retardé l'intervention nécessaire.

F. RÉSULTATS

Les abus commis par des femmes exigent une vigilance accrue de la part des professionnels de santé, des travailleurs sociaux et des institutions judiciaires. Leur caractère insidieux et leur invisibilité médicale imposent l'usage d'outils spécifiques d'évaluation, une sensibilisation élargie et une capacité à détecter les signes comportementaux ou émotionnels chez les victimes.

La lutte contre ce phénomène suppose de déconstruire les stéréotypes de genre et de reconnaître pleinement la diversité des formes que peut prendre la pédophilie.

VII. TRAITEMENT DE LA PÉDOPHILIE

La prise en charge de la pédophilie, qu'elle concerne des hommes ou des femmes, repose sur une combinaison d'interventions psychologiques, pharmacologiques et sociales adaptées aux besoins spécifiques de chaque individu.

Cette approche intégrative reconnaît les différences de mécanismes, de motivations et de manifestations entre la pédophilie masculine et féminine, tout en soulignant la nécessité d'un suivi rigoureux et d'une prévention active.

A. PSYCHOTHÉRAPIES

La ***thérapie cognitivo-comportementale*** constitue l'un des principaux outils de traitement. Elle vise à identifier et à restructurer les pensées dysfonctionnelles liées aux pulsions pédophiles, tout en développant des stratégies de gestion pour prévenir le passage à l'acte.

Chez les hommes pédophiles, elle s'attache souvent à la ***maîtrise*** de ***pensées sexuelles obsessionnelles*** et de schémas cognitifs déviants.

Chez les femmes pédophiles, elle met davantage l'accent sur les ***rationalisations affectives*** ou pseudo-maternelles qui peuvent justifier leurs comportements.

Par exemple, une femme pédophile qui justifie ses gestes par un supposé besoin de proximité affective apprend à reconnaître cette distorsion cognitive et à construire des relations non sexualisées avec les enfants.

Les ***groupes de soutien*** représentent un autre volet essentiel. Ils offrent aux individus un espace de partage et d'entraide pour mieux comprendre leurs pulsions et développer des moyens concrets de les contrôler. Ces groupes constituent également un cadre sécurisant pour aborder les défis spécifiques liés à la stigmatisation sociale ou aux conflits internes.

Par **exemple**, un homme ayant des pulsions pédophiles peut y trouver un espace de dialogue où il apprend à identifier les déclencheurs de ses pensées et à mettre en œuvre des stratégies adaptées pour les gérer.

B. TRAITEMENTS MÉDICAMENTEUX

Les traitements médicamenteux occupent une place importante dans certains cas. Chez les hommes, l'administration de médicaments hormonaux tels que la médroxyprogestérone ou le leuprolide permet de réduire les niveaux de testostérone et, par conséquent, de diminuer la libido.

Bien que ces approches soient moins fréquemment utilisées chez les femmes, elles peuvent être envisagées lorsque les pulsions sexuelles se révèlent particulièrement fortes et récurrentes.

Les antidépresseurs, en particulier les inhibiteurs sélectifs de la recapture de la sérotonine (ISRS), constituent une autre option thérapeutique.

Ils sont prescrits pour réduire les fantasmes sexuels, atténuer l'anxiété et limiter l'impulsivité, tout en contribuant au traitement des troubles associés comme la dépression.

VIII. CONTEXTE LÉGAL ET ÉTHIQUE

A. VARIATIONS JURIDIQUES

Les définitions juridiques de la pédophilie et des abus sexuels varient considérablement selon les pays et les régions. Dans certains États des États-Unis, par exemple, une relation entre une personne de 18 ans et un mineur de 16 ans peut être considérée comme illégale, même si elle ne correspond pas à la définition clinique de la pédophilie.

Ces différences dans les législations influencent directement la reconnaissance et la qualification des actes pédophiles, en particulier dans les cas impliquant des femmes, qui sont souvent sous-estimés ou interprétés différemment.

Ainsi, une relation entre une femme adulte et un garçon adolescent peut être perçue de manière contrastée selon les normes socioculturelles, ce qui entraîne une application inégale des interventions légales et un risque de banalisation de ces comportements.

B. DÉFIS ÉTHIQUES

Au-delà des divergences légales, la pédophilie soulève des enjeux éthiques majeurs. Les individus concernés, qu'ils soient hommes ou femmes et qu'ils aient ou non commis des actes délictueux, subissent une ***stigmatisation*** intense qui limite souvent leur accès aux soins. La société tend à les marginaliser, ce qui complique la prévention et la prise en charge thérapeutique.

Par ailleurs, les programmes de ***prévention*** et de ***réhabilitation*** doivent trouver un équilibre délicat entre la nécessité impérative de protéger les enfants et l'importance de réhabiliter les personnes présentant des pulsions pédophiles.

Cet équilibre implique aussi de prendre en considération les biais sociétaux qui minimisent ou justifient parfois certains comportements féminins, rendant leur détection et leur traitement plus difficiles.

IX. CONSÉQUENCES ET IMPACT SOCIÉTAL

Les actes pédophiles, qu'ils soient commis par des hommes ou par des femmes, entraînent des répercussions dévastatrices pour les victimes.

Les enfants concernés développent souvent des traumatismes psychologiques graves qui peuvent prendre la forme de troubles de stress post-traumatique, de difficultés relationnelles et sexuelles persistantes à l'âge adulte, ou encore de comportements à risque liés à une fragilité émotionnelle durable.

L'impact de ces abus dépasse largement l'expérience immédiate de la victime et peut influencer toute son évolution psychologique, sociale et affective.

Un exemple clinique permet d'illustrer ces effets : un garçon de douze ans, victime d'abus sexuel de la part de son enseignant, développe un trouble anxieux sévère accompagné d'une méfiance généralisée envers toute figure d'autorité masculine.

Ce cas met en évidence la profondeur et la durabilité des séquelles laissées par les abus pédophiles, en soulignant à quel point la confiance de l'enfant envers le monde adulte peut être irrémédiablement compromise.

X. PRÉVENTION ET APPROCHE GLOBALE

La prévention de la pédophilie repose sur une stratégie multidimensionnelle qui combine ***détection*** précoce des comportements à risque, ***éducation*** des enfants et ***sensibilisation*** des adultes.

Une telle approche est indispensable pour réduire les risques d'abus, qu'ils soient commis par des hommes ou par des femmes.

A. DÉTECTION PRÉCOCE DES RISQUES

La ***détection précoce*** constitue un élément central de la prévention, car elle permet d'intervenir avant que les pulsions pédophiles ne se traduisent par des passages à l'acte.

Les professionnels de santé et les éducateurs doivent être formés à reconnaître les comportements préoccupants, tels qu'un intérêt excessif envers les enfants ou des interactions jugées inappropriées.

Ainsi, un adulte qui cherche systématiquement à se retrouver seul avec des enfants ou qui manifeste une fascination inhabituelle pour leurs activités doit éveiller l'attention. Il est tout aussi important d'encourager les personnes concernées à consulter de manière préventive dès l'apparition de pulsions.

Une prise en charge précoce peut contribuer à prévenir le passage à l'acte en proposant des stratégies de gestion des pulsions et en réduisant la détresse psychologique qui les accompagne.

B. SENSIBILISATION ET ÉDUCATION

Les efforts de prévention doivent impérativement inclure une éducation adaptée qui permette aux enfants de ***reconnaître*** et de ***signaler*** des ***comportements inappropriés***. Il est essentiel de leur apprendre à fixer des limites claires et de les sensibiliser à leur droit fondamental à la sécurité corporelle.

Les enfants doivent comprendre qu'ils ont la possibilité de refuser tout contact qui les met mal à l'aise, même lorsqu'il provient d'adultes en qui ils ont habituellement confiance.

Dans cette même logique, il est crucial de leur enseigner à identifier les comportements suspects, tels que les demandes de garder des secrets ou les interactions physiques non désirées, afin qu'ils soient capables de se protéger et de demander de l'aide.

Un exemple concret de cette démarche est représenté par les programmes scolaires qui incluent des séances dédiées à la sécurité corporelle.

Dans ce cadre, les enfants apprennent à dire « non » lorsqu'une situation leur paraît inappropriée et sont encouragés à s'adresser à un adulte de confiance si quelqu'un leur demande de garder un secret ou les touche de façon déplacée.

C. SOUTIEN AUX ENFANTS VULNÉRABLES

Certaines catégories d'enfants présentent un risque accru face aux abus en raison de leur isolement, de leur situation familiale instable ou encore d'un manque de surveillance.

Pour limiter cette vulnérabilité, il est essentiel de mettre en place des réseaux de soutien adaptés. Les enfants issus de milieux défavorisés ou présentant des fragilités émotionnelles et sociales doivent être entourés par des ressources protectrices telles que des enseignants, des éducateurs ou des conseillers scolaires capables de jouer un rôle de vigilance et d'accompagnement.

Dans le même temps, les structures éducatives et de loisirs ont la responsabilité d'instaurer des protocoles stricts destinés à réduire les opportunités d'abus. Cela implique par exemple de fixer des règles précises concernant les interactions individuelles entre adultes et enfants.

Ainsi, une organisation sportive peut décider d'interdire aux entraîneurs de se retrouver seuls avec un enfant dans un espace clos, garantissant de cette manière un cadre plus sécurisant et limitant les risques de comportements abusifs.

D. FORMATION DES PARENTS ET DES PROFESSIONNELS

La prévention repose également sur la formation des adultes qui ont la responsabilité de protéger les enfants.

Il est indispensable d'informer les parents et les professionnels sur les risques afin qu'ils puissent repérer les signaux d'alerte, tels que des changements comportementaux soudains, une peur inexpliquée vis-à-vis d'une personne ou encore des régressions émotionnelles.

De plus, il est essentiel d'encourager une communication ouverte dans le cadre familial, afin que les enfants se sentent suffisamment en confiance pour parler de leurs expériences sans craindre ni jugement ni représailles.

Un exemple concret peut être observé dans le cadre d'un atelier parental, où les participants apprennent à identifier les signes révélateurs d'un abus potentiel et à poser à leurs enfants des questions ouvertes et non intrusives, créant ainsi un climat de confiance qui facilite la parole et l'expression des émotions.

CONCLUSION

La pédophilie, qu'elle se manifeste chez les hommes ou les femmes, est un trouble psychologique complexe qui nécessite une compréhension clinique approfondie et des approches thérapeutiques adaptées.

La diversité des manifestations de ce trouble, allant des actes explicites aux formes insidieuses souvent associées aux abus féminins, met en lumière l'importance d'adapter les stratégies d'intervention afin de répondre à cette problématique avec précision et efficacité.

Le diagnostic repose sur des critères bien définis, tandis que la prévention exige une approche globale intégrant la détection précoce des comportements à risque, l'éducation des enfants et la sensibilisation des adultes.

Des efforts collectifs en matière de formation, de supervision et de soutien aux enfants vulnérables sont cruciaux pour réduire les risques d'abus. Par ailleurs, une intervention préventive ciblée peut être mise en œuvre pour accompagner les individus identifiés comme à risque et prévenir le passage à l'acte.

CHAPITRE 5
LE MASOCHISME SEXUEL ET SES TROUBLES

INTRODUCTION

Le masochisme sexuel, une paraphilie fascinante mais parfois mal comprise, se caractérise par une excitation sexuelle obtenue en subissant des souffrances physiques, psychologiques ou des humiliations, ou en étant attachée et maltraitée de diverses manières.

Cette pratique peut s'exprimer dans des relations sexuelles consensuelles ou évoluer en un trouble pathologique lorsqu'elle provoque des souffrances psychologiques, interfère significativement avec le fonctionnement quotidien ou expose la personne à des risques physiques graves.

I. DÉFINITION ET CARACTÉRISTIQUES

Le masochisme sexuel, bien qu'il soit classé parmi les paraphilies, n'est pas nécessairement pathologique.

De nombreuses personnes intègrent en effet des pratiques masochistes dans leur vie sexuelle sans que celles-ci ne provoquent de souffrance psychologique ou de perturbation significative de leur équilibre personnel.

A. MASOCHISME CONSENSUEL

Des comportements masochistes modérés peuvent être vécus dans le cadre de relations sexuelles saines et pleinement consenties, sans qu'ils traduisent l'existence d'un trouble.

L'utilisation de foulards pour attacher légèrement un partenaire, la pratique de fessées douces ou la mise en scène d'humiliations symboliques font partie de scénarios qui, lorsqu'ils sont acceptés par les deux partenaires, relèvent davantage du jeu érotique que d'un signe de sadomasochisme pathologique.

B. RELATIONS SADOMASOCHISTES

Dans les relations sadomasochistes établies sur le consentement, il est fréquent qu'une personne présentant des tendances masochistes s'associe avec un partenaire ayant des tendances sadiques, c'est-à-dire un individu qui éprouve une ***excitation sexuelle*** à infliger une forme de ***douleur*** ou ***d'humiliation***.

Ces situations se caractérisent par la ***simulation*** des ***coups*** ou des ***humiliations***, dans un cadre clair où les règles sont définies et comprises par chacun.

Les partenaires partagent la conscience qu'il s'agit d'un jeu sexuel, encadré par des accords mutuels et destiné à éviter tout dommage physique ou psychologique durable.

Le trouble du masochisme sexuel se différencie toutefois de ces pratiques par l'intensité des comportements ou des pensées qu'il implique.

Il se manifeste lorsque les expériences engendrent une ***détresse émotionnelle*** significative, perturbent le fonctionnement social, professionnel ou relationnel, ou exposent la personne à des risques sérieux pour son intégrité physique ou psychologique.

II. MANIFESTATIONS PATHOLOGIQUES

A. PRATIQUES EXCESSIVES ET COMPULSIVES

Dans ses formes pathologiques, le masochisme sexuel prend une dimension envahissante et incontrôlable. La personne concernée peut souffrir directement de son comportement, au point de ne plus être capable de maintenir un fonctionnement normal dans sa vie quotidienne. Ses relations interpersonnelles deviennent instables ou impossibles à entretenir, et ses obligations professionnelles peuvent être négligées.

Dans certains cas, elle recherche des expériences de ***souffrance physique*** extrême, comme des coups ou des brûlures, au point de s'exposer à des blessures graves.

Chez d'autres, la répétition ***compulsive*** des pratiques conduit à une véritable ***dépendance***, qui s'installe progressivement au détriment de leur équilibre psychologique et de leur santé physique.

B. ASPHYXIOPHILIE : Une pratique à haut risque

L'asphyxiophilie constitue une forme extrême de masochisme sexuel dans laquelle l'individu cherche à intensifier son plaisir en réduisant volontairement et temporairement l'apport d'oxygène au cerveau.

Si certains y voient une manière d'amplifier les sensations orgasmiques, cette pratique demeure particulièrement dangereuse et comporte des risques immédiats et parfois mortels.

Elle peut être réalisée seul, à travers des techniques ***d'auto-étouffement***, par exemple en utilisant un nœud coulant ou un dispositif destiné à restreindre l'arrivée d'air.

Elle peut également s'effectuer avec la participation d'un partenaire qui est sollicité pour serrer le cou ou contrôler la respiration, ce qui ajoute une dimension relationnelle mais n'enlève rien aux dangers encourus.

Le recours à des objets du quotidien est fréquent, comme des foulards, des ceintures, des sous-vêtements ou d'autres vêtements qui sont attachés à des points fixes tels que des poignées de porte ou des barreaux de lit.

Cette dimension matérielle contribue à la banalisation apparente de la pratique, tout en augmentant considérablement les risques d'accident.

C. RISQUES MAJEURS

L'asphyxiophilie expose à des dangers considérables qui vont bien au-delà du simple cadre de la pratique sexuelle.

L'un des premiers risques concerne les lésions cérébrales. Le manque d'oxygène, même lorsqu'il est de courte durée, peut entraîner des dommages irréversibles au cerveau, affectant aussi bien les fonctions cognitives que motrices.

À cela s'ajoute le risque de mort accidentelle. Une mauvaise manipulation, une perte de conscience ou encore une défaillance mécanique peuvent provoquer un étranglement fatal, notamment lorsque la pratique est réalisée en solitaire, sans la présence d'une tierce personne capable d'intervenir rapidement.

Un exemple clinique illustre ces dangers : un homme de 35 ans, adepte de l'asphyxiophilie, avait recours à une ceinture attachée à une poignée de porte pour restreindre sa respiration.

Au cours d'une séance, il a perdu connaissance et a été retrouvé inconscient. S'il a survécu, les médecins ont diagnostiqué des séquelles neurologiques permanentes, directement liées au manque prolongé d'oxygène.

D. RÔLE DES PROFESSIONNELS DE SANTÉ

Le rôle des professionnels de santé sexuelle est essentiel dans l'accompagnement des individus présentant des pratiques à haut risque.

Ils doivent tout d'abord assurer une ***détection*** et une ***évaluation*** précises, en étant attentifs aux signes de comportements masochistes dangereux ou à la présence de blessures inexpliquées pouvant révéler une pratique d'asphyxiophilie.

Leur mission comprend également une dimension ***d'éducation*** et de ***prévention***. Il est en effet indispensable d'informer les patients sur les dangers réels liés à cette pratique, en soulignant les risques de lésions neurologiques irréversibles et la possibilité de décès accidentel.

Enfin, ***l'orientation thérapeutique*** occupe une place centrale. Les professionnels peuvent proposer des approches adaptées comme la thérapie cognitivo-comportementale afin d'aider les individus à mieux gérer leurs pulsions et à réduire leur dépendance vis-à-vis de comportements mettant leur vie en péril.

L'asphyxiophilie illustre ainsi la frontière fragile entre une paraphilie et un comportement à haut risque, rappelant l'importance d'une prise en charge spécialisée pour prévenir des conséquences souvent irréversibles.

III. CRITÈRES DE DIAGNOSTIC

Le trouble du masochisme sexuel est identifié lorsque l'individu manifeste des comportements masochistes récurrents et intenses pendant une durée d'au moins six mois.

Ce diagnostic est retenu lorsque ces comportements entraînent une ***souffrance émotionnelle*** significative et perturbent de manière notable les ***relations interpersonnelles***, la vie familiale ou encore le fonctionnement professionnel.

Il est également établi lorsque la personne s'engage dans des ***pratiques dangereuses***, comme l'asphyxiophilie, qui exposent directement sa vie à un risque.

L'évaluation repose sur une analyse clinique approfondie, prenant en considération la ***fréquence*** des comportements masochistes, leur ***impact*** sur la qualité de vie de l'individu ainsi que les ***risques*** physiques et psychologiques ***associés*** aux pratiques observées.

IV. CONSÉQUENCES PSYCHOSOCIALES

Les pratiques masochistes lorsqu'elles deviennent excessives ou exclusives peuvent avoir un ***impact*** important sur les ***relations*** de ***couple***. Elles entraînent souvent des tensions, surtout si le partenaire ne partage pas ces préférences ou se sent réduit à un rôle d'instrument de plaisir.

Au-delà de la sphère intime, ces comportements peuvent favoriser un ***isolement social***, la personne concernée choisissant parfois d'éviter les interactions par honte ou par peur du jugement, ce qui accentue encore sa détresse émotionnelle.

Enfin, certaines pratiques masochistes peuvent entraîner des ***répercussions juridiques***, notamment lorsqu'elles provoquent des blessures visibles ou qu'elles sont réalisées dans des contextes publics, exposant ainsi l'individu à des sanctions légales.

V. PRÉVENTION ET SENSIBILISATION

La prévention du trouble du masochisme sexuel passe d'abord par une ***éducation sexuelle*** complète qui informe sur la diversité des pratiques, y compris les paraphilies, afin de réduire la ***stigmatisation***. Cette éducation doit également intégrer l'apprentissage du ***consentement*** et le ***respect*** des ***limites*** dans les relations sexuelles.

La reconnaissance des signes précoces est tout aussi essentielle, et les professionnels de santé doivent être formés pour ***repérer*** les ***comportements*** masochistes à ***risque*** et orienter rapidement les patients vers une prise en charge appropriée.

Enfin, l'intervention précoce constitue un levier important : proposer des thérapies adaptées dès l'apparition de la détresse ou des comportements dangereux permet de limiter les complications et d'accompagner l'individu dans une gestion plus saine de ses pulsions.

VI. EXEMPLES CLINIQUES

Le ***premier cas*** illustre un masochisme contrôlé dans un cadre ***consensuel***. Un homme pratique avec sa partenaire des jeux de rôle sadomasochistes incluant des scénarios ***d'humiliation simulée***. Ces expériences, encadrées par des règles claires et un accord mutuel, enrichissent leur vie sexuelle sans générer de détresse psychologique ni mettre en danger leur intégrité physique.

Le ***second cas*** reflète une ***dimension pathologique*** nécessitant une intervention. Une femme de 28 ans s'adonne régulièrement à ***l'asphyxiophilie***, ce qui l'a conduite à plusieurs épisodes d'évanouissement. Alertée par l'inquiétude de son partenaire, elle consulte un professionnel.

Une thérapie cognitivo-comportementale lui permet d'explorer les origines de cette dépendance et de travailler à la mise en place d'alternatives sexuelles plus sécurisées, réduisant ainsi les risques graves liés à cette pratique.

VII. APPROCHES THÉRAPEUTIQUES

La ***psychothérapie*** constitue le pilier central du traitement.

La thérapie cognitivo-comportementale aide à identifier les schémas de pensée dysfonctionnels liés au masochisme, encourage le développement de comportements sexuels sains et consensuels et enseigne des stratégies pour mieux gérer les pulsions incontrôlées.

La ***thérapie de groupe*** offre un espace de partage sécurisé qui permet de réduire la honte et l'isolement, tout en favorisant l'apprentissage à travers les expériences des autres participants.

La ***thérapie de couple***, quant à elle, renforce la communication autour des préférences sexuelles et aide les partenaires à établir des limites claires, facilitant ainsi la gestion de dynamiques parfois complexes.

Sur le plan pharmacologique, certains traitements peuvent compléter l'approche psychothérapeutique.

Les ***inhibiteurs*** sélectifs de la ***recapture*** de la ***sérotonine*** (ISRS) sont parfois prescrits pour réduire les compulsions sexuelles et atténuer l'anxiété associée.

Dans les cas les plus extrêmes, des ***traitements hormonaux*** peuvent être envisagés afin de diminuer la libido et de limiter les risques de comportements dangereux.

La prise en charge du masochisme sexuel requiert une approche nuancée qui combine interventions psychothérapeutiques et, lorsque cela s'avère nécessaire, traitements médicamenteux. L'objectif n'est pas seulement de réduire les comportements problématiques, mais aussi d'accompagner les individus dans la construction de relations sexuelles plus équilibrées et respectueuses, tout en préservant leur bien-être psychologique et relationnel.

CONCLUSION

Le masochisme sexuel illustre la complexité du lien entre douleur, plaisir et désir, révélant les multiples facettes de la sexualité humaine. Loin de se réduire à une simple recherche de souffrance, il traduit souvent une quête de contrôle, de sens ou de reconnaissance à travers l'expérience érotique.

Comprendre cette paraphilie exige d'abandonner les jugements moraux pour adopter une approche clinique et empathique. Lorsqu'il reste consenti et maîtrisé, le masochisme peut s'intégrer à une sexualité épanouie ; mais lorsqu'il devient compulsif ou destructeur, il nécessite une prise en charge adaptée.

En définitive, l'enjeu est de permettre au sujet de réconcilier son désir avec le respect de soi et de l'autre.

CHAPITRE 6
LE SADISME SEXUEL ET SES TROUBLES

INTRODUCTION

Le sadisme sexuel est une paraphilie caractérisée par une excitation sexuelle intense obtenue en infligeant une souffrance physique, psychologique, ou émotionnelle à autrui.

Cependant, il ne devient un trouble du sadisme sexuel que lorsque ces comportements causent une détresse émotionnelle significative, interfèrent avec la vie quotidienne de la personne concernée, ou lorsque ces comportements sont pratiqués sur des personnes non consentantes.

Ce chapitre explore les distinctions entre le sadisme sexuel consensuel et pathologique, les manifestations cliniques du trouble, ses liens avec la criminalité et les défis thérapeutiques.

I. DÉFINITION ET CARACTÉRISTIQUES

Le sadisme sexuel ***consensuel***, lorsqu'il est intégré dans des ***relations sexuelles saines***, représente une pratique ***courante*** où les partenaires s'accordent pour ***simuler*** des actes sadomasochistes dans un cadre sécurisé.

Ces jeux sexuels peuvent inclure des fessées, des humiliations légères ou encore l'immobilisation à l'aide d'accessoires tels que des menottes ou des foulards.

Ce type de relation repose sur trois piliers fondamentaux : le consentement mutuel, puisque les partenaires acceptent librement la mise en œuvre de ces pratiques ; la communication, qui permet de définir des règles précises et des limites claires ; et enfin le respect de ces limites, garantissant que les dimensions physiques et émotionnelles de chacun soient protégées.

À l'inverse, le ***trouble*** du sadisme sexuel se caractérise par des comportements qui perdent leur cadre consensuel et deviennent ***pathologiques***. Dans ce contexte, la personne ne peut atteindre de satisfaction sexuelle qu'en infligeant des ***souffrances graves***, ce qui traduit un caractère ***obsessionnel***.

Ces actes sont alors dirigés contre des ***victimes non consentantes***, franchissant les frontières légales et éthiques. Ils entraînent souvent des ***conséquences*** particulièrement lourdes, comme des ***blessures physiques***, des ***traumatismes psychologiques*** durables, voire dans certains cas extrêmes, la ***mort***.

II. MANIFESTATIONS PATHOLOGIQUES

Le trouble du sadisme sexuel apparaît lorsque les comportements dépassent le cadre du jeu consensuel et deviennent problématiques en provoquant des souffrances physiques sévères comme des coupures, des brûlures ou une asphyxie, ou des souffrances psychologiques telles que des humiliations extrêmes ou une coercition mentale.

Ces pratiques entraînent alors des blessures graves, une détresse émotionnelle intense pour la victime et parfois des répercussions légales ou criminelles lorsque les actes sont commis en dehors de tout consentement.

Les manifestations pathologiques du sadisme sexuel regroupent des conduites qui peuvent entraîner des conséquences différentes.

Certaines provoquent une ***détresse psychologique*** chez le sadique lui-même, qui souffre de ses propres comportements et peut ressentir de la culpabilité après ses actes, bien qu'il demeure incapable de les arrêter.

Ces comportements obsessionnels entraînent souvent des difficultés majeures dans le maintien de relations sociales, familiales ou professionnelles, compromettant ainsi son fonctionnement quotidien.

Un ***exemple clinique*** montre qu'une personne peut éprouver des remords après avoir infligé de la douleur à un partenaire, mais continuer à répéter ces pratiques en raison de son incapacité à contrôler ses pulsions.

D'autres actes entraînent des ***dommages irréparables*** pour les victimes. Les comportements sadistes extrêmes causent parfois des ***blessures*** corporelles graves, un ***stress post-traumatique*** durable et, dans les cas les plus sévères, la mort.

Lorsqu'ils impliquent des individus ***non consentants***, ces comportements constituent des ***actes criminels***, comme des agressions sexuelles ou des violences graves. Les blessures infligées incluent souvent des coupures profondes, des brûlures ou des traumatismes psychologiques persistants liés à des humiliations répétées et à une coercition mentale.

Ces actes sont fréquemment perpétrés jusqu'à ce que l'agresseur soit identifié puis arrêté par les autorités, ce qui souligne l'importance d'une intervention précoce et d'une prise en charge rigoureuse des personnes souffrant d'un trouble du sadisme sexuel.

Un ***exemple clinique*** met en évidence le cas d'un homme de quarante-cinq ans présentant des tendances sadiques, qui insiste pour imposer à sa partenaire des pratiques douloureuses. Malgré son refus, il continue, provoquant à la fois des blessures physiques et des conflits relationnels majeurs.

Ce type de comportement illustre parfaitement le sadisme pathologique et nécessite une intervention thérapeutique.

III. SADISME SEXUEL ET CRIMINALITÉ

Le sadisme sexuel pathologique est souvent associé à des crimes violents, notamment lorsque les actes sadiques sont commis sur des individus non consentants.

Chez les ***violeurs***, le sadisme n'est que rarement le moteur principal, puisqu'il est diagnostiqué chez moins de dix pour cent des agresseurs.

En revanche, chez les ***meurtriers sexuels***, une proportion significative, estimée entre trente-sept et soixante-quinze pour cent, est guidée par des motivations sadiques lors de la commission des crimes.

Un **exemple** de cas criminel montre comment un meurtrier sadique a reconnu avoir planifié l'enlèvement de jeunes femmes qu'il soumettait à des actes de torture avant de les tuer. Cette situation illustre la dangerosité des tendances sadiques lorsqu'elles échappent à tout contrôle.

Le trouble devient particulièrement inquiétant lorsqu'il est associé à une personnalité antisociale. Les individus concernés n'éprouvent généralement aucun remords pour leurs actes et se montrent incapables d'établir des relations sociales reposant sur l'empathie ou la compassion. Cette combinaison rend les sadiques antisociaux particulièrement susceptibles de récidiver dans des actes de violence graves.

IV. DIAGNOSTIC ET CRITÈRES CLINIQUES

Le diagnostic du trouble du sadisme sexuel s'appuie sur plusieurs critères clairement établis dans les classifications psychiatriques comme le DSM-5.

La ***durée*** est essentielle, car les comportements ou fantasmes doivent persister pendant au moins ***six mois*** afin d'être considérés comme pathologiques.

La ***détresse*** ou l'altération du fonctionnement est également centrale, puisque l'individu peut ressentir une ***souffrance émotionnelle*** marquée ou voir son comportement interférer avec ses relations, sa vie familiale ou son activité professionnelle.

Enfin, les ***actes non consensuels*** constituent un critère majeur, car ils impliquent des victimes qui n'ont pas donné leur accord, ce qui peut aller d'agressions graves jusqu'à des meurtres, révélant ainsi la gravité clinique du trouble.

V. IMPLICATIONS SOCIÉTALES ET ÉTHIQUES

Le sadisme sexuel soulève des ***enjeux éthiques majeurs***, notamment concernant la frontière entre les pratiques consensuelles et les comportements non consensuels.

Alors que les jeux sadomasochistes acceptés mutuellement tendent à être de plus en plus tolérés dans certaines cultures, les manifestations pathologiques restent fortement taboues et délicates à traiter ouvertement.

VI. RÔLE DES PROFESSIONNELS DE LA SANTÉ

Les professionnels doivent ***sensibiliser*** aux limites précises du consentement afin d'aider les patients à distinguer les pratiques sexuelles mutuellement acceptées des comportements véritablement pathologiques.

Ils doivent également fournir un accompagnement exempt de jugement, en encourageant les individus présentant des tendances sadiques à consulter suffisamment tôt pour éviter que leurs comportements ne se transforment en actes criminels.

VII. PRISE EN CHARGE THÉRAPEUTIQUE

Le traitement du trouble du sadisme sexuel demeure complexe et souvent limité en efficacité, particulièrement chez les individus présentant des traits antisociaux.

A. PSYCHOTHÉPIES

La thérapie cognitivo-comportementale vise à aider les patients à identifier les schémas de pensée déclencheurs de leurs comportements et à les remplacer par des stratégies de gestion plus adaptées.

La thérapie de groupe permet quant à elle de partager des expériences et de développer des mécanismes de régulation émotionnelle.

B. TRAITEMENTS MÉDICAMENTEUX

Les antidépresseurs ISRS sont utilisés pour réduire les pulsions sexuelles incontrôlées et atténuer l'obsession, tandis que les médicaments hormonaux visent à réduire les niveaux de testostérone chez les individus dont les comportements sadistes se révèlent compulsifs.

C. ENCADREMENT LÉGAL ET SUIVI

Les patients ayant commis des actes criminels sont généralement soumis à un suivi psychologique et judiciaire strict, comprenant notamment des groupes de soutien organisés sous supervision légale et un contrôle pharmacologique régulier.

CONCLUSION

Le sadisme sexuel est une paraphilie complexe qui, lorsqu'elle est pratiquée dans un cadre consensuel, peut être intégrée dans des relations saines.

Cependant, elle devient un trouble lorsqu'elle provoque une souffrance émotionnelle, perturbe le fonctionnement quotidien, ou implique des victimes non consentantes.

Les formes pathologiques de sadisme sexuel, notamment lorsqu'elles sont associées à des traits antisociaux, peuvent mener à des actes criminels graves.

Une approche thérapeutique et préventive multidimensionnelle est essentielle pour aider les patients à gérer leurs pulsions et réduire les risques pour les victimes potentielles.

CHAPITRE 7
LE TRAVESTISME ET SES TROUBLES

INTRODUCTION

Le travestisme désigne la pratique consistante à porter des vêtements associés au sexe opposé. Pour certaines personnes, il s'agit d'une forme d'expression personnelle, d'exploration identitaire ou même de relaxation.

Cependant, lorsque cette pratique est accompagnée d'une excitation sexuelle intense et récurrente ou provoque une souffrance psychologique importante et une perturbation dans la vie quotidienne, on parle alors de trouble du travestisme.

La majorité des personnes pratiquant le travestisme n'éprouvent pas cette souffrance et ne présentent pas de trouble clinique. Elles se travestissent sans que cela n'entrave leur fonctionnement quotidien.

Le trouble du travestisme est observé lorsque l'individu ressent une détresse significative ou est incapable de gérer ses responsabilités professionnelles, sociales ou familiales en raison de cette pratique.

Il n'existe pas de traitement médicamenteux spécifique pour ce trouble, mais des approches psychothérapeutiques peuvent s'avérer efficaces pour aider les patients à mieux comprendre leur comportement, à s'accepter et à gérer les aspects problématiques de leur pratique.

I. DÉFINITION DU TRAVESTISME

Le travestisme est considéré comme un problème clinique lorsqu'il se manifeste par une excitation sexuelle intense et persistante, car le fait de se travestir déclenche une stimulation sexuelle marquée et récurrente.

Il devient également problématique lorsqu'il entraîne une souffrance ou un dysfonctionnement, puisque la pratique engendre une détresse psychologique importante ou perturbe le fonctionnement personnel, social ou professionnel de l'individu. Enfin, les critères incluent la durée des symptômes, qui doivent se maintenir pendant au moins six mois.

Un exemple clinique peut illustrer ce cadre : un homme qui se travestit en privé pour rechercher une excitation sexuelle peut vivre cette pratique sans détresse particulière.

Cependant, si ce comportement interfère avec son activité professionnelle ou génère une culpabilité excessive, il pourrait alors être diagnostiqué avec un trouble du transvestisme.

II. ORIGINES ET ÉVOLUTION

A. DÉBUT DES COMPORTEMENTS

Le transvestisme apparaît généralement à la fin de l'enfance ou au début de l'adolescence et il s'accompagne souvent d'une excitation sexuelle marquée. Dans de nombreux cas, ce comportement est lié à l'exploration de fantasmes émergents.

Par exemple, un adolescent peut se mettre à porter des vêtements féminins pour expérimenter et stimuler son imaginaire sexuel, une pratique fréquemment déclenchée par des situations de curiosité sexuelle et de découverte.

B. ÉVOLUTION AVEC L'ÂGE

Au fil du temps, les motivations qui sous-tendent le transvestisme peuvent se transformer.

Pour certaines personnes, il devient une manière de ***réduire l'anxiété***, car le travestissement est utilisé comme un moyen de se détendre et de soulager le stress.

Pour d'autres, il s'agit d'une façon *d'**explorer*** et *d'**exprimer*** une facette plus ***féminine*** ou ***masculine*** **de leur** ***identité***.

Chez les hommes, en particulier après la cinquantaine, il est fréquent que le transvestisme soit associé à une dysphorie de genre transitoire, notamment après des événements marquants comme un deuil ou une retraite.

Dans de tels contextes, certains en viennent à envisager des traitements hormonaux ou des interventions chirurgicales afin d'harmoniser leur apparence avec leur identité de genre.

III. LE CYCLE DE PURGE

Les personnes qui pratiquent le transvestisme traversent parfois ce que l'on appelle un cycle de purge, un processus au cours duquel elles se débarrassent de leurs vêtements, accessoires et maquillages par honte ou par culpabilité.

Ce phénomène peut revenir de manière répétée, alternant des phases d'accumulation suivies de purges, ce qui ne fait qu'accroître l'angoisse et accentuer le mal-être psychologique.

IV. IMPACT RELATIONNEL ET SOCIAL

Dans une relation de couple, l'attitude du partenaire joue un rôle décisif.

Lorsque le partenaire accepte le travestisme, cette pratique peut être intégrée dans la sexualité commune et contribuer à enrichir l'intimité partagée.

À l'inverse, si le partenaire exprime une désapprobation ou rejette fermement le travestisme, la situation peut générer un sentiment de rejet et de culpabilité chez la personne concernée.

Elle entraîne également une détérioration progressive de la relation, créant des tensions persistantes et alimentant des conflits.

V. CRITÈRES DIAGNOSTIQUES

Le DSM-5 établit plusieurs critères précis pour le diagnostic du trouble du travestisme.

A. EXCITATION SEXUELLE INTENSE

La personne éprouve une excitation sexuelle marquée et persistante liée au fait de se travestir, c'est-à-dire en portant des vêtements traditionnellement associés au sexe opposé.

Cette excitation peut apparaître sous la forme de fantasmes sexuels, de pulsions intenses ou de comportements répétitifs, comme l'habitude de revêtir régulièrement ces vêtements ou de les porter dans des contextes particuliers.

B. DÉTRESSE PSYCHOLOGIQUE

L'excitation sexuelle générée par le travestissement s'accompagne d'une souffrance émotionnelle importante.

L'individu peut ressentir une angoisse profonde ou être troublé par ce comportement, au point que sa capacité à fonctionner normalement en soit affectée.

Cela peut se traduire par des difficultés à assumer son rôle professionnel, à maintenir des relations sociales stables ou à préserver un équilibre familial satisfaisant.

C. DURÉE DES SYMPTÔMES

Pour que le diagnostic de trouble du transvestisme puisse être établi, il est nécessaire que les symptômes persistent pendant une durée d'au moins six mois. Une simple période temporaire ou une expérience occasionnelle de travestissement ne suffit pas à justifier un tel diagnostic clinique.

VI. TRAVESTISME ET DYSPHORIE DE GENRE

Le travestisme se distingue de la dysphorie de genre par l'absence d'un désir profond de transitionner vers le sexe opposé. Cependant, dans certains cas, des épisodes de dysphorie de genre passagère peuvent survenir, souvent liés à des événements stressants.

NB : La dysphorie de genre est un inconfort ou une détresse profonde ressentie par une personne lorsque son identité de genre (c'est-à-dire la manière dont elle s'identifie en tant qu'homme, femme, ou autre) ne correspond pas au sexe biologique assigné à la naissance.

Ce décalage peut entraîner un mal-être psychologique important, car la personne peut se sentir coincée dans un corps qui ne reflète pas sa véritable identité.

La dysphorie de genre peut se manifester à divers degrés, allant de l'insatisfaction à une détresse profonde, et certaines personnes cherchent des interventions médicales (comme la thérapie hormonale ou la chirurgie) pour aligner leur corps à leur identité de genre.

VII. TRAITEMENT ET PRISE EN CHARGE

Le traitement du transvestisme n'est envisagé que lorsqu'il entraîne une souffrance significative ou perturbe la vie quotidienne de l'individu. Les approches disponibles incluent la psychothérapie, les groupes de soutien, l'éducation et parfois un recours médicamenteux en cas de troubles associés.

La thérapie cognitivo-comportementale aide à comprendre les déclencheurs du comportement et à réduire l'anxiété ou la culpabilité qui l'accompagnent, avec pour objectif de permettre une meilleure intégration du travestisme dans la vie quotidienne ou de limiter les comportements problématiques.

La ***thérapie de couple*** facilite quant à elle la communication entre partenaires, clarifie les attentes et contribue à réduire les tensions relationnelles.

Les ***groupes de soutien*** offrent un espace sécurisé permettant aux participants de partager leurs expériences, de briser le sentiment d'isolement et de favoriser une meilleure acceptation de soi.

L'approche éducative, conduite par les professionnels de la santé sexuelle, permet de sensibiliser les patients et leur entourage en distinguant un transvestisme sain d'un trouble nécessitant une intervention spécifique.

Aucun médicament n'est directement indiqué pour le traitement du transvestisme, mais des ***antidépresseurs*** ou des ***anxiolytiques*** peuvent être prescrits lorsqu'il existe des troubles associés tels que l'anxiété ou la dépression.

Un ***cas clinique*** illustre ces enjeux : un homme de 45 ans consulte pour des difficultés relationnelles.

Depuis son adolescence, il se travestit en privé afin d'obtenir une excitation sexuelle. Si son épouse avait initialement accepté cette pratique, elle la rejette désormais, ce qui a conduit à des conflits et à une culpabilité croissante chez le patient, entré dans un cycle de purge.

La thérapie de couple a permis de clarifier les attentes, de trouver un compromis et de réduire son sentiment de honte en l'aidant à mieux intégrer sa pratique.

CONCLUSION

Le transvestisme est une paraphilie qui, dans la majorité des cas, peut être pratiquée sans conséquences négatives. Cependant, lorsqu'il provoque une détresse émotionnelle ou interfère avec le fonctionnement quotidien, il devient un trouble nécessitant une prise en charge.

Les professionnels de la santé sexuelle jouent un rôle clé dans l'accompagnement des patients, en différenciant les comportements sains des troubles pathologiques et en offrant un soutien adapté.

CHAPITRE 8

LE TRAVESTISME FÉTICHISTE

INTRODUCTION

Le travestisme fétichiste se caractérise par une excitation sexuelle intense et récurrente liée au port de vêtements associés au sexe opposé. Cette pratique s'inscrit dans le cadre du fétichisme, où un objet ou une tenue devient une source essentielle de stimulation érotique.

Contrairement à la dysphorie de genre, le travestisme fétichiste n'implique pas essentiellement un désir de transitionner vers le sexe opposé ou une insatisfaction profonde liée à l'identité de genre.

Cependant, cette paraphilie, tout en étant souvent pratiquée de manière privée et sans conséquence négative, peut parfois refléter des tensions culturelles, identitaires ou sociales.

I. CARACTÉRISTIQUES DU TRAVESTISME FÉTICHISTE

Le travestisme fétichiste se définit principalement par une ***excitation sexuelle intense*** déclenchée par le ***port de vêtements*** typiquement associés au ***sexe opposé***, tels que la lingerie féminine, les talons hauts ou les habits ajustés, mais également par la manipulation ou la simple vue de ces vêtements dans un cadre intime ou fantasmé.

Dans ce cas, il ne doit pas être confondu avec un désir de transformation identitaire ou de changement de sexe, puisqu'il s'agit d'un acte temporaire et contextuel, généralement lié à des situations spécifiques, qu'elles soient privées, artistiques ou intimes, et où la dimension érotique constitue l'élément central de la pratique.

Un ***exemple clinique*** illustre ce phénomène : un homme explique qu'il porte des bas résille et des robes lors de ses moments d'intimité, trouvant dans ce rituel une intensification de son plaisir sexuel sans pour autant ressentir le besoin de s'identifier au sexe opposé ni d'envisager une modification corporelle.

II. ORIGINES ET DÉVELOPPEMENT

Le travestisme fétichiste apparaît le plus souvent à ***l'adolescence*** ou parfois dès la préadolescence. Il est généralement déclenché par une curiosité envers les ***vêtements*** associés au sexe opposé et par une association progressive entre ces vêtements et les ***premiers fantasmes*** ou ***expériences sexuelles***.

Les premiers essais prennent fréquemment la forme d'une exploration solitaire, durant laquelle la personne enfile ces vêtements sans jamais en parler ou partager cette pratique avec d'autres.

Avec le ***temps***, les ***motivations*** qui sous-tendent le travestisme fétichiste ***évoluent***.

Dans une ***phase initiale***, il reste presque exclusivement lié à l'excitation sexuelle.

Dans une ***phase intermédiaire***, il peut devenir une manière de réduire l'anxiété ou d'explorer un aspect refoulé de l'identité personnelle.

Enfin, dans une ***phase*** plus ***tardive***, et particulièrement avec l'âge, il arrive que le travestisme fétichiste se relie à une dysphorie de genre passagère.

III. LE CONTEXTE CULTUREL ET HISTORIQUE

Dans certains contextes culturels, le travestisme fétichiste a pu être façonné par des dynamiques sociales et artistiques particulières.

Un exemple marquant est celui du Maroc des années 1960. À cette époque, les femmes marocaines étaient largement exclues des scènes théâtrales et musicales en raison de normes sociales conservatrices. Pour pallier cette absence, des artistes masculins, souvent homosexuels, ont endossé des rôles féminins dans le théâtre et les spectacles.

Ces représentations, bien que justifiées par des nécessités artistiques, comportaient aussi une dimension érotique. Le port de vêtements féminins sur scène permettait à ces hommes d'explorer une facette féminine de leur identité tout en nourrissant leur excitation sexuelle.

L'exemple d'un ***artiste marocain*** connu pour ses rôles féminins illustre cette réalité : il utilisait les costumes féminins non seulement dans le cadre de ses performances, mais également comme un moyen de sublimer ses désirs homosexuels dans un environnement socialement acceptable.

Dans le domaine artistique, cette pratique bénéficiait d'une certaine tolérance, offrant aux artistes une liberté partielle. Toutefois, en dehors de ce cadre, ils devaient dissimuler leurs tendances fétichistes afin d'échapper à la stigmatisation et à la répression légale.

IV. DIFFÉRENCIATION AVEC LA DYSPHORIE DE GENRE

Bien que le travestisme fétichiste soit parfois assimilé à la dysphorie de genre, il convient de souligner des différences essentielles.

Le ***travestisme fétichiste*** repose principalement sur la recherche de ***plaisir érotique*** à travers le port de vêtements associés au sexe opposé, sans intention de transitionner vers un autre genre.

La ***dysphorie de genre***, quant à elle, se caractérise par une ***souffrance profonde*** découlant d'un décalage entre l'identité de genre vécue intérieurement et le sexe biologique attribué à la naissance.

Un ***exemple clinique*** permet d'illustrer cette distinction : un homme qui se travestit régulièrement pour obtenir une excitation sexuelle ne manifeste aucun désir de transition, mais reconnaît que cette pratique lui offre également l'occasion d'explorer une dimension féminine de sa personnalité, sans pour autant éprouver un inconfort durable vis-à-vis de son identité masculine.

V. IMPACT PSYCHOSOCIAL

Lorsqu'il s'inscrit dans un cadre privé ou consensuel, le travestisme fétichiste peut avoir des effets positifs en renforçant l'estime de soi grâce à l'exploration de ***désirs refoulés*** et en ***réduisant l'anxiété*** tout en ***améliorant l'humeur*** générale.

Cependant, cette pratique peut aussi entraîner des ***conséquences négatives***, telles qu'un ***isolement social*** lié à la peur de la stigmatisation, des ***tensions*** dans le ***couple*** lorsque le ou la partenaire désapprouve, ou encore un sentiment de culpabilité et de honte alimentant des cycles de libération marqués par l'accumulation et la destruction répétée de vêtements.

VI. TRAITEMENT ET PRISE EN CHARGE

Le travestisme fétichiste ne requiert pas systématiquement une intervention clinique, mais une prise en charge devient nécessaire lorsqu'il provoque une détresse émotionnelle importante ou interfère avec le fonctionnement quotidien.

La ***psychothérapie***, en particulier la thérapie cognitivo-comportementale, permet de réduire l'anxiété et la culpabilité associées, tandis que la thérapie de couple facilite la communication, apaise les tensions et favorise une meilleure compréhension mutuelle.

Les ***groupes de soutien*** offrent quant à eux un espace sécurisé où partager librement des expériences sans crainte de jugement.

Enfin, dans certains contextes culturels comme le Maroc des années 1960, il est indispensable de tenir compte de l'interaction entre normes sociales et comportements fétichistes afin d'adapter les approches thérapeutiques à la réalité culturelle des patients.

CONCLUSION

Le travestisme fétichiste est une pratique complexe, oscillant entre une expression personnelle érotique et une exploration identitaire. Lorsqu'il est pratiqué de manière consensuelle et sans conséquence négative, il peut enrichir la vie de l'individu.

Cependant, lorsqu'il entraîne une souffrance émotionnelle ou des conflits interpersonnels, une prise en charge thérapeutique s'avère nécessaire.

Dans des contextes culturels spécifiques, comme celui des artistes marocains des années 1960, cette pratique illustre également la manière dont le travestisme fétichiste peut transcender les frontières entre désir personnel, art et transgression sociale.

CHAPITRE 9
TRAVESTISME VS TRAVESTISME FÉTICHISTE

INTRODUCTION

La distinction entre travestisme et travestisme fétichiste repose sur les motivations, les finalités et les contextes associés à ces comportements. Bien qu'ils impliquent tous deux le port de vêtements du sexe opposé, leurs significations psychologiques et sociales diffèrent considérablement.

I. LE TRAVESTISME

Le travestisme désigne, de manière générale, le fait de porter des vêtements associés au sexe opposé. Cette pratique peut être motivée par différentes raisons qui ne sont pas nécessairement liées à l'excitation sexuelle.

Certaines personnes y recourent pour ***explorer*** une part de leur ***identité de genre***, comme lorsqu'un homme choisit de porter des vêtements féminins afin d'exprimer une dimension féminine de lui-même, sans pour autant manifester un désir de transitionner ou de changer de sexe.

Dans d'autres cas, le travestisme peut s'inscrire dans un cadre ***artistique*** ou ***culturel.***

Par exemple au théâtre, dans l'art ou dans certaines traditions culturelles, il est pratiqué pour des raisons performatives ou esthétiques.

Pour certains, il représente également une forme de détente ou d'évasion, permettant de s'extraire temporairement des contraintes imposées par leur rôle de genre.

Contrairement au travestisme fétichiste, le travestisme classique n'est pas centré sur l'excitation sexuelle. Il s'exprime alors de ***manière non érotique*** et peut constituer une forme de satisfaction personnelle davantage liée à l'apparence ou à l'identité.

Ainsi, un homme peut décider de porter une robe et des talons hauts lors d'une soirée entre amis, non pour des raisons sexuelles, mais pour explorer son expression de genre ou simplement par goût esthétique.

II. LE TRAVESTISME FÉTICHISTE

Le travestisme fétichiste, en revanche, est une forme de paraphilie où le port de vêtements du sexe opposé est directement associé à une excitation sexuelle intense et récurrente. Les vêtements eux-mêmes ou l'acte de se travestir deviennent des éléments essentiels pour atteindre ou intensifier le plaisir sexuel.

Les **motivations** du travestisme fétichiste reposent sur la ***stimulation érotique***, puisque l'individu tire un plaisir sexuel du port de vêtements associés au sexe opposé, comme par exemple la lingerie féminine, les bas résille ou les talons hauts.

Elles incluent aussi la dimension de ***l'objet fétiche***, les vêtements ou accessoires devenant alors des objets indispensables à ***l'excitation sexuelle.***

Enfin, le ***contexte*** sexuel joue un rôle majeur puisque ce type de travestisme se pratique souvent dans des ***situations intimes*** ou fantasques, en privé ou en compagnie de partenaires consentants.

Le travestisme fétichiste s'inscrit ainsi dans un cadre fétichiste plus large, où des objets spécifiques, en l'occurrence des vêtements du sexe opposé, deviennent essentiels à l'excitation sexuelle.

Par exemple, un homme trouve une excitation sexuelle intense en portant des sous-vêtements féminins dans l'intimité, voire en les utilisant pour se masturber, et dans ce cas, le travestisme est étroitement lié à ses fantasmes érotiques.

III. DIFFÉRENCIATION AVEC LA DYSPHORIE DE GENRE

Une distinction importante doit être faite entre travestisme, avec ou sans fétichisme, et dysphorie de genre.

La dysphorie de genre concerne les personnes qui ressentent une détresse profonde en raison d'un décalage entre leur sexe biologique et leur identité de genre, ce vécu étant souvent accompagné d'un désir de transitionner.

En revanche, le travestisme ou le travestisme fétichiste n'impliquent pas nécessairement de sentiment d'inconfort avec son sexe biologique, et dans le cas particulier du travestisme fétichiste, la motivation reste avant tout érotique

Tableau 1. Travestisme vs travestisme fétichiste

Points de différence entre travestisme et travestisme fétichiste		
Aspect	**Travestisme**	**Travestisme fétichiste**
Motivation principale	Identité, esthétique ou détente	Excitation sexuelle
Lien avec la sexualité	Pas nécessairement lié	Étroitement lié
Contexte de pratique	Public, privé ou artistique	Principalement dans des contextes intimes
Objets fétiches	Pas central	Central
Objectif	Expression de soi ou exploration	Stimulation sexuelle

Source : DSM-5-TR (2022).

CONCLUSION

Bien que le travestisme et le travestisme fétichiste impliquent tous deux le port de vêtements du sexe opposé, ils diffèrent essentiellement par leurs motivations et leurs contextes.

Le travestisme s'inscrit souvent dans une démarche identitaire, sociale ou artistique, tandis que le travestisme fétichiste est une paraphilie focalisée sur l'excitation sexuelle.

Pour les professionnels de la santé sexuelle, il est essentiel de comprendre ces distinctions pour offrir un soutien adapté aux individus concernés, qu'ils recherchent une meilleure acceptation de soi ou une prise en charge thérapeutique.

CHAPITRE 10
LE VOYEURISME ET SES TROUBLES

INTRODUCTION

Le voyeurisme est une paraphilie dans laquelle une personne tire son excitation sexuelle de l'observation non consentie d'individus en situation intime, comme se déshabiller, pratiquer des actes sexuels ou être dans un état de nudité partielle ou totale.

Bien que le voyeurisme puisse être une curiosité transitoire chez certains, il devient un trouble voyeuriste lorsque ces comportements ou fantasmes deviennent incontrôlable, engendrent une détresse psychologique significative ou perturbent le fonctionnement social, relationnel ou professionnel de l'individu.

I. DÉFINITION DU TROUBLE VOYEURISTE

Il est crucial de noter que tous les voyeurs ne souffrent pas nécessairement d'un trouble voyeuriste, puisque la majorité des personnes avec des tendances voyeuristes n'éprouvent ni détresse ni altération de leur capacité à fonctionner normalement.

Par conséquent la distinction entre un comportement voyeuriste et un trouble voyeuriste repose principalement sur deux critères.

A. FANTASMES VOYEURISTES ET SOUFFRANCE

Le premier concerne la souffrance due aux fantasmes voyeuristes, l'individu pouvant éprouver une angoisse profonde liée à ses pulsions, notamment si celles-ci sont en contradiction avec ses valeurs morales ou sociales, ou encore s'il ressent une culpabilité intense.

B. PULSIONS ET CONSENTEMENT

Le second critère touche aux pulsions et au consentement, car l'observation de personnes qui n'ont pas consenti à être vues dans des situations intimes constitue un élément essentiel du trouble voyeuriste et cette violation des limites de l'autre peut entraîner des répercussions légales.

Le voyeurisme se différencie de l'observation de contenus sexuellement explicites ou de la consommation de pornographie, car il implique nécessairement un élément d'observation secrète où la personne observée n'est pas consciente d'être regardée.

À l'inverse, les spectateurs de contenus explicites sur Internet, même lorsqu'ils éprouvent une excitation sexuelle, ne s'engagent pas dans un acte de voyeurisme stricto sensu puisque les acteurs des vidéos sont conscients d'être observés et y consentent.

II. DÉVELOPPEMENT DU VOYEURISME

A. DÉBUT ET FRÉQUENCE

Le voyeurisme commence souvent à l'adolescence ou au début de l'âge adulte, une période où la sexualité est explorée, et il est plus fréquemment observé chez les hommes bien que les cas féminins soient en augmentation.

B. DEGRÉ NORMAL VS PATHOLOGIQUE

À des niveaux modérés, le voyeurisme peut être considéré comme une curiosité sexuelle normale, mais lorsqu'il devient ***compulsif*** et ***répétitif***, il évolue vers une forme pathologique où le voyeurisme occupe une place centrale dans la vie sexuelle de l'individu et où les fantasmes ou comportements voyeuristes prennent le pas sur les relations consensuelles.

III. CARACTÉRISTIQUES DU TROUBLE VOYEU-RISTE

Le trouble voyeuriste se distingue par des ***comportements compulsifs*** où l'individu consacre une grande partie de son ***temps*** à rechercher des opportunités de voyeurisme, par une négligence des responsabilités lorsque ces comportements interfèrent avec la vie ***sociale***, ***familiale*** et ***professionnelle***, et par une excitation sexuelle exclusive où ***l'acte de voyeurisme*** devient la principale source de ***gratification sexuelle***, remplaçant les relations intimes consensuelles.

A. EXEMPLE CLINIQUE : Comportement compulsif

Un étudiant de 25 ans, présente des comportements voyeuristes compulsifs. Dans les espaces publics, tels que le métro ou les parcs, il filme discrètement des femmes dans des positions qu'il considère excitantes.

Ces enregistrements incluent des angles capturant des vêtements ajustés, des positions vulnérables ou des moments où les femmes sont distraites et ignorantes qu'elles sont enregistrées. Une fois chez lui, il visionne ces vidéos en boucle et se masturbe de manière compulsive, parfois plusieurs fois par jour.

Ce comportement a un impact grave sur son quotidien puisqu'il néglige ses études, évite les interactions sociales et développe un sentiment croissant de culpabilité et de honte. Bien qu'il soit conscient du caractère illégal et non consensuel de ses actes, il se sent incapable de contrôler ses impulsions.

B. IMPACT PSYCHOLOGIQUE ET SOCIAL

Le jeune homme, en ***détresse psychologique***, ressent une forte culpabilité après ses actes, ce qui contribue à un sentiment d'isolement et d'anxiété, et il craint également d'être découvert, ce qui exacerbe son stress.

Son comportement ***compulsif*** affecte ses ***performances*** universitaires et ses relations personnelles puisqu'il consacre une grande partie de son temps à ces activités voyeuristes.

De plus, ses actions constituent une atteinte à la vie privée et pourraient entraîner des ***conséquences juridiques*** graves s'il était dénoncé ou arrêté.

C. PRISE EN CHARGE THÉRAPEUTIQUE

L'étudiant décide de consulter après une confrontation avec une victime qui a remarqué qu'elle était filmée. En thérapie, les objectifs consistent d'abord à ***identifier*** les ***déclencheurs*** en explorant les situations qui activent ses pulsions voyeuristes, comme le stress ou l'ennui.

Ils visent ensuite à ***modifier*** les comportements compulsifs grâce à une thérapie cognitivo-comportementale qui lui apprend à remplacer ses habitudes par des comportements alternatifs tels que des activités sportives ou créatives.

La prise en charge cherche également à *réduire* ***l'obsession*** par la prescription ***d'antidépresseurs*** ISRS destinés à diminuer l'intensité de ses pulsions et l'obsession liée à ces actes.

Un autre objectif est de ***développer*** des compétences sociales en l'encourageant à travailler sur ses interactions et à construire des relations plus saines et authentiques, ce qui inclut des exercices pour renforcer sa confiance en lui, améliorer ses aptitudes à communiquer et créer des liens positifs, réduisant ainsi son isolement et le recours au voyeurisme comme mécanisme d'évasion.

La thérapie comprend aussi une ***prise de conscience*** des conséquences afin d'aider l'étudiant à comprendre l'impact de ses actions sur autrui, notamment sur les victimes, et à intégrer des notions d'empathie et de respect des limites personnelles.

Enfin, elle inclut un travail sur la ***prévention*** de la rechute à travers l'identification, avec le thérapeute, de stratégies pour gérer les situations à risque et mettre en place des plans d'urgence en cas de montée d'impulsions, ce qui peut passer par l'appui de soutiens sociaux ou par le recours à des séances supplémentaires.

D. SYNTHÈSE

La prise en charge thérapeutique a pour objectif de réduire les comportements voyeuristes tout en accompagnant l'étudiant vers une meilleure gestion de ses pulsions et une réintégration harmonieuse dans des relations sociales et affectives équilibrées, et une approche multidimensionnelle combinant interventions psychologiques et pharmacologiques représente la clé pour obtenir des résultats durables.

E. RÉSULTATS ET ÉVOLUTION

Au fil des séances, l'étudiant commence à prendre conscience de l'impact négatif de ses actes sur lui-même et sur les victimes. Bien qu'il ressente encore des pulsions, il apprend à mieux les gérer en diminuant progressivement la fréquence de ses comportements voyeuristes.
Les interventions thérapeutiques lui permettent également de rétablir une routine plus équilibrée et d'améliorer ses relations sociales.

IV. VOYEURISME DANS LA SOCIÉTÉ

A. TOLÉRANCE SOCIALE LIMITÉE

Certaines formes légères de voyeurisme, comme des regards furtifs, peuvent être tolérées dans des contextes spécifiques, mais le voyeurisme non consensuel est généralement condamné, en particulier lorsqu'il enfreint les lois ou les normes éthiques.

B. CONSÉQUENCES LÉGALES

Le voyeurisme non consensuel constitue en effet une violation grave de l'intimité, passible de sanctions pénales dans de nombreux pays.

V. CRITÈRES DE DIAGNOSTIC

L'individu présente une excitation sexuelle récurrente et intense provoquée par l'observation de personnes non consentantes engagées dans des situations d'intimité, telles que la nudité ou l'activité sexuelle.

Ces pulsions sont régulièrement mises en acte ou entraînent une détresse émotionnelle significative susceptible d'altérer le fonctionnement social ou affectif.

Les symptômes doivent persister pendant une durée minimale de six mois pour que le diagnostic puisse être établi de manière clinique et conforme aux critères diagnostiques reconnus.

VI. TRAITEMENT DU TROUBLE VOYEURISTE

Le traitement repose sur des approches combinées pour réduire les comportements compulsifs, gérer l'angoisse et prévenir les récidives.

A. PSYCHOTHÉRAPIES

La thérapie cognitivo-comportementale aide à identifier et modifier les schémas de pensée inadaptés, en se concentrant sur le contrôle des impulsions et des comportements compulsifs.

La thérapie d'acceptation et d'engagement, quant à elle, permet de développer une acceptation des pulsions tout en favorisant des comportements alignés avec les valeurs personnelles.

B. GROUPE DE SOUTIEN

Les groupes de soutien offrent un espace sécurisé pour partager des expériences et réduire l'isolement social. Ils aident les individus à développer des stratégies pour gérer leurs pulsions et à trouver un soutien émotionnel.

C. MÉDICAMENTS

Les antidépresseurs ISRS sont utilisés pour réduire l'obsession liée aux pulsions voyeuristes.

Dans les cas graves, des médicaments préférentiels pour la libido, comme des traitements hormonaux tels que le leuprolide ou l'acétate de médroxyprogestérone, peuvent être prescrits afin de diminuer les comportements compulsifs.

Exemples cliniques

Un homme de 45 ans, arrêté pour avoir espionné des personnes dans des cabines d'essai, consulte un thérapeute.

Bien qu'il exprime des remords, il avoue ne pas pouvoir contrôler ses pulsions, et la combinaison d'une thérapie cognitivo-comportementale et d'un traitement médicamenteux à base d'ISRS l'aide à réduire ses comportements compulsifs.

Une femme de 30 ans utilise des jumelles pour observer ses voisins dans leur salle de bain et, après plusieurs confrontations avec les victimes, elle est arrêtée.

En thérapie, elle identifie le stress comme un déclencheur de ses comportements voyeuristes et travaille à développer des stratégies de gestion du stress.

CONCLUSION

Le voyeurisme, bien qu'il puisse être considéré comme une curiosité sexuelle normale dans certaines circonstances, devient pathologique lorsqu'il interfère avec la vie quotidienne ou provoque une détresse émotionnelle significative.

Le trouble voyeuriste, en raison de son impact sur les individus et les victimes, nécessite une prise en charge spécialisée.

Une combinaison de thérapies comportementales, de soutien social et, dans certains cas, de traitement médicamenteux peut offrir des solutions efficaces pour réduire ces comportements et améliorer la qualité de vie des personnes concernées.

CHAPITRE 11
LES PARAPHILIES NON SPÉCIFIÉES

INTRODUCTION

Les paraphilies non spécifiées (PNS) constituent une catégorie diagnostique large et flexible permettant de regrouper des comportements ou des fantasmes sexuels atypiques qui ne répondent pas aux critères des paraphilies spécifiques définis par le DSM (Manuel diagnostique et statistique des troubles mentaux).

Elles offrent aux cliniciens la possibilité de comprendre et de classifier des comportements variés qui, bien que déviants, n'appartiennent pas aux catégories standards comme le fétichisme, l'exhibitionnisme ou la pédophilie.

Ce domaine englobe des comportements sexuels atypiques, tels que la scatologie téléphonique, la nécrophilie, ou encore la zoophilie, et soulève des questions complexes liées à la moralité, à la culture, et à la pathologie.

I. DÉFINITION ET COMPRÉHENSION

Cette catégorie a été créée dans le but de permettre aux cliniciens de classifier des comportements sexuels atypiques qui, bien que déviants, ne cadrent pas exactement avec les catégories spécifiques de paraphilies présentes dans le DSM.

Les comportements inclus dans cette catégorie sont variés, allant des fantasmes sexuels aux comportements ou pulsions inhabituels.

Parmi ces paraphilies non spécifiées, on trouve :

- La ***scatologie téléphonique***, qui consiste en des appels à caractère obscène où le sujet tire un plaisir sexuel à l'idée de provoquer un interlocuteur à travers des commentaires indécents ;
- La ***nécrophilie***, qui correspond à une attirance sexuelle envers les cadavres,
- Le ***partialisme***, qui est une focalisation sexuelle exclusive sur une partie spécifique du corps comme les pieds ou les mains ;
- La ***zoophilie***, qui renvoie à une attirance sexuelle envers les animaux ;

- La ***coprophilie***, qui désigne une excitation sexuelle liée aux excréments humains ;
- La ***clystérophilie*** qui correspond au plaisir sexuel provoqué par l'utilisation de lavements, et
- ***L'urophilie***, qui exprime une attirance sexuelle envers l'urine.
- Ces comportements peuvent être perçus différemment selon les contextes culturels et sociaux, ce qui renforce la nécessité d'une évaluation clinique nuancée.

II. CATÉGORIE DIAGNOSTIQUE

La création de cette catégorie diagnostique présente un avantage important pour le clinicien, puisqu'elle offre la flexibilité d'évaluer et de classer des comportements déviants qui n'avaient pas été initialement individualisés dans les versions antérieures du DSM.

Elle permet également d'adapter le concept de paraphilie aux contextes culturels, car ce qui peut être considéré comme une déviation sexuelle dans une société peut être parfaitement accepté dans une autre.

Cette flexibilité revêt une importance particulière pour éviter d'imposer des jugements moraux ou culturels sur des comportements qui, dans certains environnements, ne seraient pas perçus comme problématiques.

Le caractère pathologique d'une paraphilie, qu'elle soit spécifique ou non, se définit donc par la gêne sociale qu'elle occasionne, selon les normes de la société dans laquelle évolue l'individu.

Une pratique sexuelle est ainsi jugée pathologique lorsqu'elle provoque une détresse importante ou interfère de manière significative avec la vie sociale, professionnelle ou intime du sujet.

III. CRITÈRES DIAGNOSTIQUES

Comme toutes les paraphilies, celles qui sont classées dans la catégorie des paraphilies non spécifiées doivent répondre à deux critères majeurs définis dans le DSM.

A. CRITÈRES A : Nature de la paraphilie

Le comportement ou le fantasme doit impliquer des désirs sexuels récurrents, intenses et inhabituels, et ces manifestations doivent persister depuis au moins six mois en se traduisant par des fantasmes répétitifs, des pulsions sexuelles envahissantes et des comportements spécifiques qui demeurent répétitifs et intenses.

B. CRITÈRES B : Souffrance et impact

Le second critère, tout aussi fondamental, concerne l'impact de la paraphilie sur la vie quotidienne de l'individu.

Pour qu'une paraphilie soit reconnue comme telle, elle doit provoquer une souffrance clinique significative entraînant une détresse psychologique importante et altérer le fonctionnement social ou professionnel, ou encore affecter d'autres aspects essentiels de la vie de l'individu en perturbant gravement ses relations interpersonnelles et ses responsabilités.

Exemples cliniques

Une personne atteinte de nécrophilie pourrait éviter toute interaction sociale par peur de révéler ses désirs, ce qui entraîne un isolement progressif et des difficultés relationnelles, tandis qu'une personne souffrant de clystérophilie compulsive pourrait voir son quotidien fortement affecté en raison d'un besoin constant de mettre en acte ses pulsions et en négligeant ainsi ses obligations professionnelles ou personnelles.

Ces altérations de la vie quotidienne constituent des indicateurs clés permettant de différencier une préférence sexuelle atypique non problématique d'une paraphilie pathologique nécessitant une prise en charge.

IV. EXEMPLES DE PARAPHILIES NON SPÉCIFIÉES

A. LA ZOOPHILIE : une paraphilie contextualisée

Parmi les paraphilies non spécifiées, la zoophilie représente un cas particulièrement intéressant puisqu'elle désigne une attirance sexuelle pour les animaux. Si elle est largement réprouvée dans la plupart des sociétés modernes, elle peut être tolérée ou ritualisée dans certaines cultures où elle est parfois perçue comme un processus d'initiation sexuelle.

Par exemple, dans certaines zones rurales du Maroc, il n'est pas rare que des adolescents soient exposés à des pratiques zoophiles considérées comme une étape de leur apprentissage sexuel. Prenons le cas des adolescents de SK, où des comportements zoophiles sont parfois observés dans le cadre de leur initiation sexuelle.

Bien que ces pratiques puissent être acceptées ou tolérées dans un contexte culturel spécifique, elles répondent aux critères d'une paraphilie selon le DSM si elles provoquent une détresse psychologique significative chez l'individu ou interfèrent avec son fonctionnement social ou personnel.

Ce double regard, à la fois culturel et clinique, illustre l'importance de contextualiser les paraphilies sans perdre de vue leur impact potentiel sur la santé mentale et la vie quotidienne des personnes concernées.

B. LA NÉCROPHILIE

La nécrophilie est une paraphilie rare caractérisée par une excitation sexuelle envers les cadavres, et elle soulève des questions éthiques, légales et culturelles. Dans certains cas, elle est associée à des troubles de la personnalité antisociale ou à des traumatismes sévères.

Un exemple clinique illustre cette situation : une femme de 28 ans, employée dans une morgue, rapporte une excitation sexuelle incontrôlable lorsqu'elle manipule des corps décédés. Bien qu'elle n'ait jamais agi sur ses pulsions, elle ressent une culpabilité intense et une détresse émotionnelle importante.

C. LE PARTIALISME

Le partialisme se concentre sur une partie spécifique du corps non génital comme source principale d'excitation sexuelle, et contrairement à une simple préférence ou attitude, il peut devenir problématique lorsqu'il remplace toute autre forme de sexualité.

Un exemple clinique décrit le cas d'un homme de 40 ans, focalisé sur les pieds féminins, qui ne peut atteindre l'orgasme qu'en manipulant ou en observant des pieds. Cette fixation entraîne des difficultés dans ses relations sexuelles et affecte sa vie conjugale.

V. JEUX SOCIAUX ET CULTURELS

A. MORALITÉ ET CULTURE

Les comportements sexuels classés comme PNS, c'est-à-dire paraphilies non standard, peuvent varier en fonction des normes culturelles et des contextes sociaux.

Par exemple, la clystérophilie ou la coprophilie, bien que considérées comme atypiques, peuvent être intégrées dans certaines sous-cultures BDSM où elles sont pratiquées avec le consentement mutuel des partenaires.

B. DÉVIANCE ET CRIMINALITÉ

Certaines paraphilies non standard comme la nécrophilie ou la zoophilie franchissent des limites éthiques et légales, posant ainsi des défis pour les cliniciens dans la gestion des risques qui leur sont associés.

VI. APPROCHES THÉRAPEUTIQUES

A. PSYCHOTHÉRAPIES

La thérapie cognitivo-comportementale est une approche clé pour gérer les paraphilies non spécifiées, car elle vise à identifier les schémas de pensée et les déclencheurs, à réduire les comportements compulsifs et à développer des stratégies de gestion des impulsions.

B. MÉDICAMENTS

Dans certains cas, des inhibiteurs sélectifs de la recapture de la sérotonine peuvent être prescrits afin de réduire les comportements obsessionnels ou compulsifs associés aux paraphilies.

C. GROUPES DE SOUTIEN

Les groupes de parole constituent également un environnement sécurisé permettant de partager des expériences et de trouver des stratégies d'adaptation.

CONCLUSION

Les paraphilies non spécifiées constituent une catégorie diagnostique essentielle, car elles permettent de reconnaître et de classer des comportements atypiques qui ne trouvent pas leur place dans les catégories traditionnelles du DSM.

Leur compréhension exige une approche nuancée qui prenne en compte à la fois les contextes culturels et sociaux, afin de ne pas confondre une pratique inhabituelle mais consensuelle avec une paraphilie pathologique.

Ce qui détermine leur caractère problématique réside moins dans la nature du comportement que dans la souffrance clinique qu'il génère, son impact sur le fonctionnement quotidien de l'individu et les risques qu'il peut faire peser sur autrui.

L'évaluation clinique doit donc intégrer la subjectivité du patient, les normes sociales de son environnement et les répercussions concrètes de ses conduites.

Les prises en charge associent souvent une psychothérapie, des traitements pharmacologiques adaptés et un accompagnement social ou groupal, afin d'offrir aux personnes concernées la possibilité de mieux comprendre et contrôler leurs pulsions tout en favorisant leur réintégration dans des relations interpersonnelles équilibrées.

Ainsi, les PNS rappellent que la frontière entre diversité sexuelle et pathologie reste mouvante et qu'une lecture contextualisée demeure indispensable pour éviter les jugements moraux, privilégier une analyse clinique rigoureuse et proposer des interventions adaptées.

SYNTHÈSE CLINIQUE DES PARAPHILIES

L'étude des paraphilies, envisagées à la croisée de la psychologie, de la psychanalyse et de la psychiatrie, met en lumière la complexité de ces conduites humaines où le plaisir, le pouvoir et la transgression s'entrelacent. Loin de se réduire à des déviances comportementales, les paraphilies traduisent une tentative singulière de mise en scène du désir, enracinée dans l'histoire psychique et affective de l'individu.

Elles révèlent souvent des fixations précoces, des blessures narcissiques ou des mécanismes de défense visant à transformer la passivité, la honte ou la douleur en maîtrise, en puissance et parfois en jouissance.

L'analyse de ces organisations montre qu'elles ne relèvent pas d'un registre unique. Elles oscillent entre des formes relativement intégrées, où les fantasmes restent circonscrits à l'imaginaire, et des formes plus pathologiques où la compulsion agitée efface les limites morales et sociales.

Dans cette perspective, la compréhension clinique des paraphilies suppose de dépasser la simple stigmatisation pour en saisir la fonction psychique, la dynamique interne et les déterminants relationnels.

L'intérêt thérapeutique réside précisément dans cette approche différenciée : reconnaître la valeur défensive, parfois réparatrice, de certaines mises en scène érotiques tout en repérant les configurations dangereuses où l'autre devient objet de domination, d'humiliation ou de destruction.

Le clinicien se trouve ainsi confronté à une double exigence : comprendre sans cautionner, et soigner sans juger. Cette posture exige une vigilance éthique constante, car les paraphilies, dans leurs expressions extrêmes, posent la question des limites du consentement, du respect de l'altérité et de la responsabilité individuelle.

En définitive, l'exploration des paraphilies ouvre un champ de réflexion plus vaste sur la nature du désir humain et sur ses formes de dérégulation. Elle nous rappelle que toute sexualité, même lorsqu'elle s'écarte des normes, s'inscrit dans une tentative de résolution d'un conflit interne entre pulsion et interdit, entre besoin d'unité et peur de l'autre.

Comprendre ces conduites, c'est reconnaître la part de fragilité et de créativité contenue dans le fonctionnement psychosexuel, tout en réaffirmant la nécessité d'un accompagnement clinique respectueux, nuancé et profondément humain.

CONCLUSION GÉNÉRALE

L'exploration du passage « de l'aversion à la perversion » nous confronte à l'extraordinaire complexité du désir humain, à ses métamorphoses, à ses détours et à ses contradictions. De la peur de la sexualité à son excès, de la retenue à la transgression, se dessine un continuum où s'expriment les tensions fondamentales entre pulsion et interdit, entre le corps et la loi, entre la quête de l'autre et la défense du soi. Cette traversée met en évidence que la sexualité n'est jamais un simple instinct biologique, mais un langage de l'âme, une voie d'expression de l'histoire intime, des blessures, des manques et des espoirs de chaque individu.

L'aversion, en tant que refus ou angoisse face à la sexualité, apparaît souvent comme une protection contre la menace de la fusion ou de la perte de soi. Elle traduit la peur du corps, du plaisir ou du lien, mais aussi le poids des interdits moraux, religieux ou familiaux. La perversion, à l'autre extrême, se présente comme une tentative paradoxale de maîtriser cette même angoisse, en transformant la vulnérabilité en pouvoir, la passivité en domination, la honte en jouissance. Ces deux pôles ne s'opposent pas radicalement : ils participent d'un même mouvement défensif, où la psyché cherche à se protéger des débordements du désir par des stratégies inverses mais complémentaires.

Ainsi, comprendre la sexualité humaine suppose de dépasser la vision morale ou normative pour en saisir la fonction psychique. Entre l'aversion qui interdit le contact et la perversion qui l'instrumentalise, se situe toute la gamme des expériences du désir, de l'attachement et du plaisir. Ce continuum rappelle que la sexualité ne se réduit ni à la reproduction ni à la déviance : elle constitue une modalité fondamentale de la relation à soi et à l'autre, où s'entremêlent besoin, reconnaissance et altérité.

Sur le plan clinique, ce parcours met en évidence la nécessité d'une approche intégrative, croisant la psychanalyse, la psychologie du développement et les neurosciences affectives. Les troubles sexuels, qu'ils s'expriment par l'inhibition, la compulsion ou la transgression, ne peuvent être compris qu'à la lumière de l'histoire du sujet et de son rapport au plaisir, au corps et à la loi. Pour le thérapeute, le travail consiste moins à « normaliser » la sexualité qu'à aider le patient à retrouver une cohérence interne, une liberté psychique, et une capacité à désirer sans nuire ni se perdre.

Sur le plan anthropologique et social, cette réflexion interroge la manière dont les sociétés encadrent, régulent ou répriment le désir. L'évolution des mœurs, la libération sexuelle, mais aussi la marchandisation du corps et des affects, ont transformé les repères de la sexualité contemporaine. Entre émancipation et dérégulation, entre liberté et confusion, l'humain demeure en quête d'un équilibre entre plaisir et responsabilité, entre intimité et respect de l'autre.

Au terme de cette exploration, il apparaît que la sexualité, loin d'être un simple domaine du comportement, constitue le miroir le plus fidèle de la condition humaine. Elle révèle nos conflits, nos élans, nos blessures et nos aspirations à la fois les plus archaïques et les plus sublimes. L'aversion et la perversion ne sont pas des opposés, mais deux expressions d'un même combat intérieur : celui de la psyché pour apprivoiser l'énergie du désir et lui donner un sens humain.

En définitive, comprendre la sexualité, c'est comprendre l'homme dans sa totalité — corps, esprit et culture confondus. C'est reconnaître que le désir, dans toutes ses formes, reste le lieu où se rejoue sans cesse la dialectique du manque et du lien, du plaisir et du danger, de l'amour et de la peur. Et c'est peut-être là, dans cette tension irréductible, que réside le cœur même de l'expérience humaine.

RÉFÉRENCES BIBLIOGRAPHIQUES

1. Abel, G. G., & Rouleau, J. L. (1990). The nature and extent of sexual assault. In W. L. Marshall, D. R. Laws, & H. E. Barbaree (Eds.), *Handbook of sexual assault: Issues, theories, and treatment of the offender* (pp. 9–21). Springer. *(Série : Applied Clinical Psychology)*
2. Abraham, G., & Porto, R. (1978). *Psychanalyse et thérapies sexologiques*. Payot.
3. American Psychiatric Association. (2013). *DSM-5 – Manuel diagnostique et statistique des troubles mentaux* (5e éd.). Elsevier Masson.
4. Basson, R. (2001). Using a different model for female sexual response to address women's problematic low sexual desire. *Journal of Sex & Marital Therapy, 27*(5), 395–403.
5. Bauman, Z. (2003). *Liquid love: On the frailty of human bonds*. Polity Press.
6. Beck, U., & Beck-Gernsheim, E. (1995). *The normal chaos of love*. Polity Press.
7. Bell, A. P., Weinberg, M. S., & Hammersmith, S. K. (1981). *Sexual preference: Its development in men and women*. Indiana University Press. (Bell & al., 1981 ; Van Wyk & Geist, 1984).
8. Ben Smaïl, N. (2012). *Vierges ? La nouvelle sexualité des Tunisiennes*. Cérès.
9. Benjamin, H. (1966). *The transsexual phenomenon*. The Julian Press.
10. Blanchard, R. (1989). The concept of autogynephilia and the typology of male gender dysphoria. *Journal of Nervous and Mental Disease, 177*(10), 616–623.
11. Blanchard, R. (2009). The DSM diagnostic criteria for paraphilias: An historical review and a proposal for changes. *Archives of Sexual Behavior*.
12. Blanchard, R., & Bogaert, A. F. (1996). Birth order and sexual orientation in men. *American Journal of Psychiatry, 153*(1), 27–31.
13. Blachère, P., & Rouchon, S. (2005). *Les petites infidélités dans le couple : ça passe ou ça casse ?* Albin Michel.
14. Bourdieu, P. (1998). *La domination masculine*. Le Seuil.
15. Bowlby, J. (1988). *A secure base: Parent-child attachment and healthy human development*. Basic Books.
16. Bozon, M. (2009). *Sociologie de la sexualité*. La Découverte.
17. Brenot, P. (2024). *Éloge de la masturbation*. La Musardine.
18. Brenot, P. (2010). *Les hommes, le sexe et l'amour*. Robert Laffont.
19. Brenot, P. (2001). *Inventer le couple*. Odile Jacob.
20. Brenot, P., & Picq, P. (2009). *Le sexe, l'Homme et l'Évolution*. Odile Jacob.
21. Brenot, P. (2012). *Les femmes, le sexe et l'amour*. Les Arènes.

22. Brenot, P. (2013). *Un jour mon prince... rencontrer l'amour et le faire durer*. Les Arènes.

23. Brenot, P., & Coryn, L. (2016). *Sex Story : la première histoire de la sexualité en bande dessinée*. Les Arènes BD.

24. Brenot, P., & Coryn, L. (2017). *Une histoire du sexe*. Les Arènes.

25. Brenot, P., Lebeau, I., & Coryn, L. (2022). *L'incroyable histoire du sexe. T. 1 : En Occident*. Les Arènes BD.

26. Brenot, P., Lebeau, I., Coryn, L., & Quillec, C. (2023). *L'incroyable histoire du sexe. T. 2 : De l'Afrique à l'Asie*. Les Arènes BD.

27. Brenot, P., & Képès, S. (1998). *Relaxation et sexualité*. Odile Jacob.

28. Brenot, P. (2019). *Pourquoi c'est si compliqué l'amour ?* Les Arènes.

29. Brenot, P. (2008). *Les violences ordinaires des hommes envers les femmes*. Odile Jacob.

30. Brenot, P. (2003). *Le sexe et l'amour*. Odile Jacob.

31. Brenot, P. (2015). *Homo ou hétéro, est-ce un choix ?* L'Esprit du Temps.

32. Bronner, G., Royter, V., Korczyn, A. D., & Giladi, N. (2004). Sexual dysfunction in Parkinson's disease. *Journal of Sex & Marital Therapy, 30*(2), 95–105.

33. Brown, G. R., & Rounsley, C. A. (1996). *True selves: Understanding transsexualism—for families, friends, coworkers, and helping professionals*. Jossey-Bass.

34. Charrad, M. M. (2001). *States and women's rights: The making of postcolonial Tunisia, Algeria, and Morocco*. University of California Press.

35. Chasseguet-Smirgel, J. (1984). *Creativity and perversion*. W. W. Norton. *(Édition UK: Free Association Books, 1985)*

36. Chauncey, G. (1994). *Gay New York: Gender, urban culture, and the making of the gay male world, 1890–1940*. Basic Books.

37. Chebel, M. (1995). *L'esprit du sérail : mythes et pratiques sexuels au Maghreb*. Payot.

38. Coutanceau, R., & Blachère, P. (2019). *Sexualités et transgressions : La question de l'altérité*. Dunod.

39. Cyrulnik, B. (2010). *Les nourritures affectives*. Odile Jacob.

40. Ekins, R., & King, D. (2006). *The transgender phenomenon*. Sage.

41. Foucault, M. (1976). *Histoire de la sexualité. Tome 1 : La volonté de savoir*. Gallimard.

42. Freud, S. (1905). *Trois essais sur la théorie de la sexualité*. Edition/publisher

43. Freund, K., & Wilson, R. J. (1992). Heterosexual and homosexual pedophiles. *Journal of Sex & Marital Therapy, 18*(1), 34–43.

44. Gagnon, J. (2008). *Conduite sexuelle : les sources sociales de la sexualité humaine.*

45. Gagnon, J. H., & Simon, W. (2005). *Sexual conduct: The social sources of human sexuality* (2nd ed.). Aldine Transaction.

46. Giami, A. (2011). Sexualité, handicaps et vieillissement : comment penser les prises en charge en institution. In *Sexualité, handicaps et vieillissement* (pp. 195–205). Érès.

47. Giddens, A. (1992). *The transformation of intimacy: Sexuality, love and eroticism in modern societies.* Stanford University Press.

48. Glavind, K., & Mørkved, S. (2015). Pelvic floor muscle training as treatment for pelvic organ prolapse and urinary incontinence: A systematic review. *Acta Obstetricia et Gynecologica Scandinavica, 94*(10), 1095–1105.

49. Gottman, J., & Silver, N. (1999). *The seven principles for making marriage work.* Three Rivers Press.

50. Guessous, S. N. (1988). *Au-delà de toute pudeur : La sexualité féminine au Maroc.* Le Fennec.

51. Hamer, D. H., Hu, S., Magnuson, V. L., Hu, N., & Pattatucci, A. M. L. (1993). A linkage between DNA markers on the X chromosome and male sexual orientation. *Science, 261*(5119), 321–327.

52. Hayes, R. D., Bennett, C. M., Fairley, C. K., & Dennerstein, L. (2006). What can prevalence studies tell us about female sexual difficulty and dysfunction? *The Journal of Sexual Medicine, 3*(4), 589-595.

52. Hazan, C., & Shaver, P. (1987). Romantic love conceptualized as an attachment process. *Journal of Personality and Social Psychology, 52*(3), 511–524.

53. Heiman, J. R., & Lopiccolo, J. (1983). Clitoral and vaginal sensitivity: Psychophysical thresholds and relative discomfort. *Archives of Sexual Behavior, 12*(1), 1–19.

54. Herbrand, C. (2017). *La parenté à l'épreuve des nouvelles technologies : PMA, GPA et parenté recomposée.* Presses Universitaires de Liège.

55. Herek, G. M. (1987). Religious orientation and prejudice: A comparison of racial and sexual attitudes. *Personality and Social Psychology Bulletin, 13*(1), 34–44.

56. Hite, S. (1976). *The Hite report: A nationwide study of female sexuality.* Macmillan.

57. Héritier, F. (1996). *Masculin/Féminin. La pensée de la différence.* Odile Jacob.

58. Jamieson, L. (2004). Intimacy, negotiated nonmonogamy, and the limits of the couple. In J. Duncombe, K. Harrison, G. Allan, & D. Marsden (Eds.), *The state of affairs: Explorations in infidelity and commitment* (pp. 35–57). Lawrence Erlbaum.

59. Kaplan, H. S. (1974). *The new sex therapy: Active treatment of sexual dysfunctions.* Brunner/Mazel.

60. Kaufmann, J.-C. (1993). *La trame conjugale : analyse du couple par son linge.* Nathan.

61. Kermode-Scott, B. (2008). Dopamine agonists linked to compulsive gambling and hypersexuality. *BMJ, 337*, a1853.

62. Krueger, R. B., & Kaplan, M. S. (2002). Paraphilic diagnoses in DSM-IV. *Journal of the American Academy of Psychiatry and the Law, 30*(4), 495–508.

63. Lacoste-Dujardin, C. (1985). *Des mères contre les femmes : maternité et patriarcat au Maghreb*. La Découverte.

64. Le Camus, J. (2000). *Les figures de l'attachement : entre mémoire et transmission*. Dunod.

65. LeVay, S. (1991). A difference in hypothalamic structure between heterosexual and homosexual men. *Science, 253*(5023), 1034–1037.

66. Masters, W. H., & Johnson, V. E. (1966). *Human sexual response*. Little, Brown & Company.

67. Masters, W. H., & Johnson, V. E. (1970). *Human sexual inadequacy*. Little, Brown & Company.

68. Mernissi, F. (1987). *Le harem politique : Le Prophète et les femmes*. Albin Michel.

69. Mernissi, F. (1983). *Sexe, idéologie, Islam*. Tierce.

70. Mignot, J., Blachère, P., Gorin, A., & Tarquinio, C. (2023). *Aide-mémoire – Psychosexologie : en 40 notions* (3e éd.). Dunod.

71. Bonierbale, M., Porto, R., & Colson, M.-H. (Dirs.). (1996). *Carrefour européen de la sexologie médicale* (Marseille, 14–17 mars 1996).

72. Perel, E. (2006). *Mating in captivity: Unlocking erotic intelligence*. Harper.

73. Porto, R. (2005). *Sexual identity disorders*. Geneva Foundation for Medical Education and Research.

74. Rault, W. (2009). L'évolution des formes de conjugalité en France. *Population & Sociétés, 460*, 1–4.

75. Roubaud, T. (1862). *Traité de l'impuissance et de la stérilité*. Baillière.

76. Ahmed, L. (1992). *Women and gender in Islam*. Yale University Press.

77. Savic, I., & Lindström, P. (2008). PET and MRI show differences in cerebral asymmetry and functional connectivity in homosexual and heterosexual subjects. *Proceedings of the National Academy of Sciences, 105*(27), 9403–9408.

78. Schnarch, D. (1997). *Passionate marriage: Sex, love, and intimacy in emotionally committed relationships*. W. W. Norton & Company.

79. Simons, J. S., & Carey, M. P. (2001). Prevalence of sexual dysfunctions: Results from a decade of research. *Archives of Sexual Behavior, 30*(2), 177–219.

80. de Singly, F. (2010). *Sociologie de la famille contemporaine*. Armand Colin.

81. Spitzer, R. L. (1981). The diagnostic status of homosexuality in DSM-III: A reformulation of the issues. *American Journal of Psychiatry, 138*(2), 210–215.

82. Tillion, G. (1966). *Le harem et les cousins*. Seuil.

83. Van Wyk, P. H., & Geist, C. S. (1984). Psychosocial development of heterosexual, bisexual, and homosexual behavior. *Archives of Sexual Behavior, 13*(6), 505-544.

83. Virolle-Souibès, M. (2001). *Rituels algériens*. Karthala.

84. Zesiewicz, T. A., Sullivan, K. L., & Hauser, R. A. (2006). Nonmotor symptoms of Parkinson's disease. *Expert Review of Neurotherapeutics, 6*(12), 1811–1822.

TABLE DES MATIÈRES

Structures éditoriales du groupe L'Harmattan

L'Harmattan Italie
Via degli Artisti, 15
10124 Torino
harmattan.italia@gmail.com

L'Harmattan Hongrie
Kossuth l. u. 14-16.
1053 Budapest
harmattan@harmattan.hu

L'Harmattan Sénégal
10 VDN SICAP AMITIE 3
BP 45034 Dakar-Fann
direction@senharmattan.com

L'Harmattan Cameroun
Tsinga/Derrière polyclinique FECAFOOT
BP 11486 Yaoundé
Jacques.koukam@harmattan.fr

L'Harmattan Burkina Faso
Villa 281, secteur 23 623, rue 14.32
Ouagadougou
zagbie@outlook.fr

L'Harmattan Guinée
Almamya, rue KA 028 OKB Agency
BP 3470 Conakry
harmattanguinee@yahoo.fr

L'Harmattan RDC
185, avenue Nyangwe
Commune de Lingwala - Kinshasa
matangilamusadila@yahoo.fr

L'Harmattan Congo
219, avenue Nelson Mandela
BP 2874 Brazzaville
deunovmikhael@gmail.com

L'Harmattan Mali
Immeuble Mgr Jean Marie Cissé
Aci Hamadallaye
BP 145 Bamako
syllaka@yahoo.fr

L'Harmattan Togo
Djidjole - Maison Amela
face EPP BATOME
02 BP 20680 Lomé
didieramela11@gmail.com

L'Harmattan Côte d'Ivoire
Résidence Karl - Cité des Arts
Abidjan-Cocody
03 BP 1588 Abidjan
harmattan.ivoire@gmail.com

L'Harmattan Bénin
Rue 604, (Immeuble à l'entrée
de la rue UCAO- Cite de Saint-Jean)
Cotonou
stepcorpus@gmail.com

Nos librairies en France

Librairie internationale
16, rue des Écoles
75005 Paris
librairie.internationale@harmattan.fr
01 40 46 79 11
www.librairieharmattan.com

Librairie des savoirs
21, rue des Écoles
75005 Paris
librairie.sh@harmattan.fr
01 46 34 13 71
www.librairieharmattansh.com

www.ingramcontent.com/pod-product-compliance
Lightning Source LLC
LaVergne TN
LVHW011439061026
849535LV00004BA/872
* 9 7 8 2 3 3 6 5 8 5 4 7 5 *